Oposiciones de Técnico en Cuidados Auxiliares de Enfermería (TCAE)

Manual de apoyo para el estudio con 1800 preguntas de tipo test de exámenes del Sistema Nacional de Salud

Oposiciones de Técnico en Cuidados Auxiliares de Enfermería (TCAE): Manual de apoyo para el estudio con 1800 preguntas de tipo test de exámenes del Sistema Nacional de Salud.

Edición: 1.
Lorenzo Ruiz, Iñigo
ORCID: https://orcid.org/0000-0003-3028-9514
Libros › Medicina › Enfermería › Preparación para Pruebas y Revisión ↗
Libros › Medicina › Enfermería › Asistentes y Ayudantes ↗

Editorial NorthBooks.
ISBN: 9798320848242.
Sello: Independently published.
Todos los derechos reservados.

Prólogo

Bienvenido a esta valiosa compilación de preguntas de tipo test de exámenes con respuestas razonadas de técnico de cuidados auxiliares de enfermería (TCAE). Este libro nace con la firme intención de ser un compañero de estudio, una herramienta más en la preparación para los desafiantes exámenes de oposición en el campo de la enfermería.

Aquí encontrará 1800 preguntas extraídas de exámenes reales del Sistema Nacional de Salud, diseñadas para poner a prueba sus conocimientos y fortalecer sus habilidades. Cada pregunta no solo representa un desafío, sino también una oportunidad para aprender y mejorar.

El libro se ha estructurado con un formato de impresión simple y compacto, pensando en la comodidad y facilidad de estudio. La disposición de la fuente y la presentación busca optimizar el espacio, haciendo que este material sea fácil de portar y estudiar en cualquier momento y lugar. Para fomentar un aprendizaje efectivo, se han dispuesto las respuestas de cada examen al final del mismo. Esto permite evitar la tentación de comprobar las respuestas antes de finalizar cada intento, contribuyendo a una evaluación más honesta y beneficiosa del conocimiento.

Este libro no solo es un compendio de preguntas, sino también un aliado en su viaje hacia el éxito en los exámenes de oposición. A todos aquellos que han adquirido este libro, les extiendo mi más sincero ánimo. Espero que sea un recurso de utilidad que les ayude a alcanzar la tán ansiada meta.

Contenido

TEST 1	1
TEST 2	2
TEST 3	18
TEST 4	34
TEST 5	50
TEST 6	68
TEST 7	86
TEST 8	104
TEST 9	122
TEST 10	140
TEST 11	158
TEST 12	174
REFERENCIAS	191

TEST 1

1- Los tres eslabones o factores que determinan la cadena epidemiológica son:
- A) Fuente de infección, mecanismo de transmisión y huésped.
- B) Fuente de infección, mecanismo de transmisión y vías de entrada.
- C) Fuente de infección, fómites y vías de entrada.
- D) Fuente de infección, fuente de exposición y huésped.

2- Para administrar una dieta enteral, señale la respuesta falsa:
- A) Comprobar la identidad del paciente.
- B) No requiere que se realicen lavados de la sonda con agua.
- C) Administrar de manera intermitente manual mediante jeringa de cono ENFit®.
- D) Asegure la correcta higiene e hidratación de la mucosa oral. Se debe cepillar los dientes y la lengua como mínimo dos veces aldía o realizar enjuagues con solución antiséptica.

3- La posición adecuada para la administración de un enema por vía rectal en un adulto, es:
- A) Posición de Parkinson.
- B) Posición de Sims.
- C) Posición de Proetz.
- D) Posición de Roser.

4- La destrucción o eliminación de cualquier tipo de vida microbiana de los materiales procesados, incluidas las esporas es:
- A) Desinfección de bajo nivel.
- B) Desinfección de nivel intermedio.
- C) Desinfección de alto nivel.
- D) Esterilización.

5- La suspensión o dificultad para respirar debida a una disminución o falta de oxígeno en el aire respirado y, por lo tanto, en los tejidos del organismo, se denomina:
- A) Anoxia.
- B) Asfixia.
- C) Hipoxia.
- D) Afasia.

6- ¿Cuáles son los principios relativos a la protección de las personas físicas en lo que respecta al tratamiento de datos de carácter personal?:
- A) Seguridad jurídica.
- B) Unión económica.
- C) Libertad plena.
- D) Respetar libertades y derechos fundamentales, en particular el derecho a la protección de datos.

7- En los métodos químicos por desinfección, la proyección de partículas muy pequeñas mediante la utilización de aparatos adecuados la definimos como:
- A) Fumigación.
- B) Pulverización.
- C) Aerosoles y Brumas.
- D) Loción.

8- Respecto a la determinación de oxígeno en la sangre, responde la premisa correcta:
- A) Hablamos de hipoxemia cuando los valores de presión parcial de oxígeno están por debajo de 98 mmHg.
- B) Llamamos hipercapnia a valores de presión parcial de dióxido de carbono superiores a 10 mmHg.
- C) La pulsioximetría es una técnica que mide la saturación de oxígeno de la hemoglobina.
- D) La determinación de gases en sangre, en situaciones de hipoxemia, se realiza mediante gasometría venosa.

9- La farmacocinética de un medicamento en el organismo sigue un proceso desde su administración hasta su eliminación. Señale del listado siguiente ¿Qué fase de este proceso no se corresponde con el acrónimo LADME?
- A) Liberación.

TEST 1 - PREGUNTAS

   B) Dosificación.
   C) Metabolización.
   D) Excreción.

10- Defender nuestros propios pensamientos y sentimientos sin vulnerar los derechos de los demás es:
   A) Empatía.
   B) Comunicación no verbal.
   C) Asertividad.
   D) Comunicación paralingüística.

11- Para la prevención de úlceras por presión, ¿cuál de las siguientes zonas debemos vigilar, en relación al control de la humedad?
   A) Codos.
   B) Talones.
   C) Maléolos.
   D) Nuca.

12- El índice de Apgar es un indicador del nivel de adaptación del recién nacido. ¿cuándo se evalúa?
   A) Al minuto y a los cinco minutos de nacer.
   B) A la hora del nacimiento.
   C) A las veinticuatro horas del nacimiento.
   D) A las cuarenta y ocho horas del nacimiento.

13- Cuando se lleva a cabo una irrigación vesical continua, es necesario que el paciente tenga colocada una sonda:
   A) Sonda Foley.
   B) Sonda Nelaton.
   C) Sonda Foley de 3 vías.
   D) Sonda Pezzer.

14- Una lesión elevada de la epidermis que contiene un líquido transparente o de diámetro inferior a 0,5 cm. Se conoce como:
   A) Vesícula.
   B) Mácula.
   C) Pápula.
   D) Nódulo.

15- Dentro de las vías de administración de medicamentos, indica cuál es INCORRECTA:
   A) Vía sublingual: el fármaco se administra a través de la boca, pero se coloca debajo de la lengua del paciente para quese disuelva y se reabsorba.
   B) Vía respiratoria: su absorción es muy rápida, debido a la gran vascularización de las mucosas respiratorias.
   C) Vía genitourinaria: los fármacos se administran a través de la vagina o de la uretra. No ejerce una acción local.
   D) Vía intradérmica: la punción se realiza en la dermis. Se utiliza más con fines diagnósticos.

16- En la lucha contra la infección nosocomial, ¿a qué nivel de eficacia corresponde la desinfección de suelos, paredes y pilas?
   A) Grado I, eficacia probada.
   B) Grado II, eficacia lógica.
   C) Grado III, eficacia dudosa o desconocida.
   D) Todas son correctas.

17- La celulosa es:
   A) Una grasa de origen vegetal.
   B) Un monosacárido de origen vegetal.
   C) Un polisacárido de origen vegetal.
   D) Ninguna de las respuestas anteriores es correcta.

18- La presentación de la gripe se realiza en forma de:
   A) Epidemia.
   B) Pandemia.
   C) Brote.
   D) Endémica.

TEST 1 - PREGUNTAS

19- ¿Cuáles son las medidas universales de prevención ante riesgos biológicos? Indique la respuesta INCORRECTA.
A) Solo es necesario tomar medidas cuando se sepa con certeza si el paciente pueda transmitir algún tipo de enfermedad contagiosa.
B) Utilizar las barreras físicas que marque el protocolo según cada caso concreto. (batas, guantes, gafas, mascarilla).
C) Manejar con cuidado todo tipo de material punzante.
D) Tener siempre a mano los contenedores apropiados para desechar cualquier material susceptible de ser contaminante.

20- ¿Qué se entiende por parto distócico?
A) Parto pretérmino.
B) Parto inducido.
C) Parto instrumentado.
D) Parto precipitado.

21- Señala la respuesta incorrecta, en cuanto a la realización del balance hídrico:
A) Las infecciones pueden influir en el riesgo de desequilibrio de líquidos.
B) Las pérdidas insensibles se calculan aplicando la fórmula: PI=pesox nº de horas/5.
C) Las pérdidas insensibles se calculan aplicando la fórmula: PI=pesox nº de horas/2.
D) Al cerrar el balance contabilizar la cantidad perfundida y la que queda por perfundir.

22- ¿Cuál es el tratamiento de elección en la enfermedad de Parkinson?
A) La acetil-colina.
B) La Levodopa.
C) Los anticolinérgicos.
D) Ninguna respuesta es correcta.

23- No es una dieta especial terapéutica:
A) La dieta sin gluten pobre en purinas.
B) La dieta pobre en colesterol.
C) La dieta pobre en tiramina.
D) La dieta baja en fenilalanina.

24- Según la clasificación de Spaulding, el instrumental quirúrgico es un Artículo:
A) Semicrítico.
B) No crítico.
C) Crítico.
D) Ninguno de los anteriores.

25- En un lactante de 3 meses con quemaduras; ¿Qué superficie de las siguientes tiene un % mayor de quemadura?:
A) La cabeza.
B) El tronco anterior.
C) Una extremidad superior.
D) Una extremidad inferior.

26- Cuando decimos acompañar queremos decir:
A) Informar, escuchar, y cuidar.
B) Escuchar, curar y apoyar.
C) Hablar, cuidar y resolver.
D) Escuchar, informar, enseñar, apoyar y cuidar.

27- ¿A cuál de las siguientes capas de la piel se le llama también tejido celular subcutáneo?
A) Dermis.
B) Epidermis.
C) Hipodermis.
D) Miodermis.

28- Cualquiera que sea el tratamiento de limpieza empleado, todo el instrumental debe de quedar perfectamente: (Señale la respuesta INCORRECTA):
A) Semiseco.
B) Seco.
C) Limpio.
D) Aclarado.

TEST 1 - PREGUNTAS

29- Cuando tras un traumatismo, el paciente presenta una sección de la piel producida por ruptura de cristales hablamos de herida:
A) Lacerante.
B) Incisa.
C) Punzante.
D) Contusa.

30- ¿Cuál de estas funciones está prohibida para las/los Auxiliares de Enfermería?
A) Aseo de los enfermos.
B) Limpieza de los carros de curas.
C) Administración de la medicación parenteral.
D) Colaboración en la administración de medicamentos por vía oral.

31- Señale la respuesta incorrecta respecto a la Escala de Karnofsky (KPS):
A) Una puntuación de 0 indica que el paciente está moribundo.
B) Permite predecir la mortalidad, en patologías oncológicas y no oncológicas.
C) Permite conocer la capacidad que tiene el paciente para las actividades de la vida cotidiana.
D) A mayor puntuación, mayor calidad de vida.

32- Debido a una deshidratación se puede producir... (señale la respuesta correcta):
A) Shock hipovolémico.
B) Shock neurogénico.
C) Shock anafiláctico.
D) Ninguna es correcta.

33- Ante la discrepancia o rechazo de una sujeción física en personas incapacitadas legalmente, por parte de sus familiares:
A) No se llevará a cabo tal sujeción.
B) Se comunicará obligatoriamente la situación al juzgado.
C) Prevalecerá la prescripción médica, tratándose éste de un acto terapéutico.
D) Se dejará constancia por escrito de la incidencia, aplicándole el protocolo del centro.

34- Las pomadas oculares se aplican:
A) En el párpado superior del ojo.
B) A lo largo del saco conjuntival inferior.
C) En el ángulo externo del párpado superior.
D) En el centro del ojo.

35- La primera respuesta de carácter psicológico del paciente ante la enfermedad grave suele ser:
A) Aceptar la enfermedad.
B) Miedo a conocer el diagnóstico.
C) Exagerar la sintomatología.
D) Introversión.

36- Indica cuál de las siguientes afirmaciones es verdadera, en cuanto a las necesidades básicas de los ancianos:
A) Manifestamos que un anciano es independiente, respecto a la necesidad de respiración cuando tiene tendencia a una respiración abdominal.
B) Un anciano es independiente, respecto a la necesidad de alimentación, cuando dispone de recursos económicos suficientes para adquirir los alimentos que precisa.
C) No consideramos que el paciente sea dependiente, en cuanto a la necesidad de eliminación, cuando presenta polaquiuria.
D) Ninguna de las respuestas anteriores es verdadera.

37- ¿Qué material es necesario que exista en el carro de paradas para realizar una intubación orotraquial pediátrica?
A) Pinza de Allis.
B) Pinza de Michel.
C) Pinza de Magyll.
D) Pinza de Duval.

38- En relación con las pinzas de campo, las pinzas de Robin se utilizan para:
A) Aplicar el antiséptico mediante torunda empapada.
B) Fijar los paños de campo entre sí.
C) Fijar los paños de campo al borde de la herida.

D) Sostener un cable o tubo.

39- De entre las siguientes cifras de tensión arterial, ¿cuál se considera normal?:
A) Sistólica <120, diastólica <80 mmHg.
B) Sistólica <150, diástólica <80 mmHg.
C) Sistólica >120, diástólica >50 mmHg.
D) Sistólica <160, diastólica >90 mmHg.

40- ¿Cuál de los siguientes procesos requiere aislamiento respiratorio?
A) Leptospirosis.
B) Hepatitis vírica tipo A.
C) HIV.
D) Parotiditis.

41- La necrosis de la piel y tejidos subyacentes debido a una compresión entre una protuberancia ósea y una superficie dura se denomina:
A) Eczema.
B) Eritema.
C) Edema.
D) Escara.

42- Según su forma, el hueso húmero se clasificaría como:
A) Un hueso corto.
B) Un hueso largo.
C) Un hueso irregular.
D) Un hueso plano.

43- Para cualquier procedimiento de higiene que se vaya a realizar a un paciente NO es necesario:
A) Mantener una adecuada temperatura ambiental en la habitación.
B) Ventilar la habitación antes de proceder a la higiene.
C) Aislar al paciente del entorno, utilizando un biombo, si es necesario.
D) Evitar las corrientes de aire.

44- ¿Qué tipo de riesgos se pretende evitar con la recomendación de no reencapuchar las agujas?
A) Riesgos ergonómicos.
B) Riesgos físicos.
C) Riesgos químicos.
D) Riesgos biológicos.

45- Las fases del proceso de gestión de incidentes sin daño al paciente son:
A) Detección / clasificación / análisis y gestión / implantación y mejoras.
B) Detección / notificación / clasificación / análisis y gestión / implantación y mejoras / feedback.
C) Notificación / análisis y gestión / implantación y mejoras / reprobación.
D) Detección / notificación / identificación declarante / clasificación / análisis y gestión / implantación y mejoras /feedback.

46- Las muestras del Líquido Cefalorraquideo han de llevarse para ser analizadas a la mayor brevedad, sobre todo si se sospecha el diagnóstico de meningitis. En caso contrario, la espera de la muestra ha de ser mantenida:
A) A 37 ºC o temperatura ambiente.
B) Máximo de 3-4 horas a Tª de 3-6 ºC.
C) Máximo de 2-3 horas a Tª de 4 ºC.
D) Congelación con una Tª de -18 ºC.

47- En qué tipo de riesgo laboral se clasifican los citostáticos:
A) Riesgo postural.
B) Riesgo químico.
C) Riesgo ambiental.
D) Riesgo biológico.

48- Un paciente que presenta 37,4ºC decimos que tiene:
A) Febrícula.
B) Fiebre moderada.
C) Fiebre alta.
D) No tiene fiebre.

49- Como actuara la Aux. de Enfermería para la obtención de una muestra de orina de 24h en un paciente portador de una sonda vesical.
  A) Procederá a poner una bolsa de orina nueva a las 8 de la mañana y a retirarla a las 8 de mañana del día siguiente (cambiándola si fuera necesario).
  B) En los pacientes con sonda vesical no se puede obtener la orina de 24 h.
  C) Intentara informar al paciente para que no acceda a esta prueba.
  D) Se le retirará la sonda vesical y procederemos como si fuera un paciente no portador de sonda vesical.

50- El proceso de formación del hueso se denomina:
  A) Osteoporosis.
  B) Osteogénesis.
  C) Osteopenia.
  D) Neosteosis.

51- Señale la respuesta que no es correcta:
  A) Para realizar un vendaje debemos colocarnos delante de la víctima.
  B) Debe colocarse la zona que se va a vendar en posición anatómica.
  C) Siempre se coloca la parte interna de la venda sobre la zona a vendar.
  D) No deben utilizarse vendas húmedas en la realización de un vendaje.

52- La pérdida involuntaria de orina que se produce tras un ataque de tos, se denomina:
  A) Incontinencia urinaria de esfuerzo.
  B) Incontinencia urinaria por rebosamiento.
  C) Incontinencia urinaria funcional.
  D) Incontinencia urinaria de urgencia.

53- Señale entre las siguientes opciones la creadora del modelo de Enfermería de Suplencia o Ayuda, centrado en las necesidades humanas:
  A) B. Newman.
  B) M. Gordon.
  C) F. Nightingale.
  D) V. Henderson.

54- ¿De cuántos Artículos se compone el código deontológico de enfermería?
  A) 84.
  B) 86.
  C) 75.
  D) 79.

55- En una de las siguientes regiones no suelen aparecer las úlceras de decúbito:
  A) La región sacrococciquea.
  B) La región abdominal.
  C) La región glútea.
  D) Los talones y tobillos de los pies.

56- ¿Cuál de las de las siguientes drogas es un derivado opiáceo?:
  A) Cocaína.
  B) Anfetaminas.
  C) Heroína.
  D) LSD.

57- Al recoger orina de 24 horas, el día que comienza la recogida de orina por la mañana:
  A) Se incluye la primera micción.
  B) La primera micción no se incluye.
  C) Se incluyen la primera y la última de todas las micciones.
  D) No se incluye la última micción.

58- Las vías de eliminación o salida de los microorganismos de una persona enferma o portadora son:
  A) Vía digestiva, respiratoria, piel y urinaria.
  B) Vía digestiva, respiratoria, genitourinaria, cutáneo-mucosa y hemática.
  C) Vía digestiva y cutáneo-mucosa.
  D) Genitourinaria y hemática.

59- En cuanto al S.V.B., indica la respuesta correcta:

A) La profundidad de la compresión en lactantes, debe ser de un tercio del diámetro anteroposterior.
B) La secuencia de la R.C.P. en mujeres gestantes debe aumentarse un 10%, respecto a las no gestantes.
C) En caso de obstrucción de la vía aérea en mujeres gestantes, se procederá a realizar ocho compresiones torácicas, separadas entre sí por unos cuatro segundos.
D) Todas las anteriores son falsas.

60- Respecto a la hipertermia o fiebre, cuando los valores máximos son hipertérmicos y los mínimos normales o hipotérmicos, según la forma de la gráfica, se dice que es:
A) Fiebre continua.
B) Fiebre remitente.
C) Fiebre intermitente.
D) Fiebre recurrente.

61- Los Principios Bioéticos Esenciales de Beneficencia, Principios de Autonomía, Principio de Justicia y de No Maleficencia se establecen en:
A) Principios de Tavistock (1997).
B) Principios de Beauchamp y Childress (1979).
C) Declaración Universal sobre Bioética y Derechos Humanos (2005).
D) Declaración de Helsinki (1964).

62- En el cuidado de las úlceras por presión (UPP), ¿en qué estadio es recomendable utilizar los ácidos hiperoxigenados?
A) Estadio I (Eritema).
B) Estadio II (Erosión/Flictena).
C) Estadio III (Lesión/Necrosis del tejido celular subcutáneo).
D) Estadio IV (Lesión/Lesión tejido muscular y/o hueso).

63- Aunque el material quirúrgico se debe esterilizar siempre, si por algún motivo urgente no se puede realizar, se debe lavar con agua y jabón y sumergirlo en una solución de:
A) Glutaraldehido al 2%.
B) Glutaraldehido al 5%.
C) Glutaraldehído al 3%.
D) Glutaraldehido al 10%.

64- Dentro del Grupo II de residuos no se incluyen:
A) Sangre y hemoderivados en forma líquida.
B) Yesos y vendas.
C) Bolsas de ostomía.
D) Catéteres.

65- El efecto adverso (EA), se define como:
A) Todo accidente o incidente recogido en la Historia Clínica del Paciente que ha causado daño al paciente o lo ha podido causar, ligado sobre todo a las condiciones de la asistencia.
B) Todo accidente o incidente recogido en la Historia Clínica del Paciente que ha causado daño al paciente o lo ha podido causar, ligado sobre todo a las condiciones personales.
C) Todo accidente o incidente recogido en la Historia Clínica del Paciente que ha causado daño al paciente o lo ha podido causar, por motivos medioambientales.
D) Todo accidente o incidente recogido en la Historia Clínica del Paciente que ha causado daño al paciente o lo ha podido causar, ligado a razones culturales.

66- ¿Cuál es la finalidad del aislamiento inverso?
A) Evitar el contagio tanto por vía directa como indirecta.
B) Prevenir el contagio por vía aérea.
C) Aislar a los pacientes susceptibles e inmunodeprimidos.
D) Proteger frente a infecciones cruzadas.

67- Aurora, con vómitos desde hace un largo periodo, tiene nutrición parenteral. La enfermera entra para administrarle la medicación. ¿Puede utilizar el catéter de administración de nutrientes?
A) Siempre.
B) No debe.
C) A criterio de la enfermera.
D) Sólo a pacientes diabéticos.

68- En la recogida de orina de 12 horas, señale la actuación correcta:
   A) Se iniciará con la primera micción de la mañana.
   B) Finalizará con la última micción del día.
   C) Se desechará la primera micción de la mañana.
   D) Se inicia la recogida a las 8 de la tarde del día indicado.

69- ¿Qué es la hemiplejia?
   A) Es la parálisis de un lado del cuerpo, que sucede como consecuencia de una infección bacteriana.
   B) Es la parálisis de un lado del cuerpo, que sucede, por lo general, como consecuencia de un bloqueo arterial que priva al cerebro de irrigación sanguínea.
   C) Es la parálisis de ambos miembros inferiores.
   D) Es la parálisis de ambos miembros superiores..

70- Los tratamientos antiepilépticos, actúan sobre el sistema nervioso:
   A) S. N. Central.
   B) S. N. Periférico.
   C) S. N. Autónomo.
   D) S. N. Cardiovascular.

71- Cuando se realiza una desinfección de material con ácido peracético hablamos de:
   A) Desinfección de Nivel intermedio (DNI).
   B) Desinfección de Alto nivel (DAN).
   C) Desinfección de Bajo nivel (DBN).
   D) Desinfección primaria.

72- La cama de levitación mecanizada con un colchón que tiene un flujo continuo de aire entre sus bolitas o esferas, se denomina:
   A) Cama electrocircular o circoeléctrica.
   B) Cama Roto Rest®.
   C) Cama de esferas fluidificada Clinitron®.
   D) Cama de sedestación Gatch.

73- Dentro del Hospital, la unidad central de esterilización se considera como:
   A) Zona de alto riesgo.
   B) Zona de bajo riesgo.
   C) Zona de medio riesgo.
   D) Zona exenta de riesgo.

74- La ciencia que basándose en datos antropométricos, en la accesibilidad del uso, que coopera en el diseño de productos más fáciles de usar, más seguros de manejar y mejor adaptados se denomina:
   A) Ciencia aplicada.
   B) Ciencia experimental.
   C) Biopracticidad.
   D) Ergonomía.

75- La queratina es:
   A) Un órgano.
   B) Glándula.
   C) Proteína.
   D) Vitamina.

76- La zona del cuerpo a preparar, en un paciente que va ser sometido a una intervención de la columna vertebral, será:
   A) Desde el cuello hasta los glúteos.
   B) Según cual sea la zona (dorsal, lumbar, cervical).
   C) Desde los hombros hasta el ano.
   D) Desde el cuello hasta los huecos poplíteos.

77- ¿Cuál de estos datos no se incluyen en las etiquetas de las sustancias químicas peligrosas?
   A) Nombre del producto.
   B) Pautas de elaboración y tratamiento.
   C) Pictogramas de seguridad.
   D) Frases "H" y frases "P".

TEST 1 - PREGUNTAS

78- En el procedimiento de transporte denominado método de arrastre, se sujeta a la víctima de un accidente:
   A) Por el tórax y las piernas, y se traslada entre dos personas.
   B) Por los hombros, y se apoya sobre los brazos del socorrista.
   C) Se coloca sobre una camilla para su traslado.
   D) Por las axilas, y se tira de la víctima hacia atrás.

79- ¿Qué ventajas tiene trabajar en equipo?
   A) No tiene ventajas.
   B) Favorece el intrusismo laboral.
   C) Favorece el absentismo laboral.
   D) Favorece la comunicación y mejora los resultados.

80- ¿Cuál de las siguientes escalas no es utilizada en la valoración del riesgo de padecer úlceras por presión?
   A) Escala de Waterlow.
   B) Escala de Braden.
   C) Escala de Rochester.
   D) Escala de Norton.

81- Dentro de las vías de eliminación, la vía urinaria es la más importante para la regulación del:
   A) Equilibrio sanguíneo.
   B) Equilibrio de sodio.
   C) Equilibrio de hierro.
   D) Equilibrio hídrico.

82- La carga de las cámaras de óxido de etileno no deberá exceder nunca:
   A) Las dos quintas partes de su capacidad total.
   B) Las dos terceras partes de su capacidad total.
   C) Las tres cuartas partes de su capacidad total.
   D) Los dos tercios de su capacidad total.

83- Cuando un paciente con intoxicación por drogas presenta crisis de pánico, ideas de suicidio, angustia, depresión, alucinaciones visuales, culpabilidad, y pérdida de autocontrol, nos indica que probablemente haya consumido:
   A) Estimulantes.
   B) Alucinógenos.
   C) Cannabis.
   D) Cocaína.

84- Dorothea Orem en su teoría general de enfermería estableció cinco métodos de ayuda, ¿cuál de los siguientes es el incorrecto?
   A) Actuar o hacer por.
   B) Proporcionar un entorno que estimule el descanso.
   C) Apoyar.
   D) Enseñar.

85- El calor húmedo se aplica localmente en forma de:
   A) Inmersión en el agua caliente.
   B) Bolsa de agua caliente.
   C) Fomentos y compresas húmedas y calientes.
   D) A y C son correctas.

86- ¿Qué tipo de respiración será la que se caracteriza por: Inspiraciones cortas sin obstáculos y expiraciones sibilantes y prolongadas?
   A) Respiración de Blot.
   B) Respiración de Cheyne-Stokes.
   C) Respiración de Kússmaul.
   D) Respiración asmática.

87- La gestión de cuidados de pacientes psiquiátricos en un centro de Salud es:
   A) Un método organizativo del proceso que presenta el paciente psiquiátrico.
   B) Un proceso activo de gestión que presenta el paciente psiquiátrico.
   C) Una forma de asegurarse que el paciente se toma la medicación.

D) Un proceso activo de gestionar los cuidados que pretende establecer un programa de seguimiento de las personascaracterizadas de trastorno mental.

88- Elena está en un restaurante y sufre un atragantamiento. Parece una obstrucción parcial. Se lleva las manos a la garganta. Tras darle 5 golpes interescapulares que no han sido efectivos ¿qué harías?
A) Pedir ayuda.
B) Maniobra de Heimlich.
C) Masaje cardiaco.
D) Comenzar maniobra RCP.

89- ¿Qué es la alimentación?
A) Es el conjunto de procesos mediante los cuales el organismo utiliza, transporta e incorpora en sus estructuras una serie de sustancias.
B) Una serie de sustancias recibidas del exterior a través de los alimentos para obtener energía.
C) Es un modo voluntario y consciente en que s proporciona al organismo las sustancias necesarias para su mantenimiento y desarrollo.
D) Es una sustancia natural o transformada que al ingerirla aporta al organismo materia asimilable con una función nutritiva.

90- ¿Qué método de barrera se requiere en el área estéril del bloque quirúrgico sin que haya previsto realizar intervención en ese momento?, el uso de...
A) Calzas exclusivamente.
B) Gorro y calzas.
C) Mascarilla y calzas.
D) Mascarilla, gorro y calzas.

91- El centro respiratorio se encuentra en:
A) El cerebro.
B) El cerebelo.
C) El tronco del encéfalo.
D) El mediastino.

92- En caso de peligro de salpicadura de sangre o de algún fluido biológico, se utilizarán:
A) Gafas protectoras.
B) Delantal o bata.
C) Protector facial o mascarilla.
D) Todas las respuestas anteriores son correctas.

93- Las arterias son los vasos que transportan la sangre desde el corazón a los tejidos del organismo...
A) Se inician en los ventrículos, su pared se divide en tres capas, son conductos elásticos y contráctiles.
B) Se inician en las aurículas, su pared se divide en tres capas, son conductos elásticos y contráctiles.
C) Se inician en los ventrículos, su pared se divide en tres capas, son conductos elásticos y compuestos por válvulas.
D) Se inician en las aurículas, su pared se divide en tres capas, son conductos elásticos y compuestos por válvulas.

94- La cadena epidemiológica está formada por los siguientes eslabones de:
A) Fuente de infección, periodo de incubación y persona sana.
B) Fuente de infección, periodo de incubación y persona contagiada.
C) Fuente de infección, mecanismo de trasmisión y persona sana o susceptible.
D) Fuente de infección, mecanismo de trasmisión y persona contagiada.

95- ¿Qué es un manómetro?:
A) Es un medidor de oxígeno que se utiliza para programar los litros de O2.
B) Es el medidor de la presión a la que se encuentra el O2, dentro del cilindro.
C) Es un medidor de presión que tienen algunos caudalímetros y se utilizan cuando el sistema es central.
D) Es un medidor de O2, que mide la concentración y se utiliza cuando el O2, es central.

96- No es un método directo de educación sanitaria:
A) Los carteles.
B) La entrevista médico-paciente.
C) La clase.

D) La discusión en grupo.

97- Señale la opción incorrecta en el procedimiento a seguir para sentar al paciente en la orilla de la cama como paso previo a la deambulación:
A) Lavarse las manos y ponerse guantes.
B) Colocar la cama en posición de Fowler.
C) Sujetar con una mano el hombro más lejano del paciente pasando el brazo por detrás de la cabeza y con la otra, sus piernas colocando el brazo por debajo de sus rodillas.
D) Elevar y rotar el cuerpo del paciente en un solo movimiento hasta conseguir sentarlo en la orilla de la cama con las piernas colgando.

98- La llamada "enfermedad silenciosa" más predominante en las mujeres es:
A) Osteoporosis.
B) Alzheimer.
C) Hipertensión arterial.
D) Hipoacusia.

99- El lugar de punción adecuado para la obtención de líquido cefalorraquídeo está entre las vértebras:
A) D2, D3, D4.
B) S1, S2, S3.
C) L1, L2.
D) L3, L4, L5.

100- Principales obstáculos que interfieren en la escucha activa. Señala la incorrecta:
A) Pasividad en la escucha.
B) Emisión de juicios sobre lo que se escucha.
C) Subjetividad.
D) Evitar posibles distracciones.

101- El estudio de incidencias de una enfermedad nosocomial nos aporta los siguientes datos:
A) Información actual y global del centro estudiado.
B) Datos para establecer comparativa intercentros.
C) Conocer la prevalencia de dichas infecciones.
D) Las respuestas A y B son correctas.

102- Según la clasificación de Spaulding, un laringoscopio se considera:
A) Material crítico.
B) Material no crítico.
C) Material semicrítico.
D) Ninguna respuesta es correcta.

103- No es un medio de aplicación de frío seco:
A) Bolsa de hielo.
B) Chorro de gas frío.
C) Cold-packs.
D) Spray.

104- Entre los mínimos de calidad para las historias clínicas según las recomendaciones de la OMS son:
A) Identificación clara del paciente y de los profesionales que lo atienden.
B) Fiabilidad, concisión y no accesibilidad.
C) No Legible y no inteligible para personal cualificado.
D) No resistencia al deterioro.

105- ¿Dónde suelen aparecer las úlceras si el paciente se encuentra en posición de decúbito prono?
A) En las nalgas.
B) En las caderas.
C) En las crestas ilíacas.
D) En los talones.

106- En el procedimiento a seguir para la toma de muestra según el método Graham (detección de oxiuros), es correcto:
A) La muestra se recogerá a primera hora de la mañana.
B) Se deberán recoger las muestras 3 días consecutivos.
C) Deberá evitarse la ingesta de alimentos dulces.
D) Se deberá lavar la zona anal antes de la recogida de la muestra.

107- ¿En cuál de las siguientes enfermedades está indicado un aislamiento por contacto?

TEST 1 - PREGUNTAS

A) Parotiditis.
B) Celulitis.
C) Meningitis.
D) Tos ferina.

108- Fernando ingresó en el hospital por un traumatismo. Ha estado encamado 2 semanas. Ahora hay que ponerlo de pie. Incorporaremos a Fernando aplicando el procedimiento de:
A) Entrecruzamiento de brazos.
B) Entrecruzamiento de piernas.
C) Tirar de las manos.
D) Tirar de las caderas.

109- La técnica de obtención de exudados se conoce como:
A) Sondaje.
B) LCR.
C) Frotis.
D) Ninguna de las respuestas son correctas.

110- ¿Qué concentración de oxígeno se aporta con la adminstración de O2 mediante gafas nasales?:
A) Menor del 40%.
B) Menor del 10%.
C) 60%.
D) Superior al 40%.

111- Dentro del ámbito sanitario los equipos profesionales según su naturaleza son:
A) Interdiscipilinarios.
B) Intradisciplinarios.
C) Secundarios.
D) Primarios.

112- Señale cuál de estas afirmaciones de la terapia ocupacional en mayores, es cierta:
A) La terapia ocupacional persigue potenciar la dependencia del anciano del grupo de terapia.
B) La terapia ocupacional consiste en el uso terapéutico de las actividades de autocuidado, trabajo y juego (ocio) para incrementar la independencia, potenciar el desarrollo y prevenir la discapacidad.
C) La terapia ocupacional se ocupa únicamente del entretenimiento del anciano.
D) La terapia ocupacional es un instrumento de ocio y relación interpersonal que no interviene en las AVD.

113- El grado de enfermedad que puede producir un agente infeccioso se llama:
A) Virulencia.
B) Contagiosidad.
C) Infectividad.
D) Patogenicidad.

114- La sonda vesical flexible que presenta una punta redondeada o acodada con dos o tres luces en su interior se denomina:
A) Robinson.
B) Pezzer.
C) Malecot.
D) Foley.

115- En casos de violencia de género, si la mujer ha sido atendida en consultas externas del Centro de Especialidades y su situación hace necesario el traslado a un hospital:
A) El traslado se efectuará en ambulancia.
B) El traslado se efectuará por parte de los cuerpos de seguridad del estado.
C) El traslado se efectuará con su coche particular, acompañado de la policía municipal.
D) El traslado lo realiza la policía municipal acompañado por una enfermera.

116- ¿Cuáles son las metas principales de la "estrategia global de salud para todos en el año 2000" publicada por la OMS en 1981?
A) La promoción de estilos de vida dirigidos hacia la salud.
B) La prevención de las enfermedades que son prevenibles.
C) El establecimiento de servicios de rehabilitación de salud.
D) Todas son correctas.

TEST 1 - PREGUNTAS

117- La pinza de Backhaus se considera instrumental:
  A) De hemostasia.
  B) De corte.
  C) De campo.
  D) De disección.

118- La tasa de mortalidad neonatal es el cociente entre dos magnitudes. Indique, de las siguientes, cuáles son: (señale la respuesta correcta):
  A) Los nacidos vivos con los nacidos muertos.
  B) Los nacidos muertos con la población total.
  C) Los muertos al nacer con el total de fallecidos.
  D) Ninguna de las anteriores es cierta.

119- Según la regla de Wallace, indique qué porcentaje de superficie corporal representan las dos extremidades inferiores y genitales de un adulto:
  A) 37%.
  B) 27%.
  C) 41%.
  D) 19%.

120- Cuando un paciente terminal tiene anorexia, señale la INCORRECTA:
  A) Presenta ausencia de aporte sanguíneo a los tejidos.
  B) La causa principal de ella es la carga tumoral.
  C) Le influyen los estados de depresión y ansiedad.
  D) Como tratamiento farmacológico los médicos suelen prescribir Dexametasona.

121- Señale qué afirmación de las siguientes, es correcta:
  A) Para evitar la broncoaspiración, inspeccionaremos la boca del paciente para comprobar que no haya restos de alimentos y mantendremos al paciente en posición de Fowler entre media y una hora después de la ingesta.
  B) Evitaremos las broncoaspiraciones manteniendo al paciente incorporado durante la ingesta y en posición horizontal,tras la ingesta.
  C) En pacientes semiconscientes prevendremos aspiraciones administrándoles la comida de manera rápida, evitando prolongar el proceso.
  D) El reflujo gastro-esofágico no es motivo de aspiraciones broncopulmonares.

122- ¿Qué vacunaciones se consideran necesarias para todos los trabajadores sanitarios?
  A) Hepatitis A, Fiebre tifoidea, Meningococo.
  B) Hepatitis B, Gripe y Sarampión.
  C) Las respuestas A y B son correctas.
  D) Las respuestas A y B son falsas.

123- En relación al uso de guantes estériles, responda la premisa correcta:
  A) En todo el proceso de colocación siempre habrá que tener en cuenta contactar estéril con estéril.
  B) Se considera la parte estéril de los guantes a su parte interna.
  C) Las manos cuando estén lavadas se consideran estériles.
  D) Los guantes se empaquetan con los puños doblados hacia dentro.

124- Con respecto a los tipos de movilización, señale lo incorrecto:
  A) Los fisioterapeutas son los que generalmente valoran la movilidad del paciente encamado y planifican los cuidados específicos.
  B) Se clasifican dependiendo de si el paciente puede hacer por sí mismo los ejercicios.
  C) En las movilizaciones pasivas se estimulará al paciente encamado para que mueva los brazos y las piernas.
  D) En las movilizaciones activas se mueven tanto los músculos como las articulaciones de los segmentos corporales que interese ejercitar.

125- La compresión fuerte de la parte superior del abdomen en la actuación ante el ahogamiento por cuerpos extraños, se llama maniobra de:
  A) Valsalva.
  B) RCP.
  C) Heimlich.
  D) Allen.

TEST 1 - PREGUNTAS

126- En la administración de medicamentos por vía parenteral, ¿cuál es la respuesta correcta?
   A) El Técnico en Cuidados de Enfermería administrará medicamentos por vía parenteral bajo la supervisión del enfermero.
   B) El Técnico en Cuidados de Enfermería no puede administrar medicación por vía parenteral.
   C) Está entre las funciones del Técnico en Cuidados de Enfermería, por tanto, la realizará cuando sea necesario.
   D) El Técnico en Cuidados de Enfermería sólo podrá administrar medicamentos por vía intravenosa cuando el médico lo ordene.

127- El aislamiento inverso debe utilizarse:
   A) Para evitar las infecciones del personal sanitario.
   B) Para evitar la transmisión de infecciones altamente contagiosas o epidemiológicamente significativas que no justifiquen un aislamiento estricto.
   C) Para proteger a pacientes severamente inmunodeprimidos y no infectados.
   D) Para evitar la transmisión de enfermedades infecciosas por la vía aérea.

128- Partiendo de la posición anatómica, cuando alejamos una extremidad inferior respecto de la otra en dirección transversal, hablamos de.
   A) Abducción.
   B) Adducción.
   C) Flexión.
   D) Extensión.

129- ¿Cuál de los cuidados de la piel de un recién nacido expuesto a fototerapia por hiperbilirrubinemia no debemos hacer?
   A) Realizar higiene diaria, extremando las medidas higiénicas.
   B) Vigilar la posible aparición de erupciones cutáneas.
   C) Aplicar cremas hidratantes y/o aceites en la piel y los labios.
   D) Cambiar con frecuencia el pañal.

130- ¿Qué tipo de esquizofrenia presenta mayor grado de aislamiento de la realidad?
   A) Hebefrenia.
   B) Paranoide.
   C) Catatónica.
   D) Todas por igual.

131- Cuando se realiza un análisis de orina mediante tira reactiva, ¿qué dato se encuentra normal en una orina?
   A) Cuerpos cetónicos positivos.
   B) Densidad 1.010.
   C) Glucosa positiva.
   D) Densidad 1.060.

132- El trastorno caracterizado por la preocupación desmedida por el aspecto físico y una distorsión del esquema corporal- (dismorfofobia), que suele implicar el aumento de la actividad física y la ingesta de dietas desequilibradas pobres en lípidos, se denomina:
   A) Obesidad.
   B) Anorexia.
   C) Vigorexia.
   D) Ortorexia.

133- ¿En qué casos se realiza un aislamiento inverso?
   A) Pacientes inmunodeprimidos, trasplantados y con quemaduras extensas.
   B) Pacientes con cólera.
   C) Pacientes con neumonía o tuberculosis pulmonar.
   D) Pacientes con varicela o herpes zoster diseminado.

134- Un carro de parada debe contener:
   A) Monitor desfibrilador.
   B) Laringoscopio.
   C) Pinzas de Magill.
   D) Todas las respuestas son correctas.

135- En la deambulación con muletas, la marcha alterna con cuatro puntos se realiza:

A) Primero adelantando la muleta derecha una distancia de unos 15 cm y después el pie izquierdo hasta el nivel de la muleta. Seguidamente adelantar la muleta izquierda y después el pie derecho hasta la altura de la muleta.
B) Primero adelantando la muleta izquierda y después el pie izquierdo hasta la altura de la muleta.
C) Primero adelantando la muleta derecha y después el pie derecho; luego la muleta izquierda y a continuación el pie izquierdo.
D) Todas las respuestas anteriores son incorrectas.

136- Dentro de la acción de los fármacos, la reducción en la respuesta tras su administración repetida se denomina:
A) Antagonista.
B) Interacción.
C) Dosis terapéutica.
D) Tolerancia.

137- La formación continuada utilizando las nuevas tecnologías, e-learning, proporciona una serie de ventajas. Señale la opción incorrecta:
A) Mayor coste económico en relación a otros tipos de formación.
B) Mayor difusión de la oferta formativa.
C) Más flexibilidad horaria, adaptándose a las características de la agenda de cada profesional.
D) Mayor adaptación a los ritmos de aprendizaje de cada profesional inscrito en la formación.

138- ¿Que nombre recibe la ciencia que estudia las enfermedades de los ancianos?
A) Gerontología preventiva.
B) Gerontología clínica.
C) Gerocultura.
D) Gerofisiologia.

139- El sistema de triaje español (SET) consta de:
A) Dos niveles.
B) Tres niveles.
C) Cuatro niveles.
D) Cinco niveles.

140- Entre las funciones que el auxiliar de enfermería ha de llevar a cabo en los servicios de enfermería no se encuentra:
A) Colocar y ordenar la lencería de planta.
B) Aplicar tratamientos vía parenteral.
C) Hacer las camas de los pacientes.
D) Realizar el aseo a algunos pacientes.

141- La esterilización llamada tipo "Flash":
A) Se utiliza para una emergencia puntual, no estando el material empaquetado.
B) Se realiza en miniclaves con calor húmedo.
C) Consiste en un ciclo a 135ºC durante 3-4 minutos.
D) Todas las respuestas anteriores son correctas.

142- Los anejos cutáneos son:
A) Lesiones producidas por el roce de la piel con un cuerpo duro.
B) Las glándulas de la piel, el pelo y las uñas.
C) Tumoración en la superficie de la piel.
D) Unos microorganismos que viven en la piel de forma saprófita.

143- Señala, ¿Cuál no es una estrategia de intervención en pacientes con toxicomanías?
A) Apoyo emocional grupal.
B) Psicoterapia individual.
C) Psicoterapia en grupo.
D) Atención domiciliaria.

144- Ante una intoxicación por opiáceos se administra naloxona como antídoto, ¿cuáles son sus vías de administración?
A) Vía oral, subcutánea e intravenosa.
B) Vía subcutánea, oral e intramuscular.
C) Vía oral e intravenosa.

D) Vía intravenosa, subcutánea e intramuscular.

145- La dieta indicada en alteraciones gastrointestinales que cursan con diarrea es:
A) Dieta laxante.
B) Dieta ligera.
C) Dieta líquida.
D) Dieta astringente.

146- Indica la respuesta correcta:
A) La emisión de orina mientras se duerme se denomina Nicturia.
B) Cuando el paciente se levanta 3-4 veces o más por la noche a orinar se denomina Enuresis Nocturna.
C) La micción dolorosa o dificultad para realizarla se denomina Disuria.
D) El hecho de orinar volúmenes superiores a los valores normales se denomina Polaquiuria.

147- Si durante el protocolo de actuación de la reanimación cardiopulmonar básica en un adulto, el paciente se recupera, ¿cuál será la conducta a seguir?
A) Administrar dos insuflaciones de rescate.
B) Disminuir la frecuencia de las compresiones torácicas ajustándolas a un ritmo de 15:2.
C) Colocar a la víctima en decúbito lateral de seguridad.
D) Suministrar una ampolla de 1 mg. de adrenalina.

148- ¿Para qué se realiza un ANTIBIOGRAMA?
A) Para cuantificar elementos celulares en sangre.
B) Para determinar la presencia de tóxicos en sangre.
C) Para medir la capacidad de un antibiótico de inhibir el crecimiento bacteriano.
D) Para cuantificar el número de plaquetas en sangre.

149- De los siguientes minerales, cuál es el quinto elemento por orden de abundancia en el organismo humano:
A) Fósforo.
B) Calcio.
C) Hierro.
D) Magnesio.

150- El lavado higiénico de manos debe realizarse:
A) Entre paciente y paciente.
B) Antes de una intervención quirúrgica.
C) Después de quitarse los guantes.
D) Las respuestas A y C son correctas.

TEST 1 - PREGUNTAS

RESPUESTAS TEST 1

1 A	26 D	51 C	76 D	101 D	126 B
2 B	27 C	52 A	77 B	102 C	127 C
3 B	28 A	53 D	78 D	103 D	128 A
4 D	29 B	54 A	79 D	104 A	129 C
5 B	30 C	55 B	80 C	105 C	130 C
6 D	31 A	56 C	81 D	106 A	131 B
7 C	32 A	57 B	82 C	107 B	132 C
8 C	33 B	58 B	83 B	108 A	133 A
9 B	34 B	59 A	84 B	109 C	134 D
10 C	35 B	60 C	85 D	110 A	135 A
11 D	36 B	61 B	86 D	111 C	136 D
12 A	37 C	62 A	87 D	112 B	137 A
13 C	38 D	63 A	88 B	113 A	138 B
14 A	39 A	64 A	89 C	114 D	139 D
15 C	40 D	65 A	90 D	115 A	140 B
16 C	41 D	66 C	91 C	116 D	141 B
17 C	42 B	67 B	92 D	117 C	142 B
18 B	43 B	68 D	93 A	118 D	143 D
19 A	44 D	69 B	94 C	119 A	144 D
20 C	45 B	70 A	95 B	120 A	145 D
21 B	46 A	71 B	96 A	121 A	146 C
22 B	47 B	72 B	97 C	122 B	147 C
23 A	48 A	73 A	98 A	123 A	148 C
24 C	49 A	74 D	99 D	124 C	149 B
25 A	50 B	75 C	100 D	125 C	150 D

Fallos:

TEST 2

151- Según la cadena de supervivencia, ¿cuál es el orden adecuado ante una situación de emergencia con riesgo vital para la víctima?
　A) Reconocer la existencia de una parada cardio-respiratoria, llamar al 112, iniciar las maniobras de RCP.
　B) Llamar al 112, reconocer la existencia de una para cardio-respiratoria e iniciar las maniobras de RCP.
　C) Iniciar las maniobras de RCP, llamar al 112 y reconocer la existencia de una parada cardio-respiratoria.
　D) Llamar al 112, iniciar las maniobras y reconocer la existencia de una parada cardio-respiratoria.

152- El proceso psicológico que dirige y determina la conducta de las personas y de los grupos se define:
　A) Delimitación de Funciones.
　B) Motivación.
　C) Ideología.
　D) Competencia Profesional.

153- Señale la respuesta correcta en relación al ejercicio físico:
　A) Previene la pérdida de masa muscular.
　B) Está contraindicado para tratar las enfermedades del sistema cardiovascular.
　C) Es perjudicial para el estado de ánimo y los estados depresivos.
　D) Empeora la evolución de las enfermedades crónicas.

154- Un paciente con una temperatura corporal de 38,7º C. tiene:
　A) Febrícula.
　B) Fiebre ligera.
　C) Fiebre alta.
　D) Fiebre moderada.

155- El color amarillo del símbolo internacional de radioactividad indica:
　A) Zona vigilada.
　B) Zona controlada.
　C) Zona de permanencia limitada.
　D) Zona de permanencia reglamentada.

156- ¿En qué año realizó Doreen Norton una escala para valorar el riesgo de aparición de úlceras por presión?:
　A) 1964.
　B) 1963.
　C) 1965.
　D) 1962.

157- ¿Cuál de estas posiciones del paciente encamado no existe?
　A) Roser.
　B) Ilotomía.
　C) Decúbito supino con hiperextensión de la cabeza.
　D) Lumbotomía.

158- Cada uno de los miembros del equipo, tiene tendencia a desarrollar más de un tipo de rol; este cambio de roles puede producirse incluso dentro de la misma jornada. ¿Hablamos de roles?
　A) Críticos e iniciados.
　B) Colaborador y positivo.
　C) Activador e intelectual.
　D) Funcionales y disfuncionales.

159- En la higiene del recién nacido, hay que mantener la temperatura de la habitación entre:
　A) 24 y 26º C.
　B) 22 y 23º C.
　C) 19 y 21º C.
　D) 27 y 29º C.

160- Señale en qué fase de la enfermedad de Alzheimer da inicio la agnosia:
　A) Fase inicial.

B) Fase avanzada.
C) Fase final.
D) Fase intermedia.

161- Respecto a la cura del cordón umbilical, indique el cuidado más recomendado:
A) Limpieza con alcohol de 96º cada 24 horas.
B) Aplicar antibióticos de uso tópico.
C) Limpieza con clorhexidina acuosa al 10% cada 12 horas.
D) Mantener limpio y seco el cordón umbilical.

162- ¿Qué tipo de sistema de ayuda usará para desplazarse un paciente que no tiene fuerza en la parte inferior del cuerpo?
A) Muletas de plataforma.
B) Muletas de Lofstrand.
C) Muletas bajas.
D) Andadores con ruedas.

163- Las arterias, según su estructura y composición, se clasifican como:
A) Rígidas, blandas y flexibles.
B) Blandas, venas y arteriolas.
C) Elásticas, musculares y arteriolas.
D) Musculares, rígidas y blandas.

164- Las heridas punzantes son:
A) Producidas por vidrios.
B) Producidas por latas de conserva.
C) De orificio de entrada poco notorio y de hemorragia externa escasa.
D) Ninguna respuesta es correcta.

165- Se denomina diuresis:
A) A la dificultad para orinar, o a la sensación de dolor durante la micción.
B) A un número de micciones más frecuente de lo habitual.
C) A la necesidad de orinar durante la noche.
D) A la secreción y eliminación de la orina.

166- ¿Qué razones influyen en la disminución de la temperatura en los ancianos?
A) Ausencia de actividad.
B) Enlentecimiento de la circulación sanguínea.
C) Disminución de mecanismos para compensar las variaciones de temperatura externa.
D) Todas son correctas.

167- La susceptibilidad referida a la epidemiología, depende de una serie de factores, EXCEPTO:
A) La edad.
B) Los hábitos sanitarios.
C) El estrés y la fatiga.
D) La convivencia con animales.

168- En la acumulación y separación de los residuos que se producen en los centros sanitarios, ¿cuál de las siguientes afirmaciones es la correcta?
A) Los residuos biosanitarios asimilables a urbanos no es necesario que se separen del resto de clases de residuos.
B) Los residuos biosanitarios especiales pueden asimilarse a los residuos citotóxicos.
C) Los residuos citotóxicos deben depositarse separadamente del resto de los residuos, en recipientes exclusivos para ellos.
D) La acumulación de los residuos en sus envases correspondientes debe hacerse lo más tarde posible, sobre todo si son cortantes o punzantes.

169- Lo primero que debemos hacer antes de manipular la comida del anciano...
A) Retirar las espinas o cartílagos.
B) Pelar la fruta.
C) Lavarnos las manos con jabón o gel.
D) Cortar los trozos grandes.

170- El enema que lubrica y protege la mucosa intestinal se denomina:
A) Enema medicamentoso.
B) Enema oleoso.

C) Enema alimenticio.
D) Enema baritado.

171- ¿En qué documento de la Historia Clínica de atención primaria se registran los datos relativos a la tensión arterial de unhipertenso?
A) Gráfica de constantes vitales.
B) Hoja de evolución.
C) Hoja de monitorización de datos.
D) Hoja clínico-estadística.

172- La aurícula derecha es la cavidad en la que desembocan...
A) La arteria aorta descendente y arteria aortica torácica.
B) La vena cava superior y la vena cava inferior.
C) La arteria aorta superior y la arteria aorta inferior.
D) La vena cava descendente y la vena cava torácica.

173- ¿Cuál es el orden correcto de las etapas del P.A.E.?
A) Ejecución, diagnóstico de enfermería, planificación, evaluación y valoración.
B) Valoración, ejecución, planificación, diagnóstico de enfermería y evaluación.
C) Valoración, diagnóstico de enfermería, planificación, ejecución y evaluación.
D) Valoración, planificación, diagnóstico de enfermería, ejecución y evaluación.

174- ¿Cuál de estas afirmaciones no es correcta sobre el sondaje nasogástrico?
A) Previene la broncoaspiración en pacientes entubados.
B) Sirve para drenar contenido gástrico.
C) Se puede usar para la administración de fármacos.
D) Se utilizará siempre que exista perforación de esófago.

175- La válvula mitral de corazón separa:
A) La aurícula derecha del ventrículo izquierdo.
B) El ventrículo derecho de la aurícula izquierda.
C) La aurícula derecha del ventrículo derecho.
D) La aurícula izquierda del ventrículo izquierdo.

176- Señale lo INCORRECTO:
A) Las gafas nasales es un sistema cómodo y sencillo.
B) La mascarilla reservorio aporta menos concentración de Oxigeno que la mascarilla Venturi.
C) Es necesario el uso de humidificador en las balas de Oxigeno.
D) La tienda parcial de Oxigeno puede ser un método pediátrico.

177- ¿Qué es lo último que se realiza en el aseo del paciente?
A) Afeitado en el caso de los hombres.
B) La cabeza.
C) La zona genital.
D) Los pies.

178- Los detergentes para material médico-quirúrgico según su composición y finalidad se clasifican en, señale la INCORRECTA:
A) Surfactantes.
B) Biocidas.
C) Enzimáticos.
D) Bioaminas.

179- Señale la respuesta correcta sobre la limpieza del material:
A) La limpieza del material no elimina gérmenes, sólo suciedad y materia orgánica.
B) Se realiza enjabonando el material con agua caliente.
C) Es necesario eliminar todo el material ajeno al objeto que se pretende limpiar.
D) Todas son ciertas.

180- El objetivo de los cambios posturales en un paciente encamado:
A) Valorar el estado de la piel.
B) Evitar las complicaciones causadas por la inmovilización prolongada.
C) Solamente evitar las úlceras por presión.
D) Favorecer la higiene de los pacientes.

181- La competencia profesional del Técnico Medio Sanitario en Cuidados Auxiliares de Enfermería, según la Pirámide de Miller, abarca estos cuatro niveles:

TEST 2 - PREGUNTAS

A) Conocimiento, competencia, actuación y práctica.
B) Percepción, evaluación, realización y resultado.
C) Asertividad, conocimiento, actuación y evaluación.
D) Valoración, ejecución, resultado y corrección.

182- A la unión de glucosa más fructosa, se la denomina:
A) Maltosa.
B) Sacarosa.
C) Lactosa.
D) Celulosa.

183- En 1947 la OMS (Organización Mundial de la Salud) definió el término salud como:
A) El incompleto bienestar físico, mental y social y no sólo como ausencia de enfermedad.
B) El completo bienestar físico, mental y social sin ninguna enfermedad.
C) El completo bienestar físico, mental y social no sólo como ausencia de enfermedad.
D) Ninguna de las anteriores es la definición verdadera.

184- De los siguientes elementos de oxigenoterapia, ¿cuál es la definición correcta?
A) Las bombonas o "balas" de oxígeno son una fuente general desde la que salen tuberías hasta las unidades de los pacientes y otros departamentos.
B) El manómetro de presión o manorreductor es el dispositivo que permite la salida y el oso del O2.
C) El caudalímetro o flujómetro es el medidor de la presión a la que se administra el O2 desde la bombona.
D) El humidificador es el recipiente que va unido al caudalímetro, por el que pasa el O2.

185- En el tratamiento de las úlceras por presión (UPP) tenemos: señale la que no es correcta...:
A) 1º Desbridación.
B) 2º Limpieza: Mediante chorro de suero.
C) 3º Antibiótico tópico.
D) 4º Presión, fricción y fuerza de rozamiento.

186- El Delirium Tremens es un cuadro agudo relacionado con el abuso de:
A) Cocaína.
B) Alucinógenos.
C) Alcohol.
D) Cannabis.

187- Como se califica al residuo peligroso con las siglas H3-B.
A) Corrosivos.
B) Irritante.
C) Oxidante.
D) Inflamable.

188- ¿Sobre qué arteria está indicado ejercer presión en una hemorragia arterial externa localizada en el antebrazo cuando éstan o cede con presión directa sobre la herida?
A) Arteria subclavia.
B) Arteria humeral.
C) Arteria axilar.
D) Arteria radial.

189- De conformidad con el Estatuto Marco del Personal Estatutario de los servicios de Salud, ¿cuándo prescriben las faltas muy graves?
A) No prescriben.
B) A los 3 años.
C) A los 10 años.
D) A los 12 años.

190- En un paciente que no consigue tragar y se le coloca una sonda nasogástrica, la administración del preparado alimenticio tendrá una temperatura... señale la respuesta correcta:
A) De 40ºC o más.
B) A temperatura ambiente.
C) De 10 a 15ºC.
D) No importa la temperatura a la que se administra la alimentación.

191- Para mantener en buen estado el sistema genitourinario del anciano, se recomienda:

A) Mantener relaciones sexuales regulares.
B) Cateterismo vesical.
C) Ingesta de frutos rojos y hortalizas verdes en la dieta para prevenir infecciones.
D) Higiene diaria, ingesta de líquidos adecuada y control de la eliminación e incontinencia.

192- Respecto a la cámara hiperbárica es cierto que:
A) Se aplica en el embolismo gaseoso que afecta a los submarinistas al ascender bruscamente.
B) Se aplica en la intoxicación por monóxido de carbono.
C) Es capaz de administrar oxígeno a presiones superiores a la atmosférica.
D) Todas son correctas.

193- En relación con la demencia del anciano, ¿qué son los fenómenos de perseveración?
A) Actos continuos y repetitivos que no tienen significado ni dirección.
B) Actos que justifican determinados comportamientos.
C) Confabulación ante la amnesia.
D) Necesidad de saborear, masticar y examinar un objeto pequeño como para que quepa en la boca.

194- En relación con la siguiente afirmación, señale la respuesta correcta: "El uso de guantes sustituye el lavado de manos":
A) Puede obviarse siempre que se cambien de un paciente a otro y tras la realización de cada procedimiento en un mismo paciente.
B) Nunca. Los guantes en ningún caso sustituyen la higiene de manos.
C) Sólo si se utilizan guantes estériles.
D) Dependiendo de la higiene del profesional y de la técnica empleada.

195- En las lesiones por presión de grado I y II, ¿qué acción no es correcta?
A) Mantener la zona seca y libre de presión.
B) Utilizar antisépticos y pomadas.
C) Aplicar apósito hidrocoloide o hidrocelular.
D) Si la zona lesionada es el talón, realizar una protección sistemática.

196- Indica la respuesta incorrecta sobre el método de esterilización "plasma de peróxido de hidrógeno":
A) Baja temperatura.
B) Ciclos de corta duración.
C) No tóxico para persona ni para el ambiente.
D) Requiere instalaciones especiales.

197- No es un síntoma primario de esquizofrenia:
A) Robo de pensamiento.
B) Percepción delirante.
C) Alteración del pensamiento.
D) Vivencias de influencia.

198- ¿En qué caso se puede romper el secreto profesional?
A) Cuando lo solicite un familiar del paciente.
B) Cuando los sanitarios declaren en un juicio.
C) Siempre y cuando ninguna persona salga perjudicada.
D) Cuando el gasto sanitario que se produzca sea superior al gasto sanitario medio.

199- El proceso por el cuál los individuos interactúan entre sí se denomina:
A) Comunicación.
B) Aproximación.
C) Marco interpretativo.
D) Actitud.

200- En 1969 Elisabeth Kübler-Ross describió por primera vez:
A) Las 5 etapas del duelo.
B) Las 4 etapas del duelo.
C) Las 6 etapas del duelo.
D) Las 8 etapas del duelo.

201- ¿Qué controles para verificar la esterilización se utilizan dentro de las cajas de instrumental o contenedores?
A) Controles físicos.

B) Controles biológicos.
C) Controles químicos.
D) Controles de Bowie-Dick.

202- En un paciente con oxigenoterapia se deben tener en cuenta una serie de precauciones de seguridad y cuidados. Señale la respuesta incorrecta:
   A) Se deben desconectar los equipos sin toma de tierra en la habitación del paciente con oxigenoterapia.
   B) Si se emplea humidificador, comprobar el nivel adecuado de suero fisiológico, desechar y cambiar cuando sea necesario.
   C) Valorar la evolución del paciente regularmente para detectar complicaciones de la oxigenoterapia como la somnolencia y cefalea.
   D) Si se utilizan bombonas de oxígeno comprobar mediante el manómetro que la presión de gas sea suficiente.

203- Señale el tipo de vendaje indicado para inmovilizar una fractura de clavícula:
   A) En ocho.
   B) En guantelete.
   C) En espiral libre.
   D) En T.

204- ¿Qué NO debe hacerse ante una víctima con quemaduras graves que tiene la ropa adherida?
   A) Enfriar la zona afectada inmediatamente con abundante agua corriente.
   B) Quitarle la ropa.
   C) Retirar anillos, relojes y pulseras.
   D) Cubrir la zona quemada con apósitos estériles.

205- Señale que grupo de residuos sanitarios se asocia con enfermedades graves o mortales, siendo posible medidas preventivas y terapéuticas:
   A) GR II.
   B) GR III.
   C) GR I.
   D) GR IV.

206- Una fractura en la que el hueso se dobla y rompe, sin que sus extremos piedan el contacto, se denomina:
   A) En tallo verde.
   B) Oblicua.
   C) Transversa.
   D) Espiral.

207- Señala cual NO es un antiséptico:
   A) Clorhexidina.
   B) Triclosan.
   C) Tintura de yodo.
   D) Glutaraldehido.

208- Una fiebre de una semana de duración, cuyos valores oscilan entre 38´5 y 39´4, la clasificaremos como:
   A) Larga, moderada y continua.
   B) Larga, alta y continua.
   C) Corta, moderada y continua.
   D) Corta, alta y continua.

209- Respecto a la relación de ayuda al paciente, según Orem, cuál no es un método de ayuda:
   A) Proporcionar un entorno que fomente el desarrollo.
   B) No actuar para otra persona.
   C) Guiar a otro.
   D) Apoyar a otro.

210- Durante el embarazo, se debe suplementar ácido fólico porque:
   A) Su déficit puede provocar anemia en la gestante.
   B) Es importante para el cierre del canal neuronal fetal.
   C) Participa en la eritropoyesis.
   D) Todas las anteriores son correctas.

211- El instrumento utilizado para medir la humedad de una incubadora se denomina:
   A) Higrómetro.
   B) Termómetro.
   C) Caudalímetro.
   D) Gasómetro.

212- Cuál es la indicación para realizar una ventilación no invasiva a un paciente:
   A) Paciente con insuficiencia respiratoria hipercápnica al que puede adaptarse de forma adecuada una máscara de ventilación.
   B) Paciente comatoso.
   C) Arritmias graves.
   D) Exceso de secreciones bronquiales.

213- En un paciente que permanece la mayor parte del día en sedestación, ¿cuál de estas zonas tiene más riesgo de desarrollar una úlcera por presión?
   A) Talón.
   B) Maléolo.
   C) Tuberosidad isquiática.
   D) Sacro.

214- Señalar cuál de los siguientes NO es un signo de shock:
   A) Bradipnea.
   B) Taquicardia.
   C) Pulso débil.
   D) Alteraciones del estado de consciencia.

215- Señale la respuesta incorrecta respecto a las gráficas:
   A) La gráfica es un documento o registro de enfermería.
   B) Forma parte de la historia clínica del paciente.
   C) Asegura la continuidad de los cuidados.
   D) Está destinada a reflejar observaciones e intervenciones relacionadas con el paciente.

216- Realizar la resección de los tejidos desvitalizados, que impiden la regeneración y favorecen la contaminación bacteriana, es:
   A) Epitelizar.
   B) Desbridar.
   C) Vitalizar.
   D) Desvitalizar.

217- ¿Cómo se denomina el movimiento espontáneo de gases entre los alveolos y la sangre de los capilares pulmonares?
   A) Perfusión.
   B) Difusión.
   C) Ventilación.
   D) Inspiración.

218- ¿Cuál de los siguientes documentos se conserva de forma indefinida?
   A) El Informe de anestesia.
   B) La solicitud y autorización de ingreso.
   C) La iconografía, los resultados analíticos y los registros electrofisiológicos.
   D) La hoja de evolución y planificación de los cuidados de enfermería.

219- Tipos de comunicación:
   A) Verbal y no verbal.
   B) Compleja y serena.
   C) Ansiolítica y sociable.
   D) Auténtica y real.

220- Los electrolitos o iones cargados positivamente se denominan cationes, uno de ellos es:
   A) Cloro.
   B) Bicarbonato.
   C) Sodio.
   D) Fosfato de hidrógeno.

221- La prevención terciaria va encaminada a:
   A) Eliminar los factores de riesgo que pueden producir enfermedad.

B) Detectar precozmente las enfermedades.
C) Intentar que el paciente tenga una vida lo más autónoma posible.
D) Curar las enfermedades intentando evitar la muerte o las secuelas.

222- La sonda semirigida, recta y de una sola luz utilizada para el drenaje suprapúbica y renal insertada quirúrgicamente, se denomina:
A) Sonda Foley.
B) Sonda Robinson.
C) Sonda Tienam.
D) Sonda Malécot.

223- El test de Coombs se realiza:
A) Si la madre es Rh+.
B) Si la madre es Rh-.
C) Si la madre es grupo AB.
D) Si la madre es grupo A.

224- ¿De qué forma nos comunicaremos con un paciente con demencia senil?
A) Gritando porque no atiende.
B) Utilizando palabras mal sonantes.
C) Mostrando enojo porque dice siempre lo mismo.
D) Ninguna de las anteriores es correcta.

225- ¿Qué signos o síntomas se corresponden con un estado de deshidratación?
A) Aumento de la turgencia de la piel.
B) Signo de pliegue negativo.
C) Disminución de la diuresis.
D) Todos corresponden a un estado de deshidratación.

226- Cuál no es una cualidad de un apósito:
A) Facilitar la eliminación de secreciones.
B) Precisar sustituciones frecuentes.
C) Mantener un medio fisiológico que favorezca la granulación.
D) Crear una barrera para aislar la lesión.

227- Una herida con más de doce horas de evolución, se considera:
A) Herida limpia.
B) Herida contaminada.
C) Herida limpia-contaminada.
D) Herida infectada.

228- En cuántas etapas se divide la vejez:
A) 2 etapas.
B) 3 etapas.
C) 4 etapas.
D) 5 etapas.

229- ¿Cuál de los siguientes síntomas no aparece en la clínica tradicional del shock?
A) Hipotensión.
B) Poliuria.
C) Taquicardia.
D) Taquipnea.

230- En relación con el peritoneo, indique la respuesta verdadera:
A) El mesenterio es la prolongación del peritoneo parietal que recubre el intestino delgado.
B) El mesocolon y el epíplon son la prolongación del peritoneo visceral.
C) El peritoneo visceral recubre la pared abdominal.
D) Todas son falsas.

231- En la relación de los Técnicos en Cuidados Auxiliares de Enfermería con el paciente hospitalario: (Indica la respuesta INCORRECTA):
A) Debe establecer una relación cálida.
B) Debe establecer una relación de seguridad.
C) Debe transmitir una sensible empatía a los sentimientos del paciente.
D) Ofrecer al paciente un plan de tratamiento.

232- El auxiliar de enfermería trabaja en equipo:

A) Multidisciplinar, en el que trabajan independientemente según sus funciones definidas en el Estatuto de los Trabajadores.
B) De enfermería, con trabajos perfectamente delimitados e independientes.
C) En el que intervienen distintas disciplinas y en la que cada profesional complementa a los demás.
D) En ocasiones contadas, según lo indique la División de Enfermería.

233- Cuando la atención sanitaria se corresponde con las necesidades del paciente, es:
A) Efectividad.
B) Accesibilidad.
C) Aceptabilidad.
D) Idoneidad.

234- En la atención al duelo tras el fallecimiento:
A) Informar a la familia de los procedimientos, ayudando a la expresión de los sentimientos con respeto y comprensión.
B) Como TCAE, la competencia termina con el amortajamiento.
C) Ha de respetarse la presencia de la familia durante el amortajamiento.
D) Restaremos dramatismo si comparamos con otras muertes.

235- Según la legislación básica sanitaria, se permite la utilización de la información contenida en la Historia Clínica con fines:
A) Asistenciales, de investigación y docencia.
B) Asistenciales y de salud pública.
C) De salud pública, epidemiológicos, investigación y docencia.
D) Epidemiológicos y de salud pública.

236- Un desinfectante que elimine la mayoría de bacterias y virus, y también algunos hongos, pero que no consiguen destruir las esporas, es:
A) Desinfectante de bajo nivel.
B) Desinfectante de alto nivel.
C) Desinfectante de alto espectro.
D) Desinfectante de nivel intermedio.

237- El índice de masa corporal o índice de Quetelet es:
A) El peso en kilogramos dividido por la talla en metros cuadrados.
B) La talla en metros dividida por el peso en kilogramos.
C) El peso en kilogramos dividido por la talla en centímetros.
D) El peso en kilogramos dividido por la talla en metros.

238- ¿Cuál es el principal factor que influye en la comunicación?
A) La relación interpersonal.
B) Habilidades sociales.
C) Barreras de la comunicación.
D) Escucha activa.

239- ¿Cuál es un indicador de la calidad de vida funcional física relacionada con la salud?
A) Perfil de salud de Nottingham (NHP).
B) Escala de autoestima de Rosenberg.
C) Índice de las actividades de la vida diaria (AVD).
D) Índice de calidad de vida de Spitzer.

240- ¿Qué concentración de oxigeno se aporta con la administración de O2 con gafas nasales?
A) Menor del 50%.
B) Menor del 10%.
C) 60%.
D) Superior al 50%.

241- La estructura funcional del equipo es:
A) Principio de igualdad.
B) Principio de la diferencia.
C) Principio de la jerarquía.
D) Todas son correctas.

242- En el lavado de ojos hay que tener en cuenta:
A) Utilizar siempre toalla limpia.

B) Lavar desde el ángulo interno al externo.
C) Utilizar agua y jabón.
D) Limpiar una vez acabado el baño.

243- La desinfección es:
A) La asepsia.
B) La destrucción de microorganismos.
C) La antisepsia.
D) Todos.

244- Indique la respuesta correcta: ¿Qué signo físico NO se caracteriza en una situación agónica?
A) Oliguria.
B) Hipotensión.
C) Espasmos musculares.
D) Miótico.

245- En los vendajes de las extremidades, se debe comenzar:
A) Desde la parte proximal del miembro.
B) Desde la parte distal del miembro.
C) Desde el centro de la extremidad.
D) Ninguna de las respuestas anteriores es correcta.

246- La sonda rectal se debe introducir:
A) De 7 a 10 centímetros con movimientos circulares.
B) De 16 a 19 centímetros con movimientos circulares.
C) De 5 a 11 centímetros con movimientos circulares.
D) Al menos 11 centímetros con movimientos circulares.

247- Cuando hablamos de pequeña mancha hemorrágica detrás del pabellón auricular cuya presencia puede indicar la existencia de una fractura ósea de la región inferior del cráneo, nos referimos a:
A) Signo de Battle.
B) Test de Apgar.
C) Reflejo de presión palpar.
D) Escala de Glasgow.

248- Se trata de lesiones por incontinencia:
A) Si la herida comenzó como una lesión de gran superficie y profunda, es improbable que sea una lesión por humedad.
B) Si la herida comenzó como una lesión de gran superficie y profunda, es muy probable que sea una lesión por humedad.
C) Si la lesión se produjo tras un largo periodo sometido a presión/cizalla es probable que se trate de una lesión por humedad.
D) Si la lesión no presenta presión/cizalla es seguro que sea lesión por humedad.

249- Un paciente que presenta una frecuencia respiratoria entre 20-24 res/min. se encuentra en:
A) Apnea.
B) Taquipnea.
C) Bradipnea.
D) Hipopnea.

250- Respecto a la observación de una toma de lactancia materna en el recién nacido, señale la respuesta incorrecta:
A) Es un signo de alerta los hombros tensos y posición no relajada de la madre.
B) La cabeza y el cuerpo del bebé debemos observarlos alineados como signo de agarre correcto.
C) Los labios del bebé deben estar evertidos al sujetar el pezón de la madre.
D) Si hay humedad alrededor de la boca del niño es un signo de posible dificultad en la transferencia de la leche.

251- Para describir aquella voluntad que no es propia del sujeto, sino que éste, sigue la voluntad establecida por un tercero se denomina:
A) Heteronomía.
B) Empoderamiento.
C) Principio de beneficencia.
D) Principio de maleficencia.

252- Qué punto es el menos susceptible de la aparición de UPP:

TEST 2 - PREGUNTAS

A) Sacro.
B) Talón.
C) Glúteos.
D) Bordes laterales de los pies.

253- Para el lavado de pelo del paciente encamado, se emplea la posición de:
A) Decúbito lateral derecho o izquierdo.
B) Decúbito prono.
C) Roser.
D) Decúbito supino.

254- La sustancia química que actúa sobre determinados sistemas orgánicos del organismo, modificando su comportamiento, se denomina:
A) Fármaco.
B) Tóxico.
C) Medicamento.
D) Organismo.

255- Indique las condiciones favorecedoras de la aparición de úlceras por decúbito.
A) Edad avanzada.
B) Mala circulación.
C) Obesidad.
D) Todas las anteriores son correctas.

256- Cuando un microorganismo vive a expensas de la materia orgánica en estado de descomposición, hablamos de:
A) Simbiosis.
B) Saprofitismo.
C) Comensalismo.
D) Parasitismo.

257- Los ejercicios de Kegel fortalecen:
A) La zona lumbar.
B) Los músculos del abdomen.
C) Los músculos en la zona dorsal.
D) Fortalecen los músculos del suelo pélvico.

258- Ante cualquier accidentado se debe comprobar:
A) Si está abierta la vía aérea, si hay respiración espontánea, si hay hemorragia arterial abundante.
B) El nivel de conciencia, si está abierta la vía aérea, si hay respiración espontánea, si hay hemorragia arterial abundante.
C) El nivel de conciencia, si hay respiración espontánea, si hay hemorragia arterial abundante.
D) El nivel de conciencia, si está abierta la vía aérea, si hay respiración espontánea.

259- La persona responsable de preparar todo lo necesario para una exploración es:
A) Enfermero/a.
B) Celador/a.
C) Médico/a.
D) Auxiliar de enfermería/a.

260- El instrumental, que permite sujetar los campos quirúrgicos se denomina:
A) De talla.
B) De sutura.
C) De hemostasia.
D) De aprensión.

261- Para fortalecer los músculos del suelo pélvico, se recomienda hacer ejercicios (varias veces al día): antes, durante y después del embarazo. Son muy útiles los ejercicios de:
A) Klapp.
B) Kussmaul.
C) Kegel.
D) Ninguna respuesta es correcta.

262- La posición correcta para administrar oxigenoterapia, si no tiene contraindicación, es:
A) Fowler.

B) Sims.
C) Litotomía.
D) Roser.

263- Respecto al rasurado, no es cierto que:
A) Hay que estirar la piel con la mano, sin tensar demasiado en dirección contraria a la que se va a rasurar.
B) Se rasura con maquinilla inclinada 45º.
C) Se debe seguir la dirección del crecimiento del pelo, con movimientos cortos y suaves.
D) Se debe seguir la dirección contraria a la del crecimiento del pelo, con movimientos cortos y suaves.

264- Hablamos de portador precoz o en periodo de incubación:
A) Cuando el portador elimina los microorganismos patógenos antes de que desarrolle la enfermedad.
B) Cuando el portador elimina los microorganismos patógenos después de que desarrollo la enfermedad.
C) Cuando el portador no padece la enfermedad pero tiene cierto grado de inmunidad frente al agente etiológico queporta.
D) Cuando el portador padece la enfermedad y elimina los microorganismos.

265- La obligación de guardar secreto profesional, afecta a:
A) A todo el personal del ámbito sanitario.
B) A médicos y diplomados de enfermería.
C) Al medico.
D) Solamente al equipo de enfermería.

266- Según la escalera analgésica para el alivio del dolor propuesta por la O.M.S., en el primer escalón tenemos:
A) Opioides débiles +/- no opioides +/- coadyuvantes.
B) Opioides fuertes +/- coadyuvantes.
C) Opiáceos coadyuvantes.
D) Analgésicos no opioides +/- coadyuvantes.

267- La hipocondría es:
A) Un trastorno somatoforme.
B) Un trastorno psicótico.
C) Un pensamiento obsesivo.
D) Una fobia.

268- La aplicación local de frío, produce:
A) Hiperemia.
B) Relajación muscular.
C) Analgesia.
D) Anestesia.

269- El índice de Barthel mide el grado de dependencia en las actividades de la vida diaria (AVD). un barthel con cuantificación de cero puntos significa:
A) Que la persona mayor es totalmente dependiente en AVD.
B) Que la persona mayor es totalmente independiente en AVD.
C) Que la persona mayor es independiente en AVD, pero precisa ayuda en alguna de ellas.
D) La cuantificación del índice de Barthel no es numérica.

270- En relación a la historia natural de la enfermedad, en la enfermedad manifiesta, al periodo patogénico en las enfermedades transmisibles se le denomina:
A) Periodo de convalecencia.
B) Periodo de latencia.
C) Periodo de incubación.
D) Periodo prepatogénico.

271- El baño al paciente encamado hay que realizarlo por partes, lo ultimo que debe lavarse son:
A) Las extremidades inferiores.
B) Genitales externos.
C) Espalda y nalgas.
D) Manos.

TEST 2 - PREGUNTAS

272- Los valores de ruidos tolerables de un Hospital son aproximadamente:
A) 25 Decibelios.
B) 45 Decibelios.
C) 40 Decibelios.
D) 70 Decibelios.

273- El intercambio de gases se realiza en los pulmones entre el aire que llega a los alveolos y la sangre venosa de los capilares pulmonares a través de:
A) La membrana pulmonar.
B) La membrana bronquial.
C) La membrana alveolocapilar.
D) La membrana pleural.

274- Cuando una enfermedad transmisible traspasa las fronteras de un país afectando a parte o a todo el mundo se denomina:
A) Endemia.
B) Epidemia.
C) Endemoepidemia.
D) Pandemia.

275- ¿Cuál es un agente de esterilización química?
A) El autoclave.
B) La tindalización.
C) La incineración.
D) El glutaraldehido.

276- Requieren aislamiento estricto:
A) El sarampión.
B) La rubeola.
C) El eccema vacunal.
D) La tos ferina.

277- ¿Cuál de los siguientes procedimientos es el adecuado para la comprobación de la correcta colocación de una sonda nasogástrica?
A) Exploración abdominal en donde se palpa la sonda a nivel del epigastrio.
B) Insuflación de aire a través de la sonda, comprobando su entrada mediante auscultación en epigastrio.
C) Mediante la observación minuciosa del abdomen, apreciándose el trayecto correcto.
D) Comprobación mediante laparoscopia de la presencia de jugo gástrico.

278- Atendiendo a las Recomendaciones para la Resucitación del Consejo Europeo de Resucitación (ERC), son ritmos desfibrilables:
A) Fibrilación ventricular y fibrilación auricular.
B) Fibrilación ventricular y taquicardia ventricular sin pulso.
C) Fibrilación ventricular y actividad eléctrica sin pulso.
D) Fibrilación ventricular y taquicardia ventricular con pulso.

279- ¿Cuál de los siguientes elementos no forma parte de la nefrona?
A) Asa de Henle.
B) Capsula de Bowman.
C) Glomérulo renal.
D) Médula renal.

280- La falta de cuidado por descuido u omisión es:
A) Negligencia.
B) Siempre delito.
C) Siempre una falta administrativa.
D) Sancionable por la ética profesional.

281- ¿Cuál de estos residuos no se incluye en el grupo o tipo III?
A) Material contaminado procedente del quirófano.
B) Envases vacíos de perfusiones endovenosas.
C) Residuos procedentes de animales infecciosos de laboratorios.
D) Sangre y hemoderivados.

282- El nombre del fármaco que recoge la acción del producto químico se denomina:

TEST 2 - PREGUNTAS

   A) Nombre genérico.
   B) Nombre químico.
   C) Marca registrada.
   D) Medicamento.

283- En la prescripción de dieta absoluta, el residente:
   A) Puede tomar agua.
   B) Puede tomar una dieta líquida.
   C) No puede tomar nada.
   D) Debe permanecer con dieta sólida.

284- Las actividades encaminadas a evitar las consecuencias indeseables del proceso, en pacientes con cáncer se denominan:
   A) Prevención primaria.
   B) Prevención secundaria.
   C) Prevención terciaria.
   D) Prevención cuaternaria.

285- Indica en qué posición hay que colocar al paciente para darle de comer:
   A) Posición de Fowler.
   B) Decúbito supino.
   C) Sims.
   D) Decúbito prono.

286- ¿Cuál de las siguientes opciones responde a la clasificación de los residuos generados en los centros sanitarios?:
   A) Sólidos, Líquidos y Radioactivos.
   B) Sólidos, líquidos y Gaseosos.
   C) Fungibles y no Fungibles.
   D) Sólidos y volátiles.

287- ¿Qué medida de prevención de las infecciones nosocomiales no se considera medida con grado III, eficacia dudosa o desconocida?
   A) Control rutinario bacteriológico del ambiente.
   B) Lavado de manos.
   C) Desinfección del suelo, paredes y pilares.
   D) Luz ultravioleta.

288- Al medio mecánico colocado para evacuar las colecciones líquidas o gaseosas que se puedan formar en determinados tejidos o cavidades, se llama:
   A) Sutura.
   B) Drenaje.
   C) Ostomía.
   D) Fisioterapia.

289- La higiene del paciente es función de:
   A) El celador.
   B) La limpiadora.
   C) El Técnico en Cuidados Auxiliares de Enfermería.
   D) Todos los anteriores son responsables.

290- La caducidad del material esterilizado depende de:
   A) Del tipo de esterilización.
   B) Del tipo de material esterilizado.
   C) Está relacionado con las condiciones del envasado y almacenamiento.
   D) Todas son correctas.

291- No es una alteración digestiva relacionada con el episodio depresivo mayor:
   A) Sequedad de boca.
   B) Dispepsias.
   C) Diarrea.
   D) Dolores abdominales.

292- La valoración funcional en un paciente terminal, comprende:
   A) La valoración de la contingencia de enfermedad del paciente.
   B) El diagnóstico de la enfermedad a través del DSMV.

C) Las capacidades para llevar a cabo las actividades básicas de la vida diaria.

D) Las condiciones psicológicas que tienen que ver con el mantenimiento de la función para su independencia.

293- ¿Cuál es la posición continuada que provoca riesgo de úlcera por presión en el acromion?
A) Decúbito supino.
B) Decúbito lateral.
C) Decúbito prono.
D) Sedentación.

294- En el sarampión que tipo de precauciones de aislamiento deberemos utilizar:
A) Precauciones de transmisión por gotas.
B) Precauciones de transmisión aérea.
C) Precauciones estándar.
D) Las respuestas B y C son correctas.

295- ¿Qué es ortorexia?:
A) Percepción grave de la propia imagen.
B) Compulsión por comer.
C) Obsesión exagerada por la comida sana.
D) Preocupación obsesiva por el físico.

296- De las siguientes profesionales teóricas de enfermería, ¿cuál es la que fundamentó su teoría en el modelo de cuidados?
A) Martha Rogers.
B) Dorothea Orem.
C) Callista Roy.
D) Hildegard Peplau.

297- Los residuos citotóxicos son:
A) Líquidos radiográficos.
B) Medicamentos citotóxicos y todo el material que haya estado en contacto con ellos.
C) Residuos químicos específicos.
D) Aquellos que emiten radiaciones ionizantes.

298- En los tipos de transmisión directa; a que se corresponde las características de no existir contacto directo y que se trasmite por gotitas de Pflüger:
A) Por contacto.
B) Transmisión intrapartum.
C) Trasplacentaria de la madre a su hijo.
D) Transmisión aérea.

299- El dispositivo que permite la salida y el uso del oxígeno y que mide el caudal de gas administrado, se llama:
A) Humidificador.
B) Manómetro.
C) Cánula.
D) Flujómetro.

300- Una conducta asertiva se basa en:
A) Decir lo que se piensa, sin agresividad y con respeto hacia los demás.
B) Ser sincero y agresivo si es necesario para imponer nuestras ideas.
C) Anteponer los criterios e ideas de los otros a los propios.
D) Decir lo que se piensa de forma camuflada para no herir sentimientos, manipulando la conversación si fuera necesario.

RESPUESTAS TEST 2

151 A	176 B	201 C	226 B	251 A	276 C
152 B	177 C	202 B	227 D	252 D	277 B
153 A	178 D	203 A	228 C	253 C	278 B
154 D	179 C	204 B	229 B	254 A	279 D
155 C	180 B	205 B	230 A	255 D	280 A
156 D	181 A	206 A	231 D	256 B	281 B
157 B	182 B	207 D	232 C	257 D	282 A
158 D	183 C	208 C	233 D	258 B	283 C
159 A	184 D	209 B	234 A	259 D	284 C
160 D	185 D	210 D	235 C	260 A	285 A
161 D	186 C	211 A	236 D	261 C	286 A
162 B	187 D	212 A	237 A	262 A	287 B
163 C	188 B	213 A	238 A	263 C	288 B
164 C	189 B	214 C	239 C	264 A	289 C
165 D	190 B	215 C	240 A	265 A	290 C
166 D	191 D	216 B	241 D	266 D	291 D
167 D	192 D	217 B	242 B	267 A	292 C
168 C	193 A	218 A	243 B	268 D	293 B
169 C	194 B	219 A	244 D	269 A	294 D
170 B	195 B	220 C	245 B	270 C	295 C
171 C	196 D	221 D	246 A	271 B	296 B
172 B	197 C	222 D	247 A	272 A	297 B
173 C	198 B	223 B	248 A	273 C	298 D
174 D	199 A	224 D	249 B	274 D	299 D
175 D	200 A	225 C	250 D	275 D	300 A

Fallos:

TEST 3

301- El cordón umbilical normal tiene:
  A) Dos venas y una arteria.
  B) Una vena y una arteria.
  C) Una vena y dos arterias.
  D) Dos venas y dos arterias.

302- Un paciente en fase terminal conserva diversos grados de conciencia. de los siguientes tipos de conciencia, ¿cuál es la definición correcta?
  A) Conciencia abierta: ni paciente ni familia son conocedores de la muerte inminente y piensan que se recuperará.
  B) Conciencia cerrada: paciente y familia saben que la muerte es inminente y hablan del tema entre ellos.
  C) Pretensión mutua: paciente, familia y personal de enfermería saben que el pronóstico es terminal y hablan del tema.
  D) Conciencia cerrada: el paciente y su familia no son conscientes de la muerte inminente y creen que se recuperará.

303- ¿Cuál de las siguientes lesiones de la piel es de contenido sólido?
  A) Vesícula.
  B) Nódulo.
  C) Ampolla.
  D) Pústula.

304- Para la recogida de un exudado conjuntival, es necesario:
  A) Hisopo no estéril.
  B) Hisopo humedecido en suero salino.
  C) Lavar los ojos antes de recoger la muestra.
  D) Si el paciente está con colirios antibióticos no recoger la muestra hasta pasadas 12 horas.

305- Los movimientos circulares de forma enérgica y profunda se denominan de:
  A) Rozamiento.
  B) Amasado.
  C) Relance.
  D) Despegue.

306- ¿Qué significan las siglas RCP?
  A) Resucitación.
  B) Reanimación cardiopulmonar.
  C) Resucitación básica.
  D) Ninguna de las respuestas anteriores es correcta.

307- Respecto a los colutorios indica la respuesta correcta:
  A) Llevan los mismos principios activos que las pastas dentríficas.
  B) Llevan concentraciones más altas de principios activos que las pastas dentríficas.
  C) Pueden utilizarse como sustitutivo de la higiene dental.
  D) No son útiles para la higiene bucal.

308- El tipo de discurso que debe utilizar el auxiliar de enfermería es el asertivo, cuyas características son:
  A) Considerar que las opiniones de los demás son igual de importantes que las propias.
  B) Evitar decir "no" a pesar de no estar de acuerdo, para no sentirse culpable.
  C) Busca culpables cuando existe algún problema y trata de encontrar la solución más rápida posible.
  D) Todas las anteriores son correctas.

309- ¿Qué tipo de sistema de oxigenoterapia es de alto flujo?
  A) Gafas Nasales.
  B) Mascarilla Reservorio.
  C) Mascarilla tipo Venturi.
  D) Ninguna de ellas.

310- Según la Organización Mundial de la Salud (O.M.S), el concepto de Salud se define como:

TEST 3 - PREGUNTAS

A) El estado completo del bienestar físico, mental y no solamente la ausencia de enfermedades.
B) El estado completo del bienestar físico, mental y social y no solamente la ausencia de enfermedades.
C) Ausencia de enfermedades biológicas.
D) Estado incompleto del bienestar físico, mental, social y no solamente la ausencia de enfermedades.

311- La cartera común de servicios del Sistema Nacional de Salud se aprobará mediante:
A) Decreto.
B) Real Decreto.
C) Ley Orgánica.
D) Manifiesto.

312- ¿Qué tipo de asistencia ofrece la Atención Especializada que no ofrece la Atención Primaria?
A) Es una atención exclusivamente Ambulatoria.
B) De internamiento.
C) No se atienden urgencias.
D) Pediátrica a partir de los 16 años.

313- La toxoplasmosis es una enfermedad producida por:
A) Los helmintos.
B) Un virus.
C) Es una micosis.
D) Está producida por un protozoo.

314- Las vías de administración por sonda, sin técnica quirúrgica, son:
A) Sondaje nasogástrico.
B) Sondaje nasoduodenal.
C) Sondaje nasoyeyunal.
D) Todas las respuestas anteriores son correctas.

315- La tipología de cama cuando al paciente se le da de alta es:
A) Cama cerrada.
B) Cama ocupada.
C) Cama diagonal.
D) Cama de anestesia.

316- ¿Cuál de estos compuestos es un desinfectante de alto nivel (DAN)?:
A) Ortoftaldehido.
B) Amonio cuaternario.
C) Hipoclorito sódico.
D) Derivados mercuriales.

317- ¿Cómo se denomina al plano que divide al cuerpo en dos mitades?
A) Sagital o medio.
B) Transversal u horizontal.
C) Medio o frontal.
D) Oblicuo.

318- Una alteración observable en la piel íntegra, relacionada con la presión, que se manifiesta por eritema cutáneo que no palidece al presionar es una:
A) Úlcera por presión estadio I.
B) Irritación.
C) Úlcera por presión estadio II.
D) Ninguna es correcta.

319- Con respecto a la obtención de muestra de esputo espontáneo, señale la falsa:
A) El aumento de la ingestión de líquidos durante la noche anterior al examen puede facilitar la obtención de la muestra.
B) Se realizará la toma con el primer esputo de la mañana preferentemente.
C) Se debe realizar el lavado bucal con antiséptico y colutorio antes de la recogida.
D) Se realizará en ayunas preferentemente.

320- Según la Ley General de Sanidad las Áreas de Salud se dividen en:
A) Gerencias de Atención Primaria.
B) Gerencias de Atención Especializada.

C) Zonas básicas de salud.
D) Gerencias de Atención Integrada.

321- El concepto de "capacidad del organismo para soportar dosis cada vez más elevadas de una droga en el uso continuo de la misma" corresponde a:
A) Compulsión.
B) Tolerancia.
C) Dependencia.
D) Síndrome de abstinencia.

322- Durante el aseo del paciente, el lavado de manos del profesional, NO se hará:
A) Antes del contacto con el paciente.
B) Antes de una tarea aséptica.
C) Después de exposición a fluidos corporales.
D) Después de cada cambio de zona corporal aseada.

323- ¿Cómo se denomina al tipo de trastorno de la ansiedad, por el que el paciente sufre episodios de miedo o angustia, en espacios abiertos?
A) Ataques de ira.
B) Trastornos de la personalidad.
C) Agorafobia.
D) Estrés postraumático.

324- La ventilación pulmonar es el proceso mediante el cual el aire, se mueve hacia el interior o el exterior de los pulmones para mantener:
A) Las concentraciones adecuadas de oxígeno y anhídrido carbónico en los alveolos.
B) Las concentraciones adecuadas de hidrógeno y anhídrido carbónico en los alveolos.
C) Las concentraciones adecuadas de oxígeno y anhídrido carbónico en las fosas nasales.
D) Las concentraciones adecuadas de hidrógeno y anhídrido carbónico en las fosas nasales.

325- Cambiar las zonas de presión, cada cierto tiempo, puede ser determinante para prevenir las úlceras por presión. Este es el objetivo de los cambios posturales y sobre esto podemos decir. Indica la respuesta correcta:
A) Su frecuencia será siempre cada hora.
B) No influyen a los pacientes que están sentados.
C) Se realizarán durante las veinticuatro horas del día.
D) No deben complementarse con otros dispositivos como los colchones de agua.

326- ¿Qué utiliza el horno de Pasteur como agente de esterilización?
A) Calor húmedo.
B) Radiaciones ionizantes.
C) Calor seco.
D) Radiaciones no ionizantes.

327- La fecha de caducidad dela esterilidad, en condiciones óptimas de almacenamiento, está relacionada principalmente con el tipo de paquete o envoltorio empleado. Su caducidad mínima será:
A) Papel crepado o tejido sin tejer, 2 meses.
B) Equipos textiles, 6 meses.
C) Polipropileno, 12 meses.
D) Papel o bolsa mixto doble, 9 meses.

328- La disminución gradual de la temperatura del cuerpo humano después de la muerte se denomina:
A) Rigor mortis.
B) Livor mortis.
C) Tigor mortis.
D) Algor mortis.

329- ¿Cómo se fijará una sonda nasogástrica?
A) Sujetándola a la sábana o almohada con esparadrapo.
B) Sujetándola al camisón o pijama con esparadrapo.
C) Sin fijarla, hay que dejarla suelta.
D) Ninguna de las respuestas anteriores es correcta.

330- Entre los factores extrínsecos que predisponen a la formación de una úlcera por presión se encuentra:
A) Hipoproteinemia y déficit de vitaminas.

B) Secado defectuoso al realizar el aseo.
C) Disminución de la percepción.
D) Perdida de función sensitiva.

331- ¿En cuál de las siguientes estructuras de la piel se localizan los vasos sanguíneos?
A) Estrato corneo.
B) Dermis.
C) Estrato basal germinativo.
D) Epidermis.

332- Existen varios niveles de escucha activa, que se pueden emplear dependiendo del entendimiento que se alcanza en cada caso. Indicar la respuesta correcta.
A) Parafrasear.
B) Gesticular.
C) Reflejar el estado emocional.
D) A y c son correctas.

333- Donde se toma el pulso apical:
A) En la arteria carótida.
B) En la arteria radial.
C) En la punta o ápice del corazón.
D) En la arteria circunfleja.

334- La técnica de obtención de una muestra de exudados se conoce con el nombre de:
A) Osteopatía.
B) Frotis.
C) Retinoplastia.
D) Uroseccion.

335- ¿Con qué se corresponde el algor mortis en condiciones normales de un cadáver? (señale la respuesta correcta):
A) Con el descenso de medio grado centígrado de temperatura por hora.
B) Con la presencia de lividices cada hora, en diferentes lugares y su desaparición a aparecer otras.
C) Con el descenso de un grado centígrado de temperatura por hora.
D) Con la contracción ordenada y progresiva de los miembros en sentido próximo-distal.

336- La muerte de un paciente descarga al profesional T.C.A.E. de la obligación contraída con el secreto profesional?
A) Sí, desde la fecha del fallecimiento.
B) Sí, desde la fecha del fallecimiento, si han pasado más de cinco años.
C) Sí, desde la fecha del fallecimiento, si han pasado más de diez años.
D) No.

337- Las pautas para enfrentarse a situaciones estresantes se incluyen en las terapias:
A) Cognitivas.
B) Desconexión.
C) De relajación.
D) Conductuales.

338- La técnica de saneamiento que tiene por objeto eliminar los microorganismos patógenos se denomina:
A) Desinfección.
B) Esterilización.
C) Limpieza.
D) Descontaminación.

339- Ante una crisis epiléptica, ¿qué NO se debe hacer?
A) Proteger al paciente.
B) Comprobar que no hay obstrucción de las vías respiratorias.
C) Abrir la boca de la víctima a la fuerza.
D) Aflojarle la ropa, corbata y cinturón.

340- Cuando se habla de reanimación cardio pulmonar (RCP) básica, ¿a qué nos referimos?
A) Reanimación Cardio Pulmonar con desfibrilador.
B) Reanimación Cardio Pulmonar con monitorización cardiaca.

C) Reanimación Cardio Pulmonar instrumentalizada.
D) Reanimación Cardio Pulmonar sin equipo.

341- En el protocolo de actuación de un adulto en RCP (indique la respuesta falsa):
   A) Comprobar que la víctima esta inconsciente, no respira, y llamar al 112.
   B) La colocaremos en decúbito prono, y nos arrodillamos a su lado, o bien si hay dos socorristas, uno al nivel de la cabeza, y el otro al nivel del tórax.
   C) Iniciamos el procedimiento con las compresiones torácicas, y continuamos con las insuflaciones (ventilaciones).
   D) Si se recupera, lo colocamos en Posición Lateral de Seguridad, hasta que se normalicen sus funciones o sea trasladado a un centro sanitario, controlando su estado periódicamente y manteniéndole abrigado.

342- Según la Ley General de Sanidad, los ayuntamientos, sin perjuicio de las competencias de las demás administraciones públicas, tendrán las siguientes responsabilidades mínimas en relación al obligado cumplimiento de las normas y planes sanitarios:
   A) Control sanitario del medio ambiente.
   B) Control sanitario de industrias, actividades y servicios, transportes, ruidos y vibraciones.
   C) Control sanitario de los cementerios y policía sanitaria mortuoria.
   D) Todas las respuestas son correctas.

343- De los siguientes factores de riesgo indique el que no contribuye a la aparición de úlceras por presión:
   A) Incontinencia de esfínteres.
   B) Normonutrición.
   C) Alteración en la percepción dolorosa.
   D) Inmovilidad y falta de cambios posturales.

344- ¿Cuál de las siguientes, es una sonda nasogástrica?
   A) Sonda Miller-Abbott.
   B) Sonda rectal.
   C) Sonda Levin.
   D) Ninguna es correcta.

345- ¿Cual es la Ley básica reguladora de la autonomía del paciente y de derechos y obligaciones en materia de información y documentación clínica?
   A) La Ley 23/2002, de 4 de noviembre.
   B) La Ley 41/2002, de 14 de noviembre.
   C) La Ley 23/2002, de 5 de diciembre.
   D) La Ley 6/2001, de 3 de marzo.

346- El aseo de la boca en el paciente inconsciente se realiza:
   A) Con torunda, antiséptico y una pinza de disección o pinzas de Kocher.
   B) Con jeringa y solución antiséptica, si no estuviera intubado.
   C) Con cepillo y pasta de dientes.
   D) Con solución salina, bicarbonato al 2% y una jeringa.

347- La Gerontología:
   A) Es la rama de la medicina que se ocupa de los aspectos clínicos, terapéuticos, preventivos y sociales en la salud y enfermedad de los ancianos.
   B) Estudia el proceso del envejecimiento en general, las modificaciones fisiopatológicas, que de forma más o menos acusada se producen en esta etapa.
   C) Estudia el índice de dependencia que influye en el gasto social general procedente de l sistema de pensiones o de otro sistema social de mantenimiento de los ancianos.
   D) Todas las anteriores son respuestas correctas.

348- En el protocolo de punción lumbar, el paciente tiene que colocarse en:
   A) Decúbito lateral izquierdo o derecho.
   B) Posición Fowler.
   C) Posición de Sims.
   D) Posición Ginecológica.

349- ¿Cuál de las siguientes funciones está prohibida a los técnicos en cuidados auxiliares de enfermería?
   A) Recogida y limpieza del instrumental quirúrgico.

B) Recepción de volantes y documentos.
C) Aplicación de tratamientos curativos de carácter no medicamentoso.
D) Colaboración en la recogida de datos de los pacientes.

350- La principal causa de muerte en los adolescentes y adultos jóvenes en España es:
A) Enfermedades infecciosas.
B) Muertes violentas y accidentes.
C) Enfermedades respiratorias.
D) Cáncer.

351- El ritmo cardiaco se genera normalmente con la estimulación eléctrica del:
A) Haz de Hiss.
B) Nódulo auriculoventricular.
C) Nódulo sinusal.
D) La red de Purkinge.

352- Para un estudio parasitológico completo de heces, se necesita:
A) Tres muestras en días sucesivos.
B) Tres muestras en días alternos.
C) Una muestra de la primera deposición del día.
D) Ninguna es correcta.

353- Según la Declaración Universal de Bioética de los Derechos Humanos de la Unesco. ¿Cuáles son los principios de la bioética?
A) Beneficencia, no maleficencia, justicia y equidad.
B) Justicia y beneficencia.
C) Beneficencia, no maleficencia, justicia y autonomía.
D) Beneficencia, justicia, autonomía y derecho a la participación.

354- No se considera un sistema de aporte de oxígeno para adultos:
A) Gafas nasales.
B) Tienda de Oxígeno.
C) Mascarilla Ventimask.
D) Máscara de traqueotomía.

355- ¿Cuál de los siguientes niveles no corresponde a la Pirámide de Miller?
A) Competencia - Saber cómo.
B) Acciones - Estrategias.
C) Conocimiento - Saber.
D) Actuación - Demuestra cómo.

356- ¿Qué es una férula?
A) Una sonda nasogástrica.
B) Un instrumento para la inmovilización.
C) Un tipo de cánula.
D) Ninguna de las anteriores es correcta.

357- Según el riesgo de contaminación, los vestuarios se consideran:
A) Zona de alto riesgo.
B) Zona de riesgo medio.
C) Zona de bajo riesgo.
D) Sin riesgo.

358- Respecto a la eliminación, la falta de movilidad en el mayor producirá frecuentemente...
A) Anuria.
B) Estreñimiento.
C) Poliuria.
D) Diarreas.

359- Señale cuál de las siguientes afirmaciones en relación con el sondaje vesical, es incorrecta:
A) La sonda vesical provoca con frecuencia infecciones nosocomiales en el tracto urinario.
B) Es una técnica que requiere esterilidad en el procedimiento de lubricación e introducción de la sonda.
C) Se realizarán indiscriminadamente muchos lavados frecuentes de la sonda con jeringa de 50cc. y sistema abierto para asegurar la permeabilidad.
D) Cuanto mayor es el número de la sonda, mayor es el calibre de ésta.

TEST 3 - PREGUNTAS

360- La disnea de decúbito se denomina:
   A) Apnea.
   B) Polipnea.
   C) Hiperpnea.
   D) Ortopnea.

361- La atención preoperatoria al paciente quirúrgico comprende:
   A) Desde que se decide su intervención hasta su ingreso.
   B) Desde su ingreso hasta el momento de su traslado a quirófano.
   C) Desde su ingreso hasta el momento de su traslado a la habitación.
   D) Desde que se decide su intervención hasta su traslado a la habitación.

362- ¿A qué se denomina la disminución de la capacidad física y mental después de realizar un trabajo?
   A) Carga mental.
   B) Fatiga.
   C) Adinamia.
   D) Estrés.

363- Señale la respuesta correcta sobre radiaciones ionizantes:
   A) La célula afectada siempre muere.
   B) La principal vía de entrada es la vía respiratoria.
   C) Es un factor de riesgo químico.
   D) Pequeñas dosis son potencialmente capaces de alterar el equilibrio biológico.

364- Según la guía de consentimiento informado, ¿qué supuesto de los siguientes que se relacionan, carece de regulación específica para el consentimiento informado? (señale la respuesta correcta):
   A) En la reproducción asistida.
   B) En los Ensayos Clínicos.
   C) En las técnicas anestésicas.
   D) En Radioterapia.

365- ¿Cómo se llama la parte materna de la placenta?
   A) Estrógeno.
   B) Decidua.
   C) Corión.
   D) Progesterona.

366- En el caso de una picadura en el interior de la boca:
   A) Se sacará el aguijón lo antes posible.
   B) Se hará chupar hielo a la víctima.
   C) Se utilizaran pinzas para la extracción de aguijones.
   D) No es necesario llevar a la víctima al centro sanitario.

367- Señala cuál de las siguientes respuestas, es la menos frecuente de las barreras de la comunicación.
   A) Psicológicas.
   B) Nominal.
   C) Física.
   D) Semántica.

368- Señale la frase incorrecta:
   A) Las gafas nasales son bien toleradas por el paciente.
   B) La mascarilla Ventimask aporta mayor concentración de oxígeno que las gafas nasales.
   C) La tienda de oxígeno es un método pediátrico.
   D) No es necesario el uso del humidificador con la mascarilla Ventimask.

369- Entre las complicaciones postoperatorias precoces del estoma no encontramos:
   A) Hemorragia.
   B) Hematoma.
   C) Hernia.
   D) Necrosis.

370- Los residuos cortantes y punzantes se recogen en contenedores:
   A) Azules y de alta resistencia.
   B) Amarillos, rígidos y resistentes.
   C) Negros y homologados.
   D) Rojos y herméticos.

TEST 3 - PREGUNTAS

371- La toma de muestra de esputo en un paciente con traqueostomía, se realiza:
　A) En frasco estéril, con gasas estériles y directamente del orificio.
　B) Introduciendo la sonda de aspiración en el orificio y aspirando varias veces, recogiendo la muestra en tubo recolector.
　C) Se debe colocar un paño estéril alrededor del orificio de traqueostomía y recogerlo por rebosamiento.
　D) Pedir al paciente que respire profundamente dos o tres veces y que tosa en la última respiración para liberar el esputo por el orificio de la traqueostomía.

372- ¿Con qué relacionaría el test de BOWIE DICK?
　A) Con el flameado.
　B) Con el Horno de Pasteur.
　C) Con el autoclave.
　D) Con la incineración.

373- Cuando un paciente nos refiere "que no respira bien y que se encuentra agotado" nos encontramos ante un dato:
　A) Objetivo.
　B) Subjetivo.
　C) Primario.
　D) Principal.

374- ¿En qué posición colocaremos por lo general, a un paciente al que debemos administrar un fármaco por vía rectal?:
　A) Ginecológica.
　B) Litotomía.
　C) Sims.
　D) Novak.

375- Adaptado a su rol profesional, el modelo de comunicación que debe seguir el TCAE es:
　A) Asertivo.
　B) Persuasivo.
　C) Impositivo.
　D) Cooperativo.

376- Si vamos a mover a un enfermo hacia arriba de la cama y no coopera, la almohada:
　A) Deberemos quitarla.
　B) Deberemos dejarla.
　C) Deberemos colocarla bajo los pies.
　D) Da igual donde esté la almohada.

377- Cuando se usan guantes, la higiene de manos:
　A) No es necesaria.
　B) El uso de guantes nunca exime del lavado de manos.
　C) Si son estériles no es necesaria.
　D) Si no son estériles es necesaria.

378- ¿Qué implica codificar?
　A) Emitir el mensaje.
　B) Seleccionar unos signos y símbolos para comunicar el mensaje.
　C) Recibir la información.
　D) Relacionar los datos recibidos y buscar el significado de los mismos.

379- Teratogenicidad es:
　A) Disminución de los efectos de un fármaco.
　B) Respuesta no habitual del fármaco asociada a factores genéticos.
　C) Alteraciones en el embrión al administrar fármacos en embarazadas.
　D) Reacción alérgica.

380- Sobre los objetivos de Salud para el siglo XXI de la Organización Mundial de la Salud (OMS), señale la respuesta falsa:
　A) Fueron adoptados por su Comité Regional de Europa en su 50ª sesión.
　B) La sesión se organizó en Copenhague.
　C) Los objetivos están dirigidos a la población europea.
　D) Constan de 21 puntos.

TEST 3 - PREGUNTAS

381- El control nervioso de la temperatura corporal reside en:
A) La hipófisis.
B) La médula espinal.
C) El hipotálamo.
D) El cerebelo.

382- El establecimiento del plan de actuación a seguir con cuidados de enfermería, una vez identificadas las necesidades y los problemas del paciente, es una etapa del proceso de atención de enfermería llamada:
A) Ejecución o realización de los cuidados.
B) Planificación.
C) Evaluación.
D) Recogida de datos.

383- ¿Cuál de los siguientes aspectos hay que tener en cuenta al realizar la exploración cognitiva al paciente anciano?
A) Situación económica del paciente.
B) Historia nutricional del paciente.
C) Costumbres y hábitos del paciente.
D) Comportamiento, estado de ánimo y lenguaje, entre otros.

384- ¿Cuál es la función o actividad principal de las glándulas sebáceas?:
A) Producir sudor.
B) Secreción de cerumen.
C) Producir sebo.
D) Secretar prolactina.

385- Las tijeras de Littauer sirven para:
A) Retirar puntos de sutura.
B) Cortar gasas y compresas.
C) Cortar musculo.
D) Cortar apósitos.

386- ¿Cuál de los siguientes roles que podemos encontrarnos en los equipos de trabajo suele deteriorar el ambiente de trabajo?
A) El iniciador.
B) El crítico.
C) El colaborador.
D) El positivo.

387- Según la guía de práctica clínica sobre lactancia materna, la leche materna se conserva:
A) A temperatura ambiente (de 19ºC a 26ºC), de 4 a 8 horas.
B) En una bolsa térmica, a 15ºC, 3 días.
C) En el frigorífico, a 4ºC, dos semanas.
D) Ninguna es correcta.

388- El sonido característico de la Fase IV de los ruidos de Korottkoff, corresponde a:
A) Ruidos con más intensidad.
B) Apagamiento notable del ruido.
C) Pausa leve del ruido.
D) Desaparece el ruido.

389- ¿A partir de qué tiempo en situación de parada respiratoria (hipoxia) se produce lesiones cerebrales irreversibles?
A) Dos minutos.
B) Ocho minutos.
C) Cuatro minutos.
D) Diez minutos.

390- De las siguientes, ¿son demencias primarias todas menos?
A) La Enfermedad de Alzheimer.
B) La Enfermedad de Pick.
C) La demencia de Cuerpos de Lewy.
D) La Enfermedad de Marchiafava-Bignami.

391- Respecto a los cuidados de Salud Mental que tipo de recurso NO es de apoyo externo:

A) Estancias transitorias.
B) Apoyo a la familia.
C) Pensiones concertadas supervisadas.
D) Apoyo en la propia vivienda.

392- Cuando realizamos extracciones para hemocultivo y no se puede enviar inmediatamente las muestras al laboratorio, ¿qué haremos?:
A) Refrigerar las muestras hasta su envío.
B) Mantener las muestras a temperatura ambiente (tiempos muy cortos) hasta su envío.
C) Congelar las muestras hasta su envío.
D) Tirarlas, porque si no se envían inmediatamente no sirven.

393- Respecto al autoclave, ¿cuál de estas afirmaciones NO es correcta?:
A) El vapor debe acceder a todos los lugares de la cámara donde pueda haber material.
B) El vapor debe mezclarse con el aire, para poder contactar con todos los envoltorios y objetos.
C) Debe tener una calidad de vapor del 97% o superior con menos de un 3% de agua.
D) Es el medio más idóneo y más utilizado en el ámbito sanitario.

394- Indique la respuesta correcta. El aseo se realizará en el siguiente orden:
A) Ojos, brazos, manos, axilas, piernas y pies, abdomen y torax, cara, espalda, nalgas y zona genital.
B) Ojos, cara y orejas, cuello y hombros, brazos, manos y axilas, torax, mamas, abdomen, piernas y pies, espalda y nalgas, region genital.
C) Cara, ojos, tronco, brazos, manos y axilas, espalda y zona genital.
D) Manos, ojos, cara, cuello, hombros, brazos, torax y abdomen, pies y piernas, espalda y nalgas y zona genital.

395- Un fuerte olor en la orina del paciente, puede deberse a...
A) Beber líquidos isotónicos.
B) Determinados alimentos.
C) Infección urinaria.
D) B y C son correctas.

396- La vasodilatación y vasoconstricción de los capilares cutáneos forman parte de la función de la piel de:
A) Protección.
B) Secreción.
C) Sensitiva.
D) Termorregulación.

397- Indicar en qué casos está contraindicada la alimentación maternal:
A) Absceso de la madre.
B) Psicosis y otros trastornos mentales.
C) Tuberculosis materna.
D) Está contraindicada en todos los casos anteriores.

398- Ángel, con problemas respiratorios, está en estudio. El neumólogo solicita, entre otras, gasometría arterial. Una vez hecha la extracción se debe:
A) Conservar la muestra a temperatura ambiente.
B) Esperar y remitir todas las muestras juntas.
C) Remitir inmediatamente la muestra al laboratorio.
D) Proteger la muestra de la luz.

399- ¿Cómo se denomina el trastorno de las funciones cognitivas que evoluciona a lo largo de meses y tiene repercusiones graves en la vida?
A) Síndrome de Marfán.
B) Síndrome demencial.
C) Síndrome de Meniére.
D) Síndrome de Münchhausen.

400- Las exploraciones radiológicas con contraste de la vejiga urinaria se denominan:
A) Pielografía.
B) Cistografía retrógrada.
C) TAC.
D) Gammagrafía.

401- ¿Qué sistema de aporte de Oxígeno requiere el menor flujo de Oxígeno?
  A) Tienda de oxígeno.
  B) Mascarilla Ventimask.
  C) Mascarilla reservorio o sin reciclado.
  D) Gafas nasales.

402- El tipo de movilización que realiza el profesional en las diferentes partes del cuerpo, por incapacidad del propio paciente se conoce como:
  A) Movilización segmentaria.
  B) Movilización pasiva.
  C) Movilización activa.
  D) Movilización precoz.

403- ¿Qué tipo de muestras pueden ser obtenidas por el propio paciente?
  A) Exudados nasales, faríngeos.
  B) Exudados vaginales, uretrales.
  C) Biopsias de diferentes tipos.
  D) Muestra de orina para análisis elementales.

404- La persona mayor de 65 años que presenta una patología, ya sea aguda o crónica, que no suele ser invalidante sin patología mental o social asociada se denomina:
  A) Paciente geriátrico.
  B) Anciano enfermo.
  C) Anciano sano.
  D) Anciano convaleciente.

405- Entre los beneficios de la higiene no está:
  A) Facilitar la descamación de células muertas.
  B) Vigilar la aparición de úlceras.
  C) Almohadillar las zonas de presión.
  D) Aumentar la sensación de bienestar.

406- Factores extrínsecos que influyen en el estado de Salud. Señale cuál de estos factores no es extrínseco:
  A) El clima.
  B) La densidad de población.
  C) La contaminación.
  D) La genética.

407- Cuando un paciente necesita trasladarse en silla de ruedas y conservar fuerza en los brazos para poder hacerlo de manera autónoma le facilitaremos:
  A) Un par de muletas de codo.
  B) Una silla de ruedas pequeñas.
  C) Una silla de ruedas grandes.
  D) El tamaño no importa, cualquier silla.

408- ¿Qué método elegirías para esterilizar material termosensible?
  A) Autoclave de vapor de agua.
  B) Calor seco en horno de Pasteur.
  C) Óxido de etileno.
  D) Ebullición.

409- Enrojecimiento de la piel, con aumento de la temperatura local:
  A) La ampolla.
  B) La púrpura.
  C) El nódulo.
  D) El eritema.

410- Los biocidas pueden matar microorganismos como:
  A) Protozoos.
  B) Micobacterias.
  C) Virus y hongos.
  D) Bacterias, virus y hongos oxidando las proteínas.

411- La cánula de Guedel se utiliza para mantener la vía aérea abierta. ¿Cómo se selecciona, correctamente, la longitud adecuada, según el tipo de paciente?

TEST 3 - PREGUNTAS

A) Midiendo entre la comisura de los labios y el lóbulo del pabellón auricular.
B) Midiendo entre la boca y apéndice xifoides.
C) Midiendo entre la comisura de los labios y la tráquea.
D) Ninguna respuesta es correcta.

412- ¿Cómo se denomina a la sustancia responsable de la acción terapéutica de un medicamento?
A) Coadyuvante.
B) Excipiente.
C) Principio activo.
D) Ninguna de las respuestas anteriores es correcta.

413- ¿En qué caso está contraindicado provocar el vómito en una persona consciente con una intoxicación por vía digestiva?
A) Setas.
B) Medicamentos.
C) Alcohol etílico.
D) Hidrocarburos.

414- En qué posición se debería colocar al paciente para la toma de temperatura rectal:
A) Genuflexión.
B) Decúbito lateral.
C) Decúbito supino.
D) Fowler.

415- El encarnizamiento terapéutico o medidas desproporcionadas que no reportan beneficio alguno al paciente terminal, ¿qué principio de ética biomédica incumple?
A) No maleficiencia.
B) Autonomía.
C) Justicia.
D) Beneficencia.

416- ¿Cómo se denomina también la vitamina b8?
A) Niacina.
B) Vitamina H.
C) Factor PP.
D) Ninguna es correcta.

417- Cuando los estímulos que recibimos trastocan nuestro equilibrio y producen trastornos, estamos hablamos de:
A) Personalidad en conflicto.
B) Carácter.
C) Temperamento.
D) Ninguna es correcta.

418- En un paciente portador de una infusión intravenosa en miembro superior, se procederá de la siguiente forma:
A) Para vestirlo se procederá por el brazo sin la infusión.
B) Para desvestirlo se procederá por el brazo de la infusión.
C) Para desvestirlo se procederá por el brazo sin la infusión.
D) Las respuestas A y B son correctas.

419- No son ventajas de la lactancia materna:
A) El calostro de los primeros días actúa de laxante y ayuda a expulsar el meconio.
B) Las grietas o fisuras en el pezón y las mastitis.
C) Es menor la tendencia a la sobre alimentación, porque el niño deja de succionar cuando está saciado.
D) Posee anticuerpos contra enfermedades como la varicela, la parotiditis, el sarampión y la poliomielitis, por lo que aumenta las defensas del lactante.

420- Con el procedimiento de Pulsioximetría ¿Qué valor se determina?
A) Indica el porcentaje de saturación de oxígeno de la hemoglobina en sangre.
B) Indica la presencia de dióxido de carbono en sangre.
C) Mide el bicarbonato y el pH en sangre.
D) Mide los gases contenidos en sangre, arterial o venosa.

421- La contención mecánica se utiliza:

TEST 3 - PREGUNTAS

A) Solo y exclusivamente, como medida extrema para evitar daños al propio paciente.
B) Solo y exclusivamente como medida extrema para evitar daños al personal de enfermería.
C) Solo y exclusivamente como medida extrema para evitar daños al personal de enfermería y al entorno físico que le rodea.
D) Solo y exclusivamente como medida extrema para evitar daños al propio paciente, a otras personas y al entorno físico que le rodea.

422- ¿En qué posición anatómica se colocaría a un usuario para una intubación endotraqueal?
A) Posición supino.
B) Posición de Fowler.
C) Posición de Kraske.
D) Posición de Proetz.

423- Las almohadas en Decúbito Lateral se colocan debajo de:
A) La cabeza, el brazo superior, la pierna superior y la espalda.
B) La cabeza, borde de las caderas, hueco poplíteo, la planta de los pies y tercio inferior de las piernas.
C) La cabeza, los brazos y las rodillas.
D) La cabeza y hombros, la cadera, el tercio inferior de los muslos y los tobillos.

424- Entre los envoltorios de grado no médico, se encuentra:
A) Papel mixto.
B) Papel crepado.
C) Papel corriente.
D) Papel de fibra no tejida.

425- La estructura de un equipo de trabajo es:
A) Dimensión técnica, grupo de profesionales y comunicación.
B) Dimensión Técnica y estructura organizativa.
C) Dimensión social, dimensión técnica y estructura organizativa.
D) Dimensión social, relación interpersonal y comunicación.

426- La técnica consistente en repetir el mensaje de forma resumida para confirmarlo, se denomina:
A) Entrevista dirigida.
B) Empatía.
C) Intervención estructurada.
D) Paráfrasis.

427- La pulsioximetría mide:
A) La saturación de oxígeno de la hemoglobina.
B) La PO2 y PCO2.
C) El PH.
D) Todas las respuestas anteriores son correctas.

428- Dentro de la clasificación general de los residuos sanitarios, ¿cuál es la correcta?:
A) Hay cinco Grupos.
B) Los residuos infecciosos que proceder de pacientes con enfermedades de declaración obligatoria, pertenece al Grupo IV.
C) Las vacunas vivas o atenuadas pertenecen al grupo VI.
D) Los residuos del Grupo II que se generan como resultado de la actividad sanitaria también se llaman residuos clínicos.

429- El calibre de una sonda hace referencia a:
A) Su largura.
B) Su duración.
C) El número de luces que tiene.
D) El diámetro dela luz.

430- Señale cuál de las siguientes actuaciones favorece la curación temprana de una úlcera:
A) Vigilando las zonas de presión.
B) Asegurando un aporte nutritivo adecuado rico en proteínas e hidratación adecuada en las ingestas.
C) Levantando al enfermo de la cama a la silla cuanto antes.
D) Colocando varios apósitos de poliuretano acolchado.

431- Según Earle Spaulding los catéteres vasculares y sondas urinarias se consideran Artículos:

A) Críticos.
B) No críticos.
C) Megacríticos.
D) Semicríticos.

432- ¿Dónde debemos situar las palas – electrodos de un DESA (desfibrilador externo semiautomático)?
A) Uno debajo de la clavícula derecha y el otro en el costado, a unos 10 cm por debajo de la axila.
B) En los hombros, encima de cada tetilla y en las mujeres, al lado de estas.
C) Uno en la espalda y otro en el pecho.
D) Uno en cada hombro.

433- ¿Qué maniobra hay que realizar a una persona que tiene las vías respiratorias total o parcialmente obstruidas por un cuerpo extraño?
A) Maniobra de Thom.
B) Maniobra de Cushing.
C) Maniobra de Heimlich.
D) Maniobra de Swan.

434- Dentro de los problemas sociales con los que se encuentra el cuidador, ¿cuáles son los diagnósticos sociales más frecuentes en personas cuidadoras?
A) Acepta el rol de persona cuidadora.
B) La dificultad para el autocuidado y el cuidado de la persona dependiente.
C) Exceso en habilidades sociales y/o de afrontamiento.
D) Falta de conocimientos sanitarios.

435- Acerca de la gingivitis, señale la respuesta correcta:
A) Se produce cuando el contacto de las bacterias de la placa y sus productos tóxicos con la encía originan una inflamación de esta.
B) Se produce cuando las bacterias, sus productos tóxicos y la inflamación que producen, alcanzan al hueso alveolar y al ligamento periodontal.
C) La gingivitis siempre evoluciona hacia una periodontitis.
D) Ninguna respuesta anterior es correcta.

436- La desinsectación se puede realizar por procedimientos:
A) Mecánicos.
B) Químicos.
C) Psíquicos.
D) Todas las respuestas anteriores son correctas.

437- La presencia de sangre en orina se llama:
A) Disuria.
B) Oliguria.
C) Hematuria.
D) Poliuria.

438- En el paciente en decúbito supino las prominencias óseas producirán upp en... señale la que no es correcta:
A) Occipucio.
B) Maleólo.
C) Omóplatos.
D) Talón.

439- ¿Cómo se denomina a la forma farmacéutica líquida que contiene gran parte de sus componentes en estado sólido, no disuelto?
A) Jarabe.
B) Elixires.
C) Suspensión.
D) Emulsión.

440- Qué parámetro no se valora en el test de Apgar:
A) Frecuencia cardíaca.
B) Tono muscular.
C) Temperatura.
D) Color.

441- ¿Cómo se denomina un cuadro parecido al bipolar pero leve y crónico?

A) Delirio de Cotard.
B) Ciclotimia.
C) Ansiedad.
D) Estema.

442- En la movilización del paciente, la anteriorización sentado es:
A) Precede a la higiene del encamado.
B) Un traspaso de cama a camilla.
C) Permanente.
D) Transitoria.

443- La temperatura adecuada para administrar la alimentación parenteral es:
A) 36 grados centígrados.
B) Temperatura ambiente.
C) Refrigerada.
D) Temperatura corporal.

444- Se denomina insuficiencia respiratoria cuando los valores en sangre arterial de la presión parcial de oxigeno arterial (PaO2) se sitúan por debajo de:
A) 60 mm Hg.
B) 100 mm Hg.
C) 120 mm Hg.
D) 90 mm Hg.

445- ¿Debe el trabajador prestar su consentimiento para que le realicen vigilancia de la salud?:
A) No.
B) Si.
C) Depende del número de trabajadores de la empresa.
D) Esta prestación es solo para el personal fijo de la empresa.

446- La textura de la alimentación enteral debe ser:
A) Sólida.
B) Líquida.
C) Semilíquida.
D) Blanda.

447- Entre los efectos agudos del consumo de cocaína no está:
A) Taquicardia.
B) Miosis.
C) Verborrea.
D) Midriasis.

448- Podemos definir la anamnesis como:
A) Observaciones obtenidas a partir de la historia médica.
B) La ingesta alimentaria.
C) Ritmo cardíaco.
D) Tensión arterial.

449- La infección nosocomial se define como:
A) Una infección que aparece durante el periodo de ingreso hospitalario.
B) Una infección que no se hallaba presente o en periodo de incubación, en el momento de la admisión en el hospital.
C) La OMS la define como una enfermedad microbiana producida por bacterias que sólo se encuentran en el ámbito hospitalario.
D) Todas las respuestas son correctas.

450- Quienes no acrediten, una vez superado el proceso selectivo, que reúnen los requisitos y condiciones exigidos en la convocatoria:
A) No podrán ser nombrados hasta que subsanen el defecto.
B) No podrán ser nombrados, y quedarán sin efecto sus actuaciones.
C) Podrán ser nombrados de forma condicional.
D) Una vez superado el proceso selectivo, se entiende que reúne los requisitos exigidos, salvo prueba en contrario.

RESPUESTAS TEST 3

301 C	326 C	351 C	376 A	401 D	426 D
302 D	327 C	352 B	377 B	402 B	427 A
303 B	328 D	353 C	378 B	403 D	428 D
304 B	329 D	354 B	379 C	404 B	429 D
305 B	330 B	355 B	380 A	405 C	430 B
306 B	331 B	356 B	381 C	406 D	431 A
307 A	332 D	357 B	382 B	407 C	432 A
308 A	333 C	358 B	383 D	408 C	433 C
309 C	334 B	359 C	384 C	409 D	434 B
310 B	335 C	360 D	385 A	410 D	435 A
311 B	336 D	361 B	386 B	411 A	436 D
312 B	337 D	362 B	387 A	412 C	437 C
313 D	338 A	363 D	388 B	413 D	438 B
314 D	339 C	364 C	389 C	414 B	439 C
315 A	340 D	365 B	390 D	415 A	440 C
316 A	341 B	366 B	391 A	416 B	441 B
317 A	342 D	367 B	392 B	417 A	442 D
318 A	343 B	368 D	393 B	418 C	443 B
319 C	344 C	369 C	394 B	419 B	444 A
320 C	345 B	370 B	395 D	420 A	445 B
321 B	346 A	371 B	396 D	421 D	446 B
322 D	347 B	372 C	397 D	422 D	447 B
323 C	348 A	373 B	398 C	423 A	448 A
324 A	349 C	374 C	399 B	424 C	449 B
325 C	350 B	375 D	400 B	425 C	450 B

Fallos:

TEST 4

451- La dieta sin gluten debe basarse fundamentalmente en alimentos naturales y frescos, evitando los cereales con gluten, entre los que se encuentra:
   A) Arroz.
   B) Cebada.
   C) Mijo.
   D) Maíz.

452- ¿Cuál es el límite de dosis anual para los profesionales que trabajan con radiaciones ionizantes?
   A) Totalidad del organismo 80 mSv (5 rems).
   B) Cristalino 150 mSv (15 rems).
   C) Piel 400 mSv (50 rems).
   D) Feto, desde el principio hasta el final de la gestación, 20 mSv (5 rems).

453- Pedro está ingresado, encamado y con sonda nasogástrica. A la hora de administrarle la alimentación necesitas:
   A) Gasa estéril.
   B) Jeringa de émbolo.
   C) Una cánula.
   D) Mascarilla de alto flujo.

454- Aquella situación urgente que pone en peligro inmediato la vida del paciente o la función de algún órgano es una:
   A) Urgencia.
   B) Emergencia.
   C) Cadena asistencial urgente.
   D) Catástrofe sanitaria.

455- El aseo del paciente se realizará:
   A) En turno de mañana y tarde.
   B) En días alternos.
   C) Tantas veces como sea necesario y al menos una vez al día, generalmente por la mañana, junto con el cambio de sábanas.
   D) Ninguna de las respuestas anteriores es correcta.

456- La definición de ulcera por presión es:
   A) Lesión de origen no isquémico que afecta a tejido óseo y dérmico; que tiene relación con la presión y fricción entre planos duros.
   B) Lesión de origen nosocomial, con pérdida de tejido cutáneo.
   C) Lesión de origen isquémico localizada en la piel y tejidos subyacentes, con pérdida de sustancia cutánea y producida por presión prolongada o fricción entre dos planos duros.
   D) Cualquier lesión producida en la piel con rotura tisular.

457- De los siguientes productos, ¿cuál no es un antiséptico?
   A) La Clorhexidina.
   B) El alcohol.
   C) El hipoclorito sódico.
   D) La povidona yodada.

458- La limpieza sin inmersión de cables y motores eléctricos de los equipos sanitarios se realiza:
   A) Con agua y una compresa estéril.
   B) Con agua destilada y una compresa estéril.
   C) Con aguay detergente ph neutro.
   D) Con una compresa escurrida empapada con detergente enzimático.

459- La capacidad que tiene el pulmón para expandirse y contraerse es debida en parte a un agente tensoactivo que hay en:
   A) Bronquios secundarios.
   B) Bronquios terciarios.
   C) Alvéolos pulmonares.
   D) Bronquiolos.

460- ¿Cuál de los siguientes no es un eslabón de la cadena epidemiológica?

A) Fuente de infección.
B) Mecanismo de transmisión.
C) Sujeto susceptible.
D) Ciclo reproductivo.

461- Referente a la historia de vida, el concepto que se define como el mapa que establece las relaciones sociales/afectivas del individuo o de la familia y que recoge la cantidad y calidad de esas relaciones, se denomina:
A) Cronograma.
B) Genograma.
C) Sociograma.
D) Ecograma.

462- Son cualidades de un buen detergente para material médico-quirúrgico: (señale la incorrecta):
A) Poder detergente.
B) Poder humectante.
C) Poder solubilizante.
D) Poder disociante.

463- En la enfermedad de Alzheimer:
A) Aparece un deterioro lento y continuado.
B) Comienza con pérdida de memoria, pero el enfermo puede desarrollar sus actividades.
C) En estados muy avanzados el enfermo puede perder la capacidad verbal, capacidad psicomotora y control de esfínteres.
D) Todo lo anterior es correcto.

464- Es cierto que es un cartílago par de la laringe:
A) Epiglotis.
B) Aritenoides.
C) Cricoides.
D) Tiroides.

465- La aparición de pequeñas invaginaciones o prominencias en el colon, que pueden llegar a romperse y a infectarse, se denomina:
A) Hemorroides.
B) Enfermedad diverticular.
C) Fisura anal.
D) Absceso anal.

466- La posición más adecuada para realizar una intervención quirúrgica de bocio es:
A) Morestin.
B) Trendelemburg.
C) Decúbito supino.
D) Roser.

467- Después de administrar el Metotrexato en un Centro de Salud los residuos del mismo, el recipiente dónde se almacenan es de color:
A) Amarillo.
B) Verde.
C) Azul.
D) Rojo.

468- La etapa de evaluación del proceso de atención de enfermería consiste en:
A) Analizar el estado de salud del paciente.
B) Llevar a cabo las actividades propuestas en el plan de cuidados de enfermería.
C) Analizar el logro de los objetivos, valorar el plan de cuidados de enfermería y la satisfacción del paciente.
D) Registrar el resultado obtenido en la hoja clínico-estadística del paciente.

469- ¿A que nos referimos cuando decimos tensión máxima?
A) A la tensión o presión sistólica.
B) A la tensión o presión diastólica.
C) A unos valores por encima de 150 mm de mercurio.
D) Todas las respuestas anteriores son incorrectas.

470- ¿Qué diferencia hay entre el otoscopio, el rinoscopio y el oftalmoscopio?:

A) La batería.
B) El cabezal.
C) El mango.
D) Ninguna es correcta.

471- A la hora de comunicarnos, la capacidad para solidarizarse y comprender los pensamientos y emociones de la persona, se denomina:
A) Comunicación proxémica.
B) Asertividad.
C) Respeto.
D) Empatía.

472- La frase "es una forma de pena que aparece después de percibir la pérdida de algo importante con un gran significado para nosotros, que incluye con frecuencia impotencia, soledad, desesperanza, tristeza, ..." define un estado:
A) Agonía.
B) Depresión.
C) Duelo.
D) Negación.

473- El envejecimiento como conjunto de transformaciones de sus órganos tejidos, se denomina:
A) Edad cronológica.
B) Edad psíquica.
C) Edad social.
D) Edad fisiológica.

474- Según la Sociedad Española de Cuidados Paliativos (SECPAL) la enfermedad terminal es aquella con pronóstico de vida:
A) Inferior a 18 meses.
B) Inferior a 12 meses.
C) Inferior a 10 meses.
D) Inferior a 6 meses.

475- La primera deposición del recién nacido se conoce como:
A) Coprolitos.
B) Melenas.
C) Primera excreta.
D) Meconio.

476- La posición correcta de un lactante para la aplicación de un supositorio rectal, es:
A) Decúbito prono.
B) Posición de Sims.
C) Posición lateral izquierdo.
D) Ninguna respuesta es correcta.

477- ¿Cuántos eslabones componen la cadena de supervivencia en una PCR?
A) 4.
B) 2.
C) 6.
D) 5.

478- Señale la respuestas correcta respecto a la fiebre postoperatoria:
A) Si aparece en las primeras horas después de una intervención suele tener origen infeccioso.
B) Pueden producirla medicamentos derivados de la tiroxina.
C) Hay que considerarla siempre de origen infeccioso.
D) A partir de los 48-72 h. de la intervención, si aparece, no se considera fiebre postoperatoria.

479- La anestesia que se induce inyectando el fármaco en el espacio subaracnoideo se denomina:
A) Epidural.
B) Local.
C) Troncular.
D) Raquídea.

480- Cuál de las siguientes escalas no se utiliza en la valoración de riesgo de un paciente de padecer úlceras por presión:
A) Escala de Norton.

B) Escala de Braden.
C) Escala de Waterlow.
D) Escala de Rochester.

481- Algunos de los objetivos de los cuidados preoperatorios son:
A) Disminuir el grado de ansiedad del paciente.
B) Revisar la historia médica.
C) Prevenir posibles complicaciones.
D) A y C son correctas.

482- Qué posición es la recomendada para colocación de enemas y exámenes rectales:
A) Genupectoral.
B) Kraske o navaja.
C) Sims.
D) Trendelemburg.

483- Para desinfectar la zona de una vacuna, que antiséptico puede inactivar las vacunas de virus vivas:
A) Clorhexidina acuosa al 20%.
B) Povidona yodada.
C) Agua oxigenada.
D) Alcohol.

484- ¿Cómo debe realizarse la Higiene Ocular?
A) Desde el exterior al lagrimal.
B) Desde el ángulo interno del ojo hacia el externo.
C) Con una torunda sin arrastrar, con toquecitos secos.
D) Indistintamente.

485- Con la muestra de sangre obtenida del talón del Recién Nacido se pretende detectar:
A) La fenilcetonuria.
B) El hipotiroidismo.
C) Las hemoglobinopatías.
D) Todas las respuestas son correctas.

486- De los siguientes estratos que constituyen la epidermis, ¿cuál posee capacidad regenerativa porque se producen divisiones celulares que van desplazando las células más viejas hacia la superficie hasta que llegan a la capa superficial, donde se descaman?
A) Estrato corneo.
B) Estrato granuloso.
C) Estrato espinoso.
D) Estrato basal o germinativo.

487- Las muestras biológicas antes de enviarlas al laboratorio deberán: indique la respuesta incorrecta:
A) Tener un volante de petición debidamente cumplimentado por el médico.
B) La muestra debe ir perfectamente identificada con los datos del paciente.
C) Antes de su transporte al laboratorio, todas las muestras biológicas deben permanecer un tiempo indeterminado en el frigorífico.
D) La muestra biológica debe ser representativa y homogénea.

488- La sensación de detención retroesternal del bolo alimenticio se denomina:
A) Odinofagia.
B) Disfagia.
C) Aerofagia.
D) Regurgitación.

489- La frecuencia respiratoria normal del Recién Nacido oscila entre:
A) 10 - 20 r.p.m.
B) 20 - 30 r.p.m.
C) 30 - 40 r.p.m.
D) 40 - 50 r.p.m.

490- ¿Cuál es la posición indicada para un paciente del que queremos eliminar las secreciones acumuladas en los lóbulos pulmonares inferiores?
A) Trendelenburg.
B) Fowler.
C) Sims.

D) Morestin.

491- ¿Cuál de estos datos no se incluyen en las etiquetas de las sustancias químicas peligrosas?
A) Nombre del producto.
B) Pautas de elaboración y tratamiento.
C) Pictogramas de seguridad.
D) Frases "H" y frases "P".

492- En qué caso estaría contraindicado aplicar un enema evacuante o de limpieza a un paciente:
A) Estreñimiento.
B) Antes de una intervención quirúrgica.
C) Obstrucción intestinal reciente o cuando haya sufrido un traumatismo abdominal.
D) Después de una intervención quirúrgica.

493- Aquella cama en la que hay un paciente, pero que no la ocupa en el momento de hacerla se llama:
A) Abierta.
B) Ocupada.
C) Quirúrgica.
D) Cerrada.

494- Cuando pretendemos obtener información, ¿que es una pregunta abierta?
A) La que solo permite un SI o un NO como respuesta.
B) La que permite al paciente responder al tema que desee.
C) La que permite al paciente la expresión libre de una opinión o vivencia sobre un tema.
D) La pregunta que se realiza fuera del centro sanitario.

495- ¿Cuál es el grupo sanguíneo donante universal?
A) AB+.
B) AB-.
C) O+.
D) O-.

496- Las dietas más importantes por modificación de los elementos minerales son:
A) Dieta cetógena y dieta hipoproteica.
B) Dieta laxante y dieta astringente.
C) Ninguna es correcta.
D) Dieta hiposódica, dieta con restricción de potasio, y dieta con restricción de calcio.

497- ¿Cuál no es una característica de los envases semirígidos?:
A) Permeable y de fácil apertura.
B) Resistente a la perforación tanto interna como externa.
C) Su volumen no será superior a 60 litros.
D) No generarán emisiones tóxicas por combustión.

498- ¿Cuál de los siguientes documentos forma parte de la documentación clínica de un paciente?:
A) Receta médica.
B) Impreso de reclamaciones.
C) Hoja de interconsulta.
D) Petición de dietas.

499- En qué situaciones se requiere el aislamiento inverso:
A) En pacientes quemados de más del 25% del cuerpo.
B) En pacientes con eritema infeccioso.
C) En pacientes de cirugía general.
D) En pacientes deprimidos.

500- La oxigenoterapia es una medida terapéutica en la que se debe comprobar, antes de su administración:
A) El estado de las mucosas nasales.
B) El estado de la piel del paciente.
C) Concentración de oxígeno según prescripción médica.
D) Todas son correctas.

501- Los objetivos de los cuidados paliativos irán encaminados a:
A) Bienestar espiritual.
B) Bienestar social y psicológico.
C) Bienestar físico.

D) Todas las anteriores son correctas.

502- Entre las causas de estreñimiento en el paciente terminal:
A) Una hidratación deficiente.
B) El uso de opioides.
C) La debilidad por encamamiento.
D) Todas son posibles.

503- La extracción de un fragmento de tejido para realizar una biopsia se considera una intervención quirúrgica de tipo:
A) Paliativa.
B) Reparadora.
C) Diagnóstica.
D) Constructiva.

504- ¿Qué efectos tiene la luz natural en el estado de ánimo de los pacientes?:
A) Tiene los mismos efectos que la luz artificial.
B) Es perjudicial para el estado de ánimo.
C) No está indicada para el cuidado y la recuperación de los pacientes cuando incide directamente sobre ellos.
D) Influye positivamente en su estado de ánimo.

505- ¿Cuál es el síntoma característico de la pediculosis?
A) Prurito.
B) Dolor.
C) Mialgia.
D) Fiebre.

506- ¿Cuáles son los iones principales en el líquido intracelular?
A) El potasio y el fosfato.
B) El sodio y el cloro.
C) El potasio y el sodio.
D) El cloro y el potasio.

507- Los líquidos que debemos aportar por vía oral en una persona con deshidratación hipertónica son:
A) Agua normal del grifo o envasada.
B) Líquidos hipertónicos.
C) Líquidos con una elevada cantidad de electrolitos para reponer la pérdida.
D) Suero hiperosmolar.

508- ¿Cual es la posición antitrendelemburg?... señálela:
A) Posición de Kraske.
B) Fowler.
C) Morestín.
D) Decúbito Supino.

509- La cama indicada para pacientes que necesitan una inmovilización prolongada en el tiempo se denomina:
A) Cama de somier rígido.
B) Cama de levitación.
C) Cama libro.
D) Cama de somier articulado.

510- Señale lo incorrecto. Las medidas más importantes para evitar la aparición de riesgos químicos incluyen:
A) Protección personal y aplicación de medidas higiénicas para la manipulación y administración de citostáticos.
B) Control de los aparatos de anestesia y vigilancia de posibles fugas.
C) Aislamiento y aireación adecuada del espacio donde se instale el aparato de óxido de etileno.
D) No es necesario el uso de campana de flujo laminar y de recipientes herméticos cuando se trabaja con citostaticos.

511- ¿Cuál de estas lesiones de piel no es de carácter primario?
A) Pústula.
B) Costra.
C) Mácula.

D) Ampolla.

512- ¿Qué es la osteomalacia?
A) Un aumento de la deformación del hueso.
B) Una disminución proteica del hueso.
C) Una descalcificación y reblandecimiento del hueso.
D) Una disminución de la destrucción ósea.

513- Ante una persona que presenta una herida grave abdominal, ¿qué se debe hacer?
A) Darle de beber.
B) Darle de comer.
C) Colocar en su sitio las vísceras abdominales.
D) Cubrir la herida con algo húmedo y grande.

514- El rango de aporte de oxígeno de la mascarilla Ventimask oscila entre:
A) 24-50%.
B) 21-35%.
C) 21-80%.
D) 30-70%.

515- Para realizar la higiene del cabello de un paciente encamado hay que colocarle:
A) Roser.
B) Morestin.
C) Sims.
D) Fowler.

516- Rocío es intervenida de reconstrucción mamaria. Cuando sube a planta trae dos drenajes de aspiración (Redón). Como norma general, los drenajes deben permanecer:
A) Sobre la cama.
B) Sobre el lado contrario al que están colocados.
C) Sobre el mismo lado en el que están colocados.
D) Por debajo del nivel de la paciente.

517- Vamos a proceder a realizar una obtención para una muestra de análisis de orina elemental para ello prepararemos el material necesario:
A) Equipo de higiene genital y bote estéril limpio.
B) Equipo de higiene genital, etiquetas y bote estéril limpio.
C) Recipiente de recogidas de muestras, etiquetas de identificación y guantes desechables.
D) Equipo de higiene genital, recipiente de recogidas de muestras, etiquetas de identificación y guantes desechables.

518- Las actividades del auxiliar de enfermería, encaminadas a la promoción de la salud, emanan de los diagnósticos de enfermería englobados en el siguiente grupo:
A) Diagnósticos de bienestar.
B) Diagnósticos potenciales.
C) Diagnósticos reales.
D) Diagnósticos de prevención.

519- ¿Cuál de estos reflejos no son habituales en un neonato?
A) Reflejo de moro.
B) Posición de esgrimista.
C) Reflejo de succión.
D) Reflejo de Finkelstein.

520- Señale la incorrecta de las siguientes opciones, en relación a la lactancia materna:
A) Fomentar la lactancia a demanda, con periodos de descanso de 2 a 4 horas.
B) Comprobar el reflejo de succión.
C) Colocar al bebé en decúbito prono para evitar el riesgo de aspiración.
D) No dar tetinas ni chupetes.

521- La conferencia internacional sobre atención primaria de Salud de Alma-Ata, ¿en qué año se celebró? (señale la respuesta correcta):
A) 1968.
B) 1975.
C) 1978.
D) Ninguna es cierta.

TEST 4 - PREGUNTAS

522- Se denomina edad subjetiva:
A) Al envejecimiento de órganos funciones.
B) Al envejecimiento psicológico.
C) Al papel social de la persona en el grupo social.
D) Al envejecimiento que experimenta la persona.

523- Dentro de los aspectos fisiológicos presentes en la anorexia, uno de los signos clínicos digestivos frecuentes puede ser:
A) Sequedad de boca.
B) Hipoglicemia.
C) Disminución de lipasa y lactasa.
D) Aumento de las enzimas hepáticas.

524- Respecto de la salud mental en la edad adulta, señale la falsa:
A) Los trastornos más habituales en la edad adulta son aquellos derivados de la ansiedad y el estrés.
B) Es la época de la vida en la que más trastornos psicóticos debutan.
C) El objetivo no es disminuir el estrés, sino aprender a manejarlo.
D) La farmacoterapia es la primera opción de prevención de los trastornos mentales en edad adulta.

525- Los fármacos antifúngicos se utilizan para el tratamiento de:
A) Enfermedades causadas por parásitos.
B) Micosis o enfermedades causadas por hongos.
C) Enfermedades infecciosas causadas por virus.
D) Enfermedades causadas por bacterias.

526- El término LIFO significa:
A) El primero en entrar es el primero en salir.
B) El último en entrar es el primero en salir.
C) El primer consumo es la primera compra.
D) El último en entrar es el último en salir.

527- Indique la definición correcta de cuidados paliativos según la Organización Mundial de la Salud:
A) Asistencia total y activa de los pacientes que no responden a tratamientos curativos.
B) Asistencia parcial de los pacientes que no responden a tratamientos curativos.
C) Asistencia total inactiva de los pacientes que no responden a tratamientos curativos.
D) Asistencia parcial e inactiva de los pacientes que no responden a tratamientos curativos.

528- En la limpieza de una herida abierta con pérdida de tejido, se utilizará:
A) Un antiséptico.
B) Una pomada con colágeno.
C) Suero de lavado o fisiológico.
D) Un apósito hidrocoloide.

529- Con que sistema de aporte de Oxigeno se pueden conseguir el mayor número de diferentes concentraciones de Oxigeno:
A) Gafas nasales.
B) Mascarilla reservorio.
C) Ninguno, todos los sistemas de aporte dan la misma concentración.
D) Mascarilla Venturi.

530- En la recogida de una muestra de esputo, ¿qué procedimiento no es correcto?
A) Lavar bien la boca con un antiséptico antes de recoger la muestra.
B) Recoger la muestra preferentemente a primera hora de la mañana.
C) Depositar el esputo en un envase estéril.
D) Utilizar suero fisiológico para recoger un esputo inducido.

531- Corresponde a la prevención secundaria:
A) Diagnóstico precoz.
B) Tratamiento y apoyo psicológico.
C) Inmunización.
D) Indicar pautas de comportamiento saludables.

532- La válvula mitral del corazón separa:
A) La aurícula derecha del ventrículo izquierdo.

B) El ventrículo derecho de la aurícula izquierda.
C) La aurícula derecha del ventrículo derecho.
D) La aurícula izquierda del ventrículo izquierdo.

533- El orden a seguir para realizar el baño del paciente encamado es:
A) Cara, cuello y orejas - Brazos y manos - Tórax - Abdomen - Extremidades inferiores - Genitales.
B) Externos - Espalda y nalgas.
C) Cara, cuello y orejas - Brazos y manos - Tórax - Abdomen - Espalda y nalgas - Extremidades inferiores – Genitales externos.
D) Brazos y manos - Cara, cuello y orejas - Tórax - Abdomen - Extremidades inferiores - Espalda y nalgas – Genitales externos.

534- Sobre la tijera de mayo, señale la respuesta falsa:
A) Son anchas y fuertes.
B) Sólo son rectas.
C) Terminan en punta.
D) Se utilizan para disección superficial y de tejidos duros.

535- El enema de flujo de vuelta o lavativa de Harris se utiliza para:
A) Irrigar la parte anterior del colon y el recto.
B) Irrigar la parte posterior del colon y el recto.
C) Irrigar la parte superior del colon y el recto.
D) Irrigar la parte inferior del colon y el recto.

536- El consentimiento informado es:
A) Un documento que el cirujano entrega al paciente.
B) Una autorización escrita que firma el paciente y que faculta al cirujano para operarle en los términos establecidos en la fase de información.
C) El informe que emite el equipo médico tras la operación.
D) El documento que se le entrega al paciente en el momento del alta.

537- De las siguientes lesiones de la piel, indique la denominada como lesión secundaria:
A) Vesícula.
B) Tubérculo.
C) Escama.
D) Ampolla.

538- Cuál NO es un objetivo de la escucha activa:
A) Resumir de vez en cuando lo que dice el enfermo.
B) Cambiar de tema hablando de nosotros mismos.
C) Dejar espacios al hablar y no llenar los silencios.
D) No sacar conclusiones precipitadas y hacer preguntas abiertas.

539- Antes de administrar un fármaco, el técnico en cuidados auxiliares de enfermería deberá asegurarse de la regla de los 5 correctos, indique cuales son:
A) Prescripción, fármaco, dosis, vía y paciente correcto.
B) Prescripción, fármaco, dosis, alergias medicamentosas, vía, hora y paciente correcto.
C) Fármaco, dosis, vía, caducidad y paciente correcto.
D) Fármaco, dosis, vía, hora y paciente correcto.

540- La cama indicada para pacientes con lesiones medulares, fracturas de columna vertebral, es:
A) La cama electromagnética.
B) La cama de Stryker.
C) La cama traumatológica.
D) La cama articulada.

541- Cualquier acto no accidental que provoque o pueda producir daño al entorno para intimidar a la mujer, se denomina:
A) Violencia económica.
B) Violencia sexual.
C) Violencia ambiental.
D) Violencia psicológica.

542- Toda práctica profesional debe ir acompañada de una buena praxis y basada en unos principios bioéticos. Señale cuál no corresponde a estos principios bioéticos:
A) Principio de no maleficencia.

TEST 4 - PREGUNTAS

  B) Principio de justicia.
  C) Principio de independencia.
  D) Principio de autonomía.

543- Es un deber del personal estatutario de los servicios de Salud:
  A) Respetar el Estatuto de Autonomía y el resto del ordenamiento jurídico.
  B) Al descanso necesario mediante la limitación de la jornada.
  C) A la negociación colectiva.
  D) A la formación continuada adecuada a la función desempeñada.

544- Señale cuál de las siguientes es una eutanasia activa o positiva:
  A) La que mediante la acción o comportamiento causa la muerte.
  B) Es la que la inactividad de la persona en relación al contenido de la profesión es la que causa la muerte.
  C) Es la prolongación innecesaria de la vida.
  D) Cuando se interrumpen los tratamientos paliativos acortando la vida del enfermo.

545- Respecto al aseo bucal en un paciente encamado, indica la respuesta incorrecta:
  A) Si el paciente está inconsciente, se le colocará la cabeza sobre una almohada.
  B) Si el paciente está intubado, se realizará igual que al paciente inconsciente.
  C) Si el paciente tiene dentadura postiza, se la retirará con una gasa.
  D) Si no está contraindicado, se elevará la cabecera de la cama.

546- De las siguientes pautas a seguir por el auxiliar de enfermería con un usuario sometido a oxigenoterapia, ¿cuál no es correcta?
  A) Vigilar el ritmo, frecuencia y amplitud de la respiración.
  B) Comprobar el estado de conciencia.
  C) Fijarse si hay sudoración.
  D) Ayudar al usuario a realizar respiraciones superficiales y eficaces.

547- En las afirmaciones hay uno de los tres estilos básicos de la comunicación. señale cual es:
  A) La comunicación verbal transmite los contenidos del mensaje.
  B) La capacidad para expresar libremente las opiniones y sentimientos propios sin violar los derechos de los demás o asertividad.
  C) Transmite sentimientos y emociones.
  D) Se encarga de la expresión de pensamientos e ideas.

548- La ventilación mecánica no invasiva está indicada en:
  A) Coma.
  B) Síndromes de apneas de sueño.
  C) Insuficiencia respiratoria crónica hipercápnica: EPOC, Asma, fibrosis quística.
  D) Apoyo para el destete del respirador, tras ser sometido a ventilación mecánica invasiva.

549- La fontanela anterior del Recién Nacido se conoce también como:
  A) Metópica.
  B) Bregmática.
  C) Labdoidea.
  D) Ninguna respuesta es correcta.

550- En el protocolo de actuación para colocar un supositorio, el vértice del mismo se introducirá:
  A) Vértice hacia fuera.
  B) Vértice hacia dentro.
  C) Vértice hacia la derecha.
  D) Vértice hacia la izquierda.

551- Las lesiones traumáticas con solución de continuidad de la piel, del revestimiento mucoso o de la superficie de los órganos internos son:
  A) Contusiones.
  B) Hemorragias.
  C) Heridas.
  D) Edemas.

552- Los alimentos catalizadores o reguladores son los formados por:
  A) Leche.
  B) Vitaminas y Minerales.
  C) Proteínas y Lípidos.

D) Hidratos de Carbono y Grasas.

553- Las lesiones de la piel que se conocen vulgarmente como "antojos" son los:
A) Epiteliomas.
B) Melanomas.
C) Angiomas.
D) Condilomas.

554- Indique la opción incorrecta, cuando el paciente no colabora para hacer un cambio postural:
A) Se coloca un auxiliar de enfermería al lado derecho de la cama y otro al lado izquierdo.
B) Los pies del auxiliar de enfermería deben estar separados y la rodillas ligeramente flexionadas.
C) Hay que retirar la almohada del paciente.
D) Se le dice al paciente que haga fuerzas con sus pies y brazos intentando incorporarse.

555- En la aurícula derecha desembocan:
A) Las arterias pulmonares.
B) Las arterias coronarias.
C) Las venas cavas: superior e inferior.
D) Las venas pulmonares.

556- ¿Cuál de las siguientes medidas de prevención no se aplica sobre la fuente de infección?:
A) Diagnóstico y tratamiento precoz.
B) Declaración obligatoria.
C) Quimioprofilaxis.
D) Campañas de educación sanitaria.

557- José sufre de insomnio, porque le tiene miedo a la noche. Mª Teresa está en el turno de noche y se ocupa de:
A) Estimular la actividad diaria.
B) Supervisa que la cama esté cómoda, no mojada ni con restos de alimentos.
C) Masaje, relajación, ingesta de bebidas calientes.
D) Las respuestas B y C son correctas.

558- ¿Cuál de las siguientes afirmaciones es correcta, respecto a la técnica de recogida de orina de 24 horas?
A) Es una técnica estéril.
B) Se recoge la orina desde la segunda micción del primer día.
C) La segunda micción del primer día se desecha.
D) Todas las afirmaciones anteriores son correctas.

559- Según la Organización Mundial de la Salud (O.M.S), el concepto de salud se define como:
A) El estado completo del bienestar físico, mental y no solamente la ausencia de enfermedades.
B) El estado completo del bienestar físico, mental y social y no solamente la ausencia de enfermedades.
C) Ausencia de enfermedades biológicas.
D) Estado incompleto del bienestar físico, mental, social y no solamente la ausencia de enfermedades.

560- Durante un proceso quirúrgico ¿cuál es la función del auxiliar de enfermería?
A) Recogida, limpieza, clasificación, reposición, desinfección y esterilización del mater.
B) Planificación, Administración, vigilancia y control de los efectos anestésicos en el paciente.
C) Traslado del paciente al quirófano.
D) Control de la presión arterial, respiración y temperatura del paciente durante el proceso quirúrgico.

561- En las medidas de prevención en la administración del medicamento, cual no es la correcta:
A) Asegurarse que el paciente no sea alérgico al medicamento que se administre.
B) Si el fármaco tiene efectos sobre el sistema cardio-respiratorio, comprobar antes y después de su administración, frecuencia cardíaca, respiratoria y arterial.
C) Advertirle sobre las posibles reacciones que puede experimentar y explicar al paciente de los síntomas.
D) Si hubiera taquipnea o bradipnea, taquicardia o bradicardia, hiper o hipertensión, se consulta con el médico que ordenó el tratamiento.

562- Indique qué glándula NO es anexa al tubo digestivo:
A) Salivales.

B) Páncreas.
C) Submaxilares.
D) Duodeno.

563- La posición de Trendelenburg está indicada en aquellos pacientes que:
A) Tienen colocada una sonda vesical.
B) Tienen que someterse a una exploración rectal.
C) Han de someterse a cirugía del algún órgano pelviano.
D) Sufren algún problema cardíaco.

564- En el Carro de Parada NO es imprescindible:
A) Sonda Vesical.
B) Apósitos Hidrocoloides.
C) Ambú.
D) Tubo de Guedel.

565- ¿Cómo se denominan los sonidos continuos de tonalidad alta, como pitidos o chirridos, que se provocan por el paso de aire a través de las vías respiratorias estenosadas?
A) Crepitantes.
B) Roncus.
C) Sibilancias.
D) Estertores.

566- El Artículo 16 de la Ley 41/2002 de Autonomía del Paciente recoge:
A) El personal sanitario que accede a los datos de la Historia Clínica en el ejercicio de sus funciones queda sujeto al deber de secreto.
B) El personal administrativo que elabora o tenga acceso a la información y documentación clínica está obligado a guardar la reserva debida.
C) El personal que accede a los datos de la Historia Clínica en el ejercicio de sus funciones queda sujeto al deber de secreto.
D) El personal sanitario que elabora o tenga acceso a la información y documentación clínica está obligado a guardarla reserva debida.

567- ¿En qué método de esterilización se utiliza calor húmedo?
A) Horno de Pasteur.
B) Radiaciones ionizantes.
C) Flameado.
D) Autoclave.

568- Señale cuál de estas vías de administración de medicamentos es por absorción indirecta:
A) Vía intramuscular.
B) Vía intracardiaca.
C) Vía intralinfática.
D) Vía intravenosa.

569- Señale la respuesta correcta. En la ayuda a la deambulación de un paciente:
A) El inicio de la deambulación lo señala el paciente.
B) Primero el paciente debe ser capaz de conservar la posición de sedestación.
C) Se debe esperar largo tiempo para iniciarla y de esta manera no hará falta que sea gradual.
D) Nunca se usaran medios auxiliares.

570- El instrumental médico-quirúrgico debe reunir unas características especiales. Señale la respuesta CORRECTA:
A) Reflejar la luz.
B) No oxidarse.
C) No ser desmontable.
D) Ser flexible.

571- El conjunto de personas que desarrollan su labor en un mismo espacio físico, realizando cada uno su trabajo y sin depender de la labor de los demás. ¿lo denominamos?
A) Grupo.
B) Trabajo en Equipo.
C) Trabajo en cadena.
D) Equipo.

572- El pulso tibial posterior se palpa:

TEST 4 - PREGUNTAS

A) En el tobillo a nivel de la zona posterior del maléolo externo.
B) En la cara dorsal del pie, entre los tendones extensores.
C) En el hueco poplíteo, en su zona media.
D) En la cara interna de la muñeca.

573- ¿A qué nivel de estructura de la piel se localizan los vasos sanguíneos?
A) Estrato córneo.
B) Dermis.
C) Estrato basal germinativo.
D) Epidermis.

574- La prestación de cuidados sanitarios continuados, no curativos ni intensos, a personas altamente dependientes, con inadecuación o inexistencia de una red social de apoyo, que poseen un bajo nivel de autonomía y necesitan de cuidados o supervisión prolongados dentro de un entorno residencial, pertenece al tipo:
A) Tipo 3 (T3).
B) Tipo 1 (T1).
C) Tipo 2 (T2).
D) Tipo 4 (T4).

575- En una dieta hiposódica:
A) Se disminuye o elimina el porcentaje relativo de proteínas.
B) Se reducen los hidratos de carbono.
C) Se aumenta el aporte calórico.
D) Se disminuye parcial o totalmente el contenido de sal.

576- La pérdida de la memoria reciente en el anciano se atribuye a:
A) Envejecimiento cerebral.
B) Institucionalización.
C) Incomunicación, falta de información, desinterés e hipofunción cerebral.
D) Ingresos en centros hospitalarios.

577- El consumo de grasas debe ser moderado. Se recomienda que el valor calórico total nunca sea superior al:
A) 50% ó 60%.
B) 30% ó 35%.
C) 15% ó 20%.
D) 3% ó 10%.

578- ¿Que es la disfagia?
A) Necesidad de beber mucha agua.
B) Dificultad para tragar.
C) Acumulación de gases en el intestino.
D) Falta de apetito.

579- Las zonas de mayor incidencia de úlceras en los pacientes que habitualmente se encuentran en posición de decúbito prono son:
A) Tobillos, rodillas, costillas y hombros.
B) Glúteos, codos, talones y nuca.
C) Dedos del pie, codos, costillas y nuca.
D) Dedos del pie, rodillas, acromion y mejillas.

580- Indica la respuesta falsa. en cuanto a la dieta, en pacientes sometidos a hemodiálisis, es necesario tener en cuenta:
A) No debemos superar los 60-70 mEq/día de potasio.
B) La ingesta de líquidos debe ser igual al volumen de orina + 500-1000 ml.
C) Ha de estimularse la ingesta de fuentes calóricas no proteicas.
D) Durante cada sesión de diálisis se pierden entre 20-30 gr. de proteínas.

581- La ciencia que estudia el envejecimiento en todos sus aspectos, se denomina:
A) Geriatría.
B) Medicina del anciano.
C) Gerontología.
D) Ninguna de las anteriores.

582- En relación a la deambulación de los pacientes encamados, señale la correcta:

TEST 4 - PREGUNTAS

   A) Se lleva a cabo con prontitud para evitar lesiones relacionadas con la inmovilidad.
   B) El inicio lo pauta el médico y se hace de forma gradual.
   C) A veces es necesario el empleo de medios auxiliares, como andadores.
   D) Todas son correctas.

583- Indique la hormona que estimula la producción láctea:
   A) Oxitocína.
   B) Prolactína.
   C) Irisína.
   D) Serotonina.

584- Los componentes de la motivación son:
   A) Valor del logro.
   B) Valor de coste.
   C) Valor de utilidad.
   D) Todas son ciertas.

585- La distancia a la que nos situamos para hablarle a un paciente se denomina:
   A) Disemia.
   B) Calistenia.
   C) Proxemia.
   D) Artemia.

586- ¿Qué cuidados debe llevar a cabo el Técnico en Cuidados Auxiliares de Enfermería, el día de la intervención del paciente quirúrgico? Indica la respuesta INCORRECTA.
   A) Recogerle el cabello y ponerle un gorro.
   B) Quitar dentaduras, gafas, audífonos o cualquier otra prótesis externa.
   C) Asegurarse de que el paciente está en ayuno.
   D) Poner sobre la cama los sueros y drenajes que tuviera el paciente para su traslado.

587- Dentro de los problemas de eliminación urinaria, los más frecuentes en la fase terminal de Agonía es:
   A) Retención urinaria.
   B) Anuria.
   C) Incontinencia.
   D) Espasmo.

588- ¿En cuál de las siguientes zonas del cuerpo es más frecuente localizar úlceras por presión en la posición de decúbito prono?:
   A) Tuberosidad isquiática.
   B) Zona poplítea.
   C) Maleólos.
   D) Crestas ilíacas.

589- Por lo general, en LA R.C.P neonatal:
   A) Colocaremos al recién nacido en hiperextensión flexionando el cuello para facilitar la entrada de aire.
   B) Si FC > 90 comenzaremos con masaje cardiaco con ventilación.
   C) Si FC > 60 no precisa masaje cardiaco.
   D) La comprobación del pulso se realiza en arteria carótida.

590- La Ley 41/2002, de autonomía del paciente establece que el consentimiento informado es:
   A) La autorización del médico para aplicar un tratamiento.
   B) El formulario previo a cualquier actuación sanitaria.
   C) La expresión de conformidad del médico para aplicar el tratamiento según su criterio profesional.
   D) La conformidad del paciente para que tenga lugar una actuación que afecte a su salud.

591- El aparato digestivo está formado por un conjunto de órganos cuya función es la digestión y absorción de nutrientes, ¿qué órganos lo forman?
   A) Estómago, intestino grueso, intestino delgado y recto.
   B) Boca, faringe, esófago, estómago, intestino.
   C) Estómago, intestino delgado y recto.
   D) Estómago, intestino grueso y recto.

592- Señale la respuesta CORRECTA respecto a la modificación de estatura en el anciano:

A) Es debida al aporte insuficiente de proteínas en la alimentación.
B) Puede ser de hasta 10-15 centímetros inferior a la talla en edad adulta.
C) Se debe al crecimiento activo de los discos intervertebrales.
D) Se debe a la falta de aporte de calcio y aminoácidos en la alimentación.

593- ¿Cuál es la función del auxiliar de enfermería en la movilización activa del paciente encamado, excepto contraindicación?
A) Estimular al paciente encamado para que mueva los.
B) Estimular al paciente encamado para que mueva las piernas.
C) Estimular al paciente encamado para que mueva los brazos y las piernas o, al menos, para que contraiga y relaje su musculatura.
D) Las movilizaciones las realiza el terapeuta sobre los distintos segmentos corporales del paciente, según sus arcos de movimiento.

594- ¿Cómo se denomina el movimiento por el que un brazo se aproxima al plano medio del cuerpo?
A) Aducción.
B) Abducción.
C) Eversión.
D) Rotación.

595- Toda evidencia objetiva de enfermedad, y que como tal puede ser medida, se denomina: (señale la respuesta correcta):
A) Síntoma.
B) Signo.
C) Síndrome.
D) Todas son falsas.

596- ¿Cómo se denomina el movimiento por el que un brazo se aleja del plano medio del cuerpo?
A) Aducción.
B) Abducción.
C) Eversión.
D) Rotación.

597- Según M. Lalonde, señale cuál de estos determinantes tiene menor influencia sobre la salud:
A) Medio ambiente.
B) Estilo de vida.
C) Biología humana.
D) Sistema de asistencia sanitaria.

598- La diatermia consiste en:
A) Calor durante el día.
B) Transformación de energía en calor.
C) Frío por penetración.
D) Calor húmedo.

599- En cuanto a las superficies especiales de manejo de la presión, elegiremos una colchoneta de celdas pequeñas, en el caso de:
A) Úlceras de estadio I.
B) Úlceras de estadio II.
C) Úlceras de estadio III.
D) Úlceras de estadio IV.

600- Es un test de valoración cognitiva:
A) Escala de Yesavage.
B) Cuestionario de Baber.
C) Cuestionario de Pfeiffer.
D) Escala de Plutchik.

RESPUESTAS TEST 4

451 B	476 D	501 D	526 B	551 C	576 C
452 B	477 A	502 D	527 A	552 B	577 B
453 B	478 B	503 C	528 C	553 C	578 B
454 B	479 D	504 D	529 D	554 D	579 D
455 C	480 D	505 A	530 A	555 C	580 D
456 C	481 D	506 A	531 A	556 C	581 C
457 C	482 C	507 A	532 D	557 D	582 D
458 D	483 D	508 C	533 D	558 B	583 B
459 C	484 B	509 C	534 B	559 B	584 D
460 D	485 D	510 D	535 D	560 A	585 C
461 B	486 D	511 B	536 B	561 C	586 D
462 D	487 C	512 C	537 C	562 D	587 B
463 D	488 B	513 D	538 B	563 C	588 D
464 B	489 C	514 A	539 D	564 B	589 C
465 B	490 A	515 A	540 B	565 C	590 D
466 A	491 B	516 D	541 C	566 C	591 B
467 D	492 C	517 D	542 C	567 D	592 B
468 C	493 B	518 A	543 A	568 A	593 C
469 A	494 C	519 D	544 A	569 B	594 A
470 B	495 D	520 C	545 A	570 B	595 B
471 D	496 D	521 C	546 D	571 A	596 B
472 C	497 A	522 D	547 B	572 A	597 A
473 D	498 C	523 C	548 A	573 B	598 B
474 D	499 A	524 D	549 B	574 C	599 B
475 D	500 D	525 B	550 B	575 D	600 C

Fallos:

TEST 5

601- Los accidentes químicos se producen por:
   A) Pinchazos y cortes.
   B) Administración errónea de medicamentos.
   C) Colisiones.
   D) Contaminación de gérmenes patógenos.

602- Las posiciones de supino, sims, morestin, ginecológica y mahometana, se llaman también respectivamente:
   A) Ventral, semiprono, trendelenburg, litotomía y genupectoral.
   B) Dorsal, semiprono, antitrendelenburg, litotomía y genupectoral.
   C) Dorsal, semiprono, trendelenburg, ginecológica y genupectoral.
   D) Dorsal, semiprono, trendelenburg, litotomía y Fowler.

603- Actualmente en un centro de día público para mayores, ¿cuál es el importe de la plaza?
   A) 20% de los ingresos calculados sobre la renta per cápita.
   B) 25% de los ingresos calculados sobre la renta per cápita.
   C) 30% de los ingresos calculados sobre la renta per cápita.
   D) 35% de los ingresos calculados sobre la renta per cápita.

604- Al lavar a un paciente encamado seguiremos el siguiente orden:
   A) Cara, axilas, tórax, miembros inferiores, abdomen, región perineal, espalda, nalgas.
   B) Cara, orejas, cuello, axilas, tórax, abdomen, miembros inferiores, región perineal, espalda, nalgas.
   C) Cara, axilas, tórax, abdomen, espalda, nalgas, región perineal.
   D) Cara, orejas, cuello, axilas, tórax, abdomen, miembros inferiores, espalda, nalgas, región perineal.

605- La movilización es la aplicación de una serie de ejercicios realizados para:
   A) Favorecer retornos venosos.
   B) Prevenir úlceras por presión.
   C) Ayudar al enfermo a recuperar progresivamente la movilidad de los miembros lesionados.
   D) Todas las respuestas anteriores son correctas.

606- En la técnica de medición de la tensión arterial con esfigmomanómetro aneroide y fonendoscopio, la Tensión Arterial Máxima o Sistólica corresponde al ruido de Korotkoff de:
   A) La fase I.
   B) La fase II.
   C) La fase III.
   D) La fase IV.

607- Un infantómetro es:
   A) Un tallímetro.
   B) Una pesa de bebé.
   C) Un termómetro infantil.
   D) Ninguna respuesta es correcta.

608- Indique la norma correcta de actuación en el aseo del paciente:
   A) Mantener la temperatura ambiente entre 40ºCº y 45ºCº.
   B) Utilizar jabones en el aseo de la cara.
   C) Introducir el carro de ropa sucia dentro de la habitación del paciente.
   D) Evitar corrientes de aire.

609- ¿Cómo se denomina la técnica de extracción del líquido pleural mediante la introducción de un catéter en la cavidad pleural?
   A) Paracentesis.
   B) Amniocentesis.
   C) Toracocentesis.
   D) Punción hepática.

610- Respecto a las reglas elementales de la mecánica corporal, señale la respuesta incorrecta:
   A) Sitúa los pies lo más cerca posible del peso a levantar.
   B) Gira o tuerce el tronco cuando realices un movimiento de un peso y no muevas los pies.

TEST 5 - PREGUNTAS

C) Utiliza el peso de tu cuerpo en favor del movimiento que pretendas realizar.
D) Para realizar un esfuerzo utiliza la mayor cantidad de músculos.

611- ¿Qué filósofo definió la vejez como una etapa natural del proceso de la vida misma, un fenómeno puramente natural e irreversible?
A) Galeano.
B) Hipócrates.
C) Pitágoras.
D) Ortega y Gasset.

612- El accidente de trabajo:
A) Aparece de forma súbita e imprevista.
B) Tiene como causas condiciones ambientales.
C) La lesión que se produce es orgánica o funcional.
D) Debe estar incluido en una norma legal.

613- La definición de úlcera por presión (UPP) es:
A) Lesión de origen no isquémico que afecta a tejido óseo y dérmico; que tiene relación con la presión y fricción entre planos duros.
B) Lesión de origen nosocomial, con pérdida de tejido cutáneo.
C) Lesión de origen isquémico localizada en la piel y tejidos subyacentes, con pérdida de sustancia cutánea y producida por presión prolongada o fricción entre dos planos duros.
D) Cualquier lesión producida en la piel con rotura tisular.

614- ¿Cómo se denomina la úlcera que presenta pérdida de continuidad de la piel con necrosis hasta el tejido celular subcutáneo?
A) Úlcera de primer grado.
B) Úlcera de segundo grado.
C) Úlcera de tercer grado.
D) Úlcera de cuarto grado.

615- ¿Cuáles de los siguientes no corresponden a los riesgos laborales más significativos?
A) Riesgos posturales.
B) Riesgos químicos.
C) Riesgos psicológicos.
D) Riesgos sociales.

616- El estadio III de las úlceras por presión es:
A) Necrosis del tejido subcutáneo, del músculo y del hueso (estructuras de sostén).
B) Disminución del grosor del tejido cutáneo afectando a la dermis y epidermis.
C) Una pérdida total del grosor de la piel que se acompaña de lesión o necrosis del tejido subcutáneo.
D) Afectación importante del hueso produciendo procesos como osteomielitis, osteítis, etc.

617- En ningún caso debe depositarse el instrumental metálico en:
A) Solución desinfectante.
B) Agua caliente con detergente.
C) Solución fisiológica de cloruro sódico.
D) Agua corriente.

618- Entre las reglas básicas para los T.C.A.E. que realizan cambios posturales y transporte de pacientes se encuentra:
A) Hacer el máximo uso de su centro de la gravedad.
B) Mantener el centro de gravedad alto.
C) Hacer uso de los músculos de la espalda.
D) Todas son ciertas.

619- Según el Estudio de la Sociedad Española de Medicina Preventiva, Salud Pública e Higiene EPINE-EPPS 2013, la infección nosocomial de mayor prevalencia en nuestro país es:
A) Infecciones del tracto urinario.
B) Infecciones del tracto respiratorio.
C) Infecciones por catéter.
D) Infecciones de la herida quirúrgica.

620- En decúbito supino, ¿cuáles son las zonas del cuerpo más predispuestas a sufrir una úlcera por presión?

A) Occipucio, trocánter mayor, sacro y talones.
B) Occipucio, omóplatos, codo y sacro.
C) Occipucio, omóplatos, codo, sacro y talones.
D) Occipucio, trocánter mayor y costillas.

621- ¿Cuál de los siguientes elementos de un ordenador NO es un componente físico o hardware?
A) Memoria central.
B) Unidades periféricas o periféricos de entrada/salida.
C) Sistema operativo.
D) Controladores.

622- Respecto a la inmovilización en el anciano, ¿cuál de los siguientes enunciados es el correcto?
A) Disminuye el riesgo de ulceración por presión.
B) Se favorece la circulación periférica.
C) Se producen rigideces y contracturas.
D) Favorece la movilización de secreciones.

623- Para que una actividad sea considerada terapéutica no debe de tener una de las siguientes características:
A) Estar dirigida a varios objetivos, diferentes y dispersos.
B) Ser una herramienta apta para la prevención de la disfunción, el mantenimiento o mejora de la función.
C) Ser graduable y adaptable.
D) Estar determinada por el criterio profesional del terapeuta ocupacional, quien se basará para ello en sus conocimientos de la patología en cuestión.

624- Uno de los siguientes elementos no se incluye en el círculo de Sinner para realizar una limpieza completa de forma eficiente:
A) Tiempo de contacto.
B) Temperatura.
C) Acción mecánica.
D) Acción biológica.

625- ¿Cuál es la función del inspirómetro de incentivo?:
A) Realizar ejercicios respiratorios y evitar así complicaciones pulmonares (atelectasias, neumonía) y fortalecer los músculos abdominales.
B) Incentivar la secreción de saliva.
C) Herramienta imprescindible para estimulación del corazón.
D) Incentivar a los pacientes a la deambulación.

626- La discriminación hacia los mayores se denomina:
A) Edadismo.
B) Edadismo cultural.
C) Hedonismo.
D) A y B son correctas.

627- Se llama disemia:
A) La facilidad en la comunicación no verbal.
B) La distancia entre dos personas que están interactuando.
C) La facilidad para utilizar un lenguaje adecuado a cada situación.
D) La dificultad para interpretar las señales emocionales del paciente.

628- Indique cuál de las siguientes situaciones requiere una acción inmediata en el recién nacido:
A) No realizar la primera micción en las doce horas siguientes al nacimiento.
B) Presencia de ictericia neonatal a las 48 h de vida con un valor de 7 mgr/100ml.
C) Hipoglucemia neonatal.
D) Todas son ciertas.

629- En cuanto a los derechos del paciente, indica la respuesta correcta:
A) Las voluntades anticipadas se deben realizar siempre ante notario, con la presencia de dos testigos.
B) Las voluntades anticipadas, se pueden realizar ante tres testigos mayores de edad y con plena capacidad de obrar, de los cuales dos, como mínimo, deben tener relación de parentesco hasta el segundo grado.

C) Aquellos pacientes que no deseen ser informados deberán dejar constancia escrita o indubitada de este deseo.
D) En el caso de menores, se les dará información adaptada a su grado de madurez y, en todo caso, a los mayores de catorce años.

630- El sondaje rectal tiene diversos objetivos. Indica la respuesta incorrecta:
A) Aliviar la distensión abdominal.
B) Administración de contrastes.
C) Aliviar el dolor de las hemorroides.
D) Reducir la temperatura corporal por medio de irrigaciones con agua fría.

631- Los centros residenciales destinados a la estancia temporal o permanente de ancianos con autonomía y asistidos son:
A) Centros de día.
B) Residencias mixtas.
C) Hogares protegidos.
D) Hospital de día.

632- Como medidas no farmacológicas en un paciente oncológico, en una crisis de disnea, sobre todo:
A) Enseñar a la familia a controlar la situación.
B) Acompañamiento en todo momento y transmitir tranquilidad y confianza.
C) Dar ansiolíticos y poner música.
D) B y C son respuestas correctas.

633- En qué etapa/as del anciano, existe un aumento de las limitaciones de todo tipo:
A) Tercera edad.
B) Tercera y cuarta etapas.
C) Cuarta edad y última senectud.
D) Última senectud.

634- El corazón es:
A) Un órgano mucoso hueco, compuesto de cuatro cavidades y especializado en el bombeo de la sangre hacia todo el organismo.
B) Un órgano muscular hueco, compuesto de cuatro cavidades y especializado en el bombeo de la sangre hacia todo el organismo.
C) Un órgano liso, compuesto de cuatro cavidades y especializado en el bombeo de la sangre hacia todo el organismo.
D) Ninguna es correcta.

635- Las precauciones de trasmisión por contacto se aplican en:
A) Faringitis estreptocócica.
B) Tuberculosis.
C) Impétigo.
D) Gripe.

636- La temperatura requerida para reducir en un 90% los microorganismos, sobre un objeto determinado en un tiempo concreto es el:
A) Valor A.
B) Valor Z.
C) Valor D.
D) Valor N.

637- La relación de ayuda es definida como una comunicación de tipo terapéutico por:
A) La relación de ayuda no es una comunicación de tipo terapéutico.
B) Orem.
C) Caree.
D) Rogers.

638- El síntoma más frecuente de la enfermedad coronaria en el anciano es:
A) Dolor torácico clásico.
B) Dolor abdominal.
C) Disnea.
D) Debilidad.

639- La secreción de hormonas que ayudan a regular la secreción de jugo intestinal, bilis y jugo pancreático, es función del:

A) Estómago.
B) Intestino grueso.
C) Hígado.
D) Intestino delgado.

640- El baño al paciente encamado hay que realizarlo por partes, lo último que se lava son:
A) Las extremidades Inferiores.
B) Espalda y nalgas.
C) Genitales externos.
D) Cara, cuello y orejas.

641- La zona anatómica donde debe hacerse la compresión durante el masaje cardiaco externo es:
A) El tercio superior del esternón.
B) El hemitórax izquierdo.
C) El tercio inferior del esternón.
D) El hemitórax derecho.

642- Las uñas de los pies del mayor deben cortarse...
A) Curvas.
B) Rectas.
C) En ángulo.
D) A y B son correctas.

643- En el tratamiento psicoterápico de pacientes con trastornos alimentarios la actividad "ir a comprar alimentos al supermercado" lo incluiríamos en el modelo de terapia:
A) Exposición con prevención de respuesta.
B) Terapia cognitivo-conductual.
C) Terapia interpersonal.
D) Ninguna de las anteriores.

644- La desinfección consiste en:
A) La eliminación total o parcial de microorganismos patógenos.
B) La eliminación de todo tipo de gérmenes (patógenos, no patógenos y esporas).
C) En el uso de detergentes potentes.
D) Ninguna es correcta.

645- El modelo de enfermería suplementario y complementario fue desarrollado por:
A) Florence Nightingale.
B) Dorotea Orem.
C) Sor Callista Roy.
D) Virginia Henderson.

646- El tubo endotraqueal es:
A) La vía aérea artificial que se utiliza para mantener permeable la vía aérea superior a largo plazo.
B) La vía aérea artificial que se introduce a través del orificio de traqueotomía y se usa en intubación a corto plazo.
C) La vía aérea artificial para mantener permeable la vía aérea superior que se introduce a través de fosas nasales o boca y se usa para intubación a corto plazo.
D) Ninguna es correcta.

647- Las bacterias que crecen sin la presencia de oxígeno se denominan:
A) Anaeróbicas.
B) Aeróbicas.
C) Saprofitas.
D) Hemolíticas.

648- ¿Cuál es el volumen de líquidos ingeridos por un paciente normal en 24 h.?
A) De 500 a 1300 cc.
B) De 1300 a 1500 cc.
C) De 1500 a 2300 cc.
D) De 2300 a 2600 cc.

649- En el apoyo al cuidador principal de un paciente en fase terminal, ¿cuál de las siguientes intervenciones de cuidados no es correcta?
A) Observar si hay indicios de estrés.

TEST 5 - PREGUNTAS

B) Apoyar al cuidador a establecer límites y a cuidar de sí mismo.
C) Realizar afirmaciones positivas sobre los esfuerzos del cuidador.
D) Insistirle que debe asumir su responsabilidad.

650- En los momentos anteriores al traslado a quirófano ha de prepararse la piel del paciente para su operación; el objetivo de esta preparación es:
A) Esterilizar la zona a tratar.
B) Eliminar la tensión del paciente.
C) Mejorar la vascularización de la zona que se va operar.
D) Eliminar de la zona operatoria todos los microorganismos que sea posible.

651- Un medicamento antifúngico es aquel que actúa:
A) Contra la gripe.
B) Contra la diarrea.
C) Contra los hongos.
D) Contra las bacterias.

652- Las precauciones universales se aplican:
A) Para cuidado de pacientes aislados.
B) Para el cuidado de pacientes con infección hemorrágica.
C) Para el cuidado de todos los pacientes.
D) Para el cuidado de pacientes infectocontagiosos.

653- A la salida de sangre por la boca procedente del aparato digestivo se denomina:
A) Hemoptisis.
B) Epistaxis.
C) Hematemesis.
D) Melena.

654- No es un enema de retención:
A) Enema de limpieza.
B) Enema antiséptico.
C) Enema opaco.
D) Enema antihelmíntico.

655- Cuál de las siguientes escalas no se utiliza en la valoración del riesgo de un paciente de padecer úlceras por presión:
A) Escala de Norton.
B) Escala de Braden.
C) Escala de Waterlow.
D) Escala de Rochester.

656- El lavado reiterado de las manos puede producir:
A) Eritema.
B) Flictenas.
C) Úlceras.
D) Necrosis de tejidos.

657- Los pictogramas o símbolos describen una situación y nos informan del comportamiento a seguir ante ellos. Las señales cuyo fondo es de color amarillo o amarillo anaranjado y el color de contraste es negro, corresponden a:
A) Señales de prohibición.
B) Señales de obligación.
C) Señales de advertencia.
D) Señales de auxilio o salvamento.

658- Cuál de éstos es un factor desencadenante de la anemia megaloblástica:
A) Rotura de los vasos sanguíneos.
B) Déficit de hierro.
C) Disminución de la vitamina B12.
D) Aumento de la destrucción de hematíes.

659- Señala la respuesta correcta, las heridas pueden clasificarse en:
A) Incisas, contusas, abiertas y cerradas.
B) Incisas, abiertas, cerradas y punzantes.
C) Contusas, punzantes, cortantes y especiales.

D) Contusas, incisas, punzantes y especiales.

660- En las normas fundamentales de la mecánica corporal, señala la respuesta FALSA:
A) Aumentar la estabilidad corporal disminuyendo la base de sustentación (aproximando los pies) y descender el centro de gravedad (flexionando las piernas).
B) Explicar el procedimiento y tranquilizar al paciente.
C) Contraer los músculos abdominales y gluteos para estabilizar la pelvis.
D) Sujetar o trasladar un objeto manteniéndolo próximo al cuerpo para acercar los centros de gravedad y aproximarlos pies.

661- Se considera una enfermedad alimentaria:
A) La que se produce por el consumo de alimentos contaminados.
B) La que se produce por el consumo de alimentos crudos.
C) La que se produce por el consumo de alimentos con propiedades organolépticas no atractivas.
D) La que es producida únicamente por las bacterias anaeróbicas.

662- Frente a los pacientes en fase terminal, los principios de la bioética son:
A) No maleficencia, beneficencia y autonomía.
B) Beneficencia y autonomía.
C) No maleficencia, beneficencia.
D) No maleficencia y autonomía.

663- La presencia de grasa en heces, dando un color amarillento, se denomina:
A) Creatorrea.
B) Esteatorrea.
C) Amilorrea.
D) Ninguna es correcta.

664- En relación a las buenas prácticas indicadas en los cuidados tras el nacimiento, señale la respuesta incorrecta:
A) Las primeras horas tras el parto son cruciales para la aparición del vínculo madre/padre-hijo y para la instauración de la lactancia materna siendo este uno de los beneficios del contacto piel con piel precoz.
B) Se denomina contacto piel con piel precoz, al contacto piel con piel del recién nacido con su madre inmediato tras el parto.
C) Se consideran maniobras innecesarias nada más nacer en un recién nacido sano la introducción de una sonda rectal para comprobar la permeabilidad anal.
D) No es preciso realizar la profilaxis oftálmica en el recién nacido en madres vacunadas previamente.

665- Según el grado de eficacia de las medidas propuestas para prevenir las infecciones nosocomiales, Eickhoff 1980, indique cuál corresponde a la categoría II:
A) Desinfección del suelo y paredes.
B) Empleo de guantes.
C) Educación e información sanitarias.
D) Lavado de manos.

666- ¿Qué son equipos básicos?
A) Los que desempeñan un conjunto de tareas que constituyen una unidad funcional.
B) Los que se forman para realizar una tarea determinada y cuando finaliza el equipo se disuelve (una intervención quirúrgica).
C) Los que mantienen una relación de tipo informal, persiguen objetivos idénticos, a través de procedimientos burocráticos, normas y estructuras.
D) Los formados por todos los trabajadores de una institución (el conjunto de personas que trabajan en un hospital).

667- Para tratar el dolor en pacientes en fase terminal, señale la respuesta INCORRECTA:
A) Generalmente son necesarios fármacos coadyuvantes, cuando se utilizan opioides, casi siempre hay que asociar laxantes.
B) Las dosis serán reguladas individualmente.
C) Se deben mezclar dos analgésicos opioides.
D) Siempre que sea posible se utilizará la vía oral para la administración de analgésicos.

668- La manta de hipotermia se usa para la aplicación de:
A) Calor seco.

B) Frio seco.
C) Calor húmedo.
D) Frio húmedo.

669- Un antibiograma es:
A) Un hemocultivo para gérmenes aerobios.
B) Un estudio parasitológico.
C) Prueba para detectar los antibióticos a los que el germen detectado es sensible.
D) Ninguna es correcta.

670- Los cambios fisiológicos asociados al envejecimiento constituyen unos de los principales factores de riesgo de desnutrición. De los siguientes, identifique el que no lo es:
A) Distensión gástrica.
B) Intolerancia secundaria a la glucosa.
C) Aumento de la secreción de insulina.
D) Dificultad en la masticación por ausencia de piezas dentales.

671- Entre el auxiliar de enfermería y el paciente surge una relación de comunicación:
A) Por el contacto esporádico e indirecto entre ambos.
B) Por el contacto esporádico y directo entre ambos.
C) Por el contacto continuo y directo entre ambos.
D) Por el contacto continuo e indirecto entre ambos.

672- No es un elemento de barrera dentro de la rama sanitaria:
A) El uniforme reglamentario.
B) Los guantes.
C) Mascarilla y protección facial.
D) Bata.

673- En cuanto a la fisiopatología de las úlceras por presión (UPP), señale la afirmación correcta:
A) En la formación de la UPP son igualmente importantes la continuidad en la presión que la intensidad de la misma.
B) La fricción actúa perpendicularmente a la piel, produciendo roces por movimiento o arrastre.
C) La posición de Fowler provoca presión y fricción en sacro.
D) La obesidad no constituye un factor de riesgo para la formación de UPP.

674- ¿Cuál de las siguientes actividades son prácticas seguras recomendadas en relación con la seguridad del paciente?
A) Higiene de manos.
B) Prevención de caídas.
C) Identificación inequívoca de los pacientes.
D) Todas las anteriores son correctas.

675- En la pirámide o jerarquía de necesidades de Maslow, el nivel máximo que puede alcanzar una persona es:
A) Alcanzar la máxima autonomia.
B) Alcanzar el máximo bienestar.
C) Alcanzar la autorrealización.
D) Alcanzar el máximo autocuidado.

676- ¿Cuál es un factor extrínseco que favorece la aparición de úlceras por presión?:
A) Presión.
B) Déficit nutricional.
C) Deterioro Cognitivo.
D) Enfermedad degenerativa.

677- La vacuna triple vírica se administra:
A) Vía oral.
B) Subcutánea.
C) Parotiditis y rubéola intramuscular y sarampión subcutánea.
D) Intramuscular.

678- La paracentesis es el procedimiento que se realiza para drenar:
A) Cavidad Pélvica.
B) Cavidad Peritoneal.
C) Cavidad Torácica.

D) Cavidad Craneal.

679- La alimentación por sonda nasogástrica se conoce también como:
A) Alimentación oral.
B) Alimentación forzada.
C) Alimentación intravenosa.
D) Alimentación proteica.

680- El drenaje tipo Redon pertenece al grupo de:
A) Drenajes torácicos.
B) Drenajes simples o abiertos.
C) Drenajes de Penrose.
D) Drenajes colectores.

681- Con respecto al cuidado de las uñas, cuando nos encontramos con uñas de los pies hipertróficas, con crecimiento desmesurado, se denomina:
A) Onicomicosis.
B) Onicorrexis.
C) Onicogrifosis.
D) Onicocriptosis.

682- ¿Cómo se denominan los fármacos que previenen la formación de gases en el tubo digestivo y facilitan su expulsión?
A) Laxantes.
B) Antidiarreicos.
C) Anticarminativos.
D) Carminativos.

683- ¿Cuáles son las características de las Úlceras por Presión en Estadio II?:
A) Eritema, vesículas y dolor.
B) Vesículas, abrasión y necrosis.
C) Vesícula, pérdida de piel y escara.
D) Piel agrietada, vesículas y erosión.

684- ¿Cuál de las siguientes posiciones corporales se recomienda en pacientes con problemas respiratorios?
A) Sims.
B) Trendelenburg.
C) Antitrendelenburg.
D) Decúbito lateral.

685- ¿Para qué se utiliza una férula de Braun?
A) Para inmovilización cervical.
B) Para mantener un miembro inferior semiflexionado o inmovilizado.
C) Para mantener un miembro superior en abducción tras una fractura.
D) Para la fijación externa de las fracturas.

686- De las siguientes técnicas, señalar la que aplica calor seco:
A) Bolsa de agua.
B) Inmersión.
C) Fomentos.
D) Ninguna respuesta es correcta.

687- ¿Cómo se cortan las uñas de un paciente?
A) Las uñas de las manos rectas y las de los pies curvas.
B) Las uñas de los pies rectas y las de las manos curvas.
C) El corte de uñas se hace igual en manos y pies.
D) No se cortan, se deben de limar siempre.

688- Para realizar un sondaje nasogástrico se debe colocar al paciente en posición de:
A) Trendelemburg inverso.
B) Decúbito supino.
C) Roser o Proetz.
D) Fowler alto.

689- De los siguientes, ¿qué músculo no participa en la respiración?
A) Pectoral mayor.

B) Cuadrado lumbar.
C) Intercostales.
D) Serrato mayor.

690- ¿Qué enfermedad produce la carencia de vitamina B3?
A) Raquitismo.
B) Escorbuto.
C) Pelagra.
D) Acromegalia.

691- Si sólo hay un socorrista, lo primero que tiene que hacer en la reanimación cardiopulmonar (RCP) básica en un lactante de 6 meses es:
A) Llamar al 112.
B) Comenzar la RCP básica durante 1 minuto antes de llamar al 112.
C) Comenzar la RCP básica durante 3 – 4 minutos antes de llamar al 112.
D) Pedir un desfibrilador.

692- Indique las características de una cama cerrada:
A) Es aquella cama que espera a la persona recién operada y estará cerrada hasta su salida del despertar.
B) Es aquella que corresponde a la persona enferma que la ocupa, que puede levantarse y por ello está cerrada. La puede hacer un solo TCAE.
C) Permanece vacía hasta la admisión de una persona enferma. La puede hacer un solo TCAE.
D) Permanece vacía hasta que la persona enferma se encuentre muy cansada y se acueste.

693- Complete la frase: el lóbulo occipital...
A) Controla los movimientos voluntarios.
B) Interpreta estímulos visuales.
C) Controla la memoria.
D) Interpreta las sensaciones cutáneas.

694- Según el Estatuto Marco del Personal Estatutario, una de las causas de extinción de la condición de personal estatutario fijo es:
A) La sanción disciplinaria de 3 meses de empleo y sueldo.
B) La renuncia.
C) La incapacidad temporal.
D) El nombramiento como diputado.

695- ¿Cuáles son los nutrientes que permiten la renovación y reparación de los tejidos dañados?
A) Lípidos.
B) Glúcidos.
C) Proteínas.
D) Vitaminas.

696- Señale cuál no se considera trastorno de la conducta alimentaria:
A) Anorexia nerviosa.
B) Bulimia nerviosa.
C) Compulsión para comer.
D) Ingesta de riesgo.

697- ¿Cuál de las siguientes vitaminas es liposoluble?
A) Vitamina E.
B) Ácido Fólico.
C) Vitamina B5.
D) Vitamina C.

698- ¿Con qué principio de la bioética tiene que ver el consentimiento informado?. Señale la respuesta correcta:
A) Justicia.
B) Dignidad.
C) Autonomía.
D) Beneficencia.

699- Relativo a la pirámide de maslow, señale la respuesta falsa:
A) Es una teoría psicológica sobre la motivación humana.

B) Su teoría es que cuando las necesidades básicas se ven satisfechas, los seres humanos van desarrollando deseos más altos.
C) Se suele graficar con una pirámide de cinco niveles.
D) Todas las respuestas son falsas.

700- Un fármaco antiemético es:
A) Un medicamento que neutraliza la secreción del ácido gástrico.
B) Un medicamento que disminuye o elimina el vómito.
C) Un medicamento que reduce el peristaltismo y el volumen del contenido intestinal.
D) Un medicamento que aumenta la actividad cardiaca.

701- Respecto a las radiaciones ionizantes como método de esterilización, indica la respuesta incorrecta:
A) Actúa a bajas temperaturas.
B) Tiene gran capacidad germicida e intensidad de penetración.
C) Requiere corto tiempo de exposición.
D) Es idóneo para esterilizar elementos de poco calibre y gran longitud.

702- Los residuos sólidos se clasifican, en:
A) I. Residuos asimilables a urbanos, II. Residuos clínicos y/o biológicos, III. Residuos especiales (patológicos y/oinfecciosos).
B) I. Residuos biológicos II. Residuos especiales (patológicos y/o infecciosos).
C) I. Residuos sanitarios y II. Residuos asimilables a urbanos.
D) Ninguna de las anteriores es correcta.

703- Con el procedimiento de Pulsioximetría, ¿Qué valor se determina?
A) Indica el porcentaje de saturación de oxígeno de la hemoglobina en sangre.
B) Indica la presencia de dióxido de carbono en sangre.
C) Mide el bicarbonato y el pH en sangre.
D) Mide los gases contenidos en sangre, arterial o venosa.

704- ¿Cuál de los siguientes métodos es el más preciso para calcular el porcentaje de superficie corporal quemada en niños?
A) Regla de la palma de la mano.
B) Regla de los nueve de Wallace.
C) Esquema de Lund y Browder.
D) Escala de Braden.

705- NO se considera un factor influyente en la mayor o menor resistencia de los microorganismos frente a los medios de esterilización:
A) La temperatura.
B) Presencia de sales minerales.
C) El PH.
D) La varianza.

706- Cuando en el proceso de la enfermedad, se establecen los síntomas de forma clara, de tal forma que se puede realizar un diagnóstico y un tratamiento, nos encontramos:
A) Al comienzo de la enfermedad.
B) En la fase de estado o desarrollo.
C) En la cronificación de la enfermedad.
D) En la resolución de la enfermedad.

707- ¿Cuál de los siguientes cuidados no debe aplicarse a un paciente con sujeción física?
A) Realizar cambios posturales cada dos horas.
B) Aplicar tratamientos de fisioterapia.
C) Aplicar protección en zonas de apoyo.
D) Ubicar al paciente en zonas aisladas.

708- La modificación necesaria para que podamos percibir una diferencia en un estímulo sensorial se denomina:
A) Sensación.
B) Ritmo circadiano.
C) Proceso cognitivo.
D) Umbral diferencial.

709- Señale cual no es un efecto terapéutico local del calor en rehabilitación:

TEST 5 - PREGUNTAS

  A) Aumento del flujo sanguíneo.
  B) Disminución del umbral del dolor.
  C) Alivio del espasmo muscular.
  D) Aumento de la actividad metabólica.

710- ¿Cuál es la enfermedad mental caracterizada por tener fases maníaco depresivas?
  A) Trastorno bipolar.
  B) Trastorno alimenticios.
  C) Demencias.
  D) Todas las respuestas anteriores son correctas.

711- ¿Qué es lo que no debe hacerse ante una herida grave?
  A) Quitar los cuerpos extraños visibles, aunque estén profundos.
  B) No se debe tocar la herida.
  C) Tendrá que colocar encima una compresa estéril o paño limpio.
  D) Habrá que trasladar al herido a un centro apropiado.

712- Ante quemaduras graves, es importante:
  A) Cubrir con una sábana limpia y seca.
  B) Aplicar hielo.
  C) Administrar líquidos por vía oral.
  D) Aplicar Clorhexidina.

713- Los cambios posturales son actividades que llevamos a cabo con fines:
  A) Dinámicos.
  B) Preventivos.
  C) Mecánicos.
  D) Protocolarios.

714- Plan de Gestión de Residuos de la Dirección General de Asistencia Sanitaria y Resultados en Salud. Los recipientes o envases que contengan residuos peligrosos, deberán estar: Indique la respuesta Incorrecta:
  A) Etiquetados de forma clara, legible e indeleble.
  B) Necesita código de identificación de residuos.
  C) Con fecha de envasado.
  D) El tiempo de almacenamiento de los residuos peligrosos, por parte de los productores no podrá ser superior a 12 meses.

715- Ley orgánica 15/1999, de 13 de diciembre, de protección de datos de carácter personal. indicar la respuesta correcta. Con respecto a los datos especialmente protegidos:
  A) Nadie, en ningún caso, puede ser obligado a declarar sobre su ideología, religión o creencias.
  B) Nadie, en ningún caso, puede ser obligado a declarar sobre su origen racial, su salud y vida sexual.
  C) Se pueden almacenar datos que refieran afiliación sindical y a entidades sin ánimo de lucro.
  D) Podrán ser objeto de tratamiento los datos especialmente protegidos cuando exista la necesidad de salvaguardar el interés de una persona.

716- ¿Cuál de las siguientes recomendaciones es falsa, en relación con el aislamiento protector?
  A) No se deben consumir quesos azules.
  B) No se deben comer ensaladas.
  C) La higiene debe ser mediante ducha.
  D) La carne debe ser cocinada a temperatura superior a 65º.

717- Los procedimientos que eliminan o disminuyen la carga microbiana son:
  A) Limpieza-Descontaminación.
  B) Desinfección.
  C) Esterilización.
  D) Todas son correctas.

718- La vitamina b12 es también denominada con el nombre de:
  A) Cobalamina.
  B) Tiamina.
  C) Ácido Fólico.
  D) Piridoxina.

719- El "triángulo de Balkan" no se utiliza:

A) Pacientes que sufren luxación de hombro.
B) Pacientes que sufren fracturas en miembros inferiores.
C) Pacientes con parálisis de las extremidades inferiores.
D) Pacientes con fracturas de cadera.

720- ¿A quién debemos el descubrimiento del condicionamiento clásico en el aprendizaje?
A) Freud.
B) Skinner.
C) Maslow.
D) Paulov.

721- Indica cuál de las siguientes respuestas no es una necesidad básica según Virginia Henderson:
A) Evitar los peligros del entorno.
B) Trabajar de forma que permita sentirse realizado.
C) Movimiento y mantenimiento de una postura adecuada.
D) Valorar los cuidados.

722- Cuando un paciente presenta asistolia, el tratamiento adecuado es:
A) Masaje cardíaco externo.
B) Desfibrilación.
C) Puño percusión.
D) Todas las respuestas son correctas.

723- Se consideran pérdidas insensibles:
A) Diaforesis.
B) Diuresis.
C) Halitosis.
D) Ninguna respuesta es correcta.

724- ¿Cuál de estas afirmaciones es cierta, en relación con la higiene y el aseo del paciente?
A) El tórax y las manos se lavan después del aseo.
B) El paciente se coloca en decúbito lateral para el aseo de la región perineal.
C) Siempre se debe lavar al paciente todo el cuerpo con jabón.
D) Los brazos, las manos y las axilas se lavan antes que el tórax, las mamas y el abdomen.

725- Señale cuál de las siguientes afirmaciones no es correcta en relación con la enfermedad de Alzheimer:
A) Presenta una aparición insidiosa y una evolución progresiva y lenta.
B) En fases avanzadas de la enfermedad suele presentar asociado una fatiga importante del cuidador principal.
C) En la última fase de la enfermedad, es habitual la conducta errática y el riesgo de pérdida o extravío del sujeto.
D) En la primera fase de la enfermedad existe desorientación respecto al tiempo pero se mantiene el reconocimiento de personas.

726- De conformidad con la legislación básica sanitaria, se permite la utilización de la información contenida en la historia clínica con fines:
A) Asistenciales, de Investigación y docencia.
B) Asistenciales y de salud pública.
C) De salud pública, epidemiológicos, investigación y docencia.
D) Epidemiológicos y de salud pública.

727- ¿Cuáles son las maniobras de la Reanimación Cardiopulmonar Básica?
A) Comprobar el pulso y masaje cardiaco.
B) Masaje cardiaco.
C) Masaje cardiaco y respiración boca a boca.
D) Maniobra frente-mentón.

728- El aislamiento "Entérico". ¿En cuál de las siguientes enfermedades infecciosas es necesario realizarlo?
A) Sepsis puerperal.
B) Parotiditis.
C) Tosferina.
D) Fiebre tifoidea.

729- ¿Qué es la Gerontología?, indique la respuesta correcta:

TEST 5 - PREGUNTAS

A) Es la ciencia que se ocupa de mantener la salud en los ancianos.
B) Es la ciencia que se ocupa de estudiar todos los aspectos sanitarios, sociales y legales que afectan a los ancianos.
C) Es la ciencia que se ocupa de estudiar todos los aspectos sanitarios, que afectan a los jóvenes.
D) Es la ciencia que estudia el medio en el que se encuentra el anciano.

730- La constante necesidad de hablar durante largos períodos de tiempo se denomina:
A) Fuga de ideas.
B) Taquipsiquia.
C) Logorrea.
D) Alopsiquia.

731- ¿Cuál de las siguientes afirmaciones no es correcta?
A) Al paciente encamado se le aseará en la cama, con cuidado, con decoro e invitándole a colaborar para hacerle sentir más útil, cuando esto sea posible.
B) Antes de realizar cualquier actividad de aseo en un paciente hay que verificar la correcta identificación del mismo y tranquilizarle.
C) Siempre debemos preservar y proteger la intimidad del paciente.
D) La higiene del paciente no necesariamente tiene que ser diaria.

732- Se define como EPI (equipo de protección individual):
A) Cualquier equipo llevado o sujetado por el trabajador para que le proteja de uno o varios riesgos que puedan amenazar su salud, así como cualquier aparato portátil para la detección y señalización de los riesgos y de los factores de molestia.
B) Cualquier equipo llevado o sujetado por el trabajador para que le proteja de uno o varios riesgos que puedan amenazar su salud, así como cualquier complemento o accesorio destinado a tal fin.
C) Los equipos de protección individual de los militares, de los policías y de las personas de los servicios de mantenimiento del orden.
D) Todas son verdaderas.

733- ¿Qué se consigue con la esterilización?
A) La destrucción de los gérmenes patógenos.
B) La destrucción de los gérmenes inofensivos.
C) La destrucción de esporas.
D) La destrucción de todos los gérmenes, incluidos esporas bacterianas que pueda contener un material.

734- La mayoría de las transformaciones biológicas ocurren en el:
A) Riñón.
B) Bazo.
C) Hígado.
D) Páncreas.

735- La diuresis de 24 horas en el adulto es:
A) 1000-1500 ml.
B) 2200-2500ml.
C) 700-900 ml.
D) Ninguna de las respuestas es correcta.

736- El periodo prodrómico de una enfermedad es:
A) Cuando aparecen los síntomas y signos específicos.
B) El período de incubación.
C) Cuando aparecen los primeros síntomas y signos que suelen ser generales.
D) El período de latencia.

737- En el Hospital, según el riesgo que los niveles de contaminación puedan suponer para los pacientes, las consultas generales se consideran:
A) Zonas de riesgo alto.
B) Zonas de riesgo medio.
C) Zonas de riesgo bajo.
D) Zonas sin riesgo.

738- Indique cuáles son los electrolitos o iones cargados positivamente:
A) Sodio, cloro, bicarbonato y fosfato de hidrógeno.

TEST 5 - PREGUNTAS

B) Sodio, bicarbonato, sulfato y fosfato de hidrógeno.
C) Sodio, potasio, calcio y magnesio.
D) Cloro, potasio, calcio y bicarbonato.

739- Contraindicación de la nutrición enteral:
A) Ingesta insuficiente oral.
B) Procesos oncológicos.
C) Alteraciones neurológicas.
D) Oclusión intestinal.

740- De los siguientes drenajes, ¿cuál no funciona por capilaridad o gravedad?
A) Postural.
B) Redón.
C) Penrose.
D) En cigarrillo.

741- Las gafas de oxígeno o sondas nasales permiten la administración de oxígeno a concentraciones:
A) Del 100%.
B) Mayores del 45%.
C) Menores del 40%.
D) Mayores del 50%.

742- ¿Qué es la disuria?
A) Orinar sólo durante el día.
B) Imposibilidad para orinar.
C) Orinar sólo durante la noche.
D) Dificultad o dolor en la evacuación de la orina.

743- ¿Cuál de las siguientes sustancias, que pueden aparecer en la orina, no es indicativa de una alteración?
A) Sangre.
B) Urea.
C) Albúmina.
D) Glucosa.

744- ¿Qué es el Soporte Vital Básico?
A) Es el procedimiento de actuación ante la obstrucción de la vía aérea en un paciente.
B) Es un conjunto de procedimientos que se aplica a un paciente que presenta una parada cardiorrespiratoria.
C) Es el conjunto de técnicas de comprensiones torácicas internas.
D) Es el procedimiento de actuación ante la pérdida súbita de conocimiento en un paciente.

745- Dentro de las contraindicaciones para la realización de una prueba de esfuerzo, no está:
A) Pacientes con síntomas coronarios sin diagnóstico claro.
B) Pacientes con infarto agudo creciente.
C) Endocarditis o pericarditis aguda.
D) Embolia o infarto pulmonar agudo.

746- La respiración de Kussmaul es, señale la respuesta correcta:
A) Respiración más profunda de lo normal.
B) Respiración más rápida y profunda de lo normal con pausas de apnea, sin un patrón fijo.
C) Respiración con un ritmo regular en el que se alternan fases de respiración con profundidad creciente, seguidas de una pausa de apnea.
D) Respiración continua más rápida y profunda de lo normal.

747- En los cuidados paliativos al enfermo terminal en fase agónica es un objetivo prioritario:
A) Los cuidados de la boca.
B) Informarle constantemente de su estado y evolución.
C) Los cambios posturales cada 2 horas.
D) Mejorar su estado nutricional.

748- ¿Cuál de las siguientes opciones se contempla dentro del secreto profesional?
A) Solamente las circunstancias que concurren con la enfermedad.
B) Solamente las enfermedades del paciente.
C) Solamente los hechos calificados como moralmente deshonrosos.

D) Las enfermedades y demás circunstancias conocidas y manifestaciones del paciente cuya divulgación puede ocasionar perjuicio al paciente.

749- El aparato que mide la humedad de la incubadora, se llama:
- A) Termómetro.
- B) Pluviómetro.
- C) Higrómetro.
- D) Ninguna respuesta es correcta.

750- En qué servicio del hospital se realiza la vigilancia epidemiológica:
- A) Medicina Interna.
- B) Infecciosos.
- C) Medicina Preventiva.
- D) Salud Laboral.

TEST 5 - PREGUNTAS

RESPUESTAS TEST 5

601 B	626 D	651 C	676 A	701 C	726 C
602 B	627 D	652 C	677 B	702 A	727 C
603 B	628 C	653 C	678 B	703 A	728 D
604 B	629 C	654 A	679 B	704 C	729 B
605 D	630 C	655 D	680 D	705 D	730 C
606 A	631 B	656 A	681 C	706 B	731 D
607 A	632 B	657 C	682 D	707 D	732 B
608 D	633 D	658 C	683 D	708 D	733 D
609 C	634 B	659 D	684 C	709 B	734 C
610 B	635 C	660 A	685 B	710 A	735 A
611 B	636 B	661 A	686 A	711 A	736 C
612 A	637 D	662 A	687 B	712 A	737 B
613 C	638 C	663 B	688 D	713 B	738 C
614 C	639 D	664 D	689 A	714 D	739 D
615 D	640 C	665 C	690 C	715 D	740 B
616 C	641 C	666 B	691 B	716 C	741 C
617 C	642 B	667 C	692 C	717 D	742 D
618 A	643 A	668 B	693 B	718 A	743 B
619 D	644 A	669 C	694 B	719 A	744 B
620 C	645 D	670 C	695 C	720 D	745 A
621 C	646 C	671 C	696 D	721 D	746 D
622 C	647 A	672 A	697 A	722 A	747 A
623 A	648 D	673 C	698 C	723 A	748 D
624 D	649 D	674 D	699 D	724 D	749 C
625 A	650 D	675 C	700 B	725 C	750 C

Fallos:

TEST 6

751- Al administrar una pomada ocular, esta se aplicará en:
A) Parte superior del párpado (apéndice orbicular).
B) Parte inferior del párpado (saco conjuntival).
C) Parte lateral externa.
D) Parte lateral interna (conducto lagrimal).

752- Cuál de los siguientes cambios ocurre habitualmente en las personas ancianas y modifica la farmacocinética de los medicamentos:
A) Aumento del volumen plasmático.
B) Aumento de la motilidad intestinal.
C) El PH gástrico se vuelve más ácido.
D) Disminuye las concentraciones de albúmina plasmática.

753- Se expedirá nombramiento estatutario temporal con carácter eventual:
A) Para cargos de confianza.
B) Para atender funciones del personal durante periodos de vacaciones.
C) Para la prestación de servicios determinados de naturaleza temporal, coyuntural o extraordinaria.
D) Para el desempeño de una plaza vacante.

754- Pedirle a un anciano que repita palabras, evalúa:
A) Orientación.
B) Memoria reciente.
C) Memoria tardía.
D) Capacidad de conversación.

755- Cuando tenemos agentes que destruyen, eliminan o inactivan, los gérmenes en una infección, estamos hablando de:
A) Filtración.
B) Esterilización.
C) Desinfección.
D) Incineración.

756- Será necesario realizar el aislamiento respiratorio del enfermo contagioso en caso de que se trate de:
A) Fiebre de Lassa.
B) Neumonía estafilocócica.
C) Parotiditis.
D) Neumonía estreptocócica.

757- Señale la respuesta correcta. La técnica del rasurado:
A) Solo se realiza en mujeres.
B) Es imprescindible para los pacientes a los que se va realizar una gastroscopia.
C) Es muy importante para evitar el riesgo de infecciones en la herida quirúrgica.
D) Se realiza días antes de la intervención.

758- La concentración mantenida de un medicamento en el plasma durante una serie de dosis programadas, se denomina:
A) Comienzo de la acción.
B) Pico del nivel de plasma.
C) Vida media de un medicamento.
D) Todas las respuestas son incorrectas.

759- Al exceso de líquido amniótico se le llama:
A) Amniocele.
B) Hiperamnios.
C) Hidramnios.
D) Amnioexéresis.

760- Son instrumentos de aprehensión:
A) Pinza de Allis.
B) Pinza de Forester.

TEST 6 - PREGUNTAS

   C) Pinza de Duval-Collin.
   D) Todas son correctas.

761- Una puntuación de 5 en el test de Apgar del recién nacido corresponde a:
   A) Ausencia de frecuencia cardíaca y respiración, tono muscular flácido, muecas y extremidades inferiores azuladas.
   B) Frecuencia cardíaca menor de 100 latidos por minuto, respiración irregular, flacidez muscular, no respuesta a estímulos y cianosis.
   C) Cuerpo rosado y extremidades azuladas, gestos ante estímulos, respiración lenta e irregular, frecuencia cardíaca inferior a 100 latidos por minuto y alguna flexión de los miembros.
   D) Frecuencia cardíaca ausente, respiración lenta e irregular, extremidades azuladas, alguna flexión de los miembros y muecas.

762- La sonda de Sengstaken-Blakemore es:
   A) Sonda gastrointestinal que se utiliza en pacientes que sangran por úlceras hepáticas.
   B) Sonda gástrica que se utiliza en pacientes que sangran por úlceras pancreáticas.
   C) Sonda nasogástrica que se utiliza en pacientes que sangran por varices esofágicas.
   D) Sonda gástrica para administrar alimentación directamente en intestino delgado.

763- La adultez media se caracteriza esencialmente por:
   A) Asumir y aceptar los cambios sexuales.
   B) El primer trabajo.
   C) La jubilación.
   D) Ser un periodo de gran productividad.

764- La disminución gradual de la temperatura del cuerpo después de la muerte se denomina:
   A) Algor Mortis.
   B) Rigor Mortis.
   C) Tigor Mortis.
   D) Livor Mortis.

765- La hemorragia de las encías se conoce como:
   A) Melenas.
   B) Gingivorragias.
   C) Hematemesis.
   D) Epistaxis.

766- Calista Roy desarrolló el siguiente modelo de enfermería:
   A) De sistemas.
   B) Naturalista.
   C) De adaptación.
   D) De suplencia o ayuda.

767- El paciente Antonio José Álvarez, es un hombre de 69 años, se interviene el 19-04-2020. Practicando hemicolectomía derecha por vía laparoscópica asistida. Que factor de riesgo según la EPINE-2013 son las de mayor influencia en una intervención quirúrgica.
   A) Duración de la intervención.
   B) Cirugía contaminada o infectada, existencia de tres o más enfermedades subyacentes.
   C) Intervención Abdominal.
   D) Todas las respuestas son correctas.

768- Las fracturas transversales, oblicuas, espiroideas, longitudinales, en qué clasificación se encuadrarían:
   A) Por la cantidad de fragmentos.
   B) Por la situación en el hueso largo.
   C) Por su dirección.
   D) Por el mecanismo de producción.

769- Se denomina septum al:
   A) Tabique longitudinal que divide al corazón en las aurículas.
   B) Tabique longitudinal que divide al corazón en dos mitades superior e inferior.
   C) Tabique longitudinal que divide al corazón en arterias y venas.
   D) Al tabique longitudinal que divide al corazón en dos mitades derecha e izquierda.

770- ¿Cuál es la principal causa de muerte externa entre la población masculina española?:
   A) Suicidio.

B) Caídas accidentales.
C) Accidentes de tráfico.
D) Ahogamiento.

771- Las enfermedades terminales, especialmente en sus fases finales, se acompañan de síntomas que se caracterizan por:
A) Ser múltiples.
B) Aparecer durante largos periodos de tiempo.
C) Disminuir de intensidad a medida que progresa la enfermedad.
D) Ser constantes.

772- Constituyen retribuciones básicas, según el Estatuto Marco del Personal Estatutario de los servicios de Salud:
A) El sueldo, los trienios y las pagas extraordinarias.
B) El sueldo, el complemento de destino y la paga de vacaciones.
C) Los trienios, los quinquenios y los decenios.
D) El complemento de carrera, el complemento específico y el complemento de destino.

773- De las siguientes afirmaciones sobre la Reanimación Cardiorespiratoria (RCP), señale la respuesta INCORRECTA:
A) Realizar 30 compresiones por 2 ventilaciones con un solo reanimador.
B) En la edad pediátrica realizar 15 compresiones por 2 ventilaciones.
C) Dar 2 ventilaciones de rescate iniciales en el caso de RCP pediátrica.
D) El punto de masaje será en el centro del pecho.

774- ¿Qué incontinencia aparece con mayor frecuencia en el paciente anciano hospitalizado?
A) Transitoria.
B) De esfuerzo.
C) Por rebosamiento.
D) Funcional.

775- ¿Cuál de las siguientes no es un tipo de ostomía?
A) Ileostomía.
B) Colostomía sigmoidea.
C) Yeyunostomía.
D) Colostomía obliterante.

776- Cuando un medicamento viene etiquetado con el símbolo de termolábil, ¿qué indica?
A) Que es sensible a la luz.
B) Que es un medicamento para bajar la temperatura.
C) Que hay que guardar en frigorífico y mantener la cadena de frío.
D) Que es dispensado con receta médica.

777- Señale la respuesta incorrecta:
A) Para conservar la integridad de la piel los ancianos requieren baños menos frecuentes.
B) El crecimiento de la uña que invade tejido blando se le denomina paroniquia.
C) A la técnica de masaje de golpeo alternado de ambas manos sobre la espalda se le denomina tapotement o masaje de percusión.
D) El baño parcial puede ser completado por el auxiliar de enfermería o por el propio paciente.

778- ¿Qué tipo de desinfectante utilizaríamos para la desinfección de Endoscopios?
A) Ácido Peracético.
B) Peróxido de hidrógeno.
C) Glutaraldehidos.
D) Ortofenilfenól.

779- La sociedad española de cuidados paliativos, establece las bases principales de la terapéutica. indica cuál de las siguientes bases, no es correcta:
A) Atención integral.
B) Equipo interdisciplinar.
C) Concepción terapéutica activa.
D) Importancia del ambiente.

780- La alteración respiratoria caracterizada por una dificultad para respirar debido a un déficit del aporte de oxígeno, se denomina:
A) Apnea.

TEST 6 - PREGUNTAS

B) Bradipnea.
C) Disnea.
D) Hiperpnea.

781- Según el tipo de dependencia de las drogas, señale la de dependencia psicológica y física:
A) Cocaína.
B) LSD.
C) Heroína.
D) Hachís.

782- El material sanitario que tiene un sistema de cierre que lo deja fijo se dice que es:
A) Regulable.
B) Autorretentivo.
C) Ajustable.
D) Clamp Satinski.

783- La mastopatía fibroquística consiste en:
A) Un tumor maligno.
B) Tumores benignos de origen hormonal.
C) Una infección de tipo mamario.
D) Una hipertrofia mamaria.

784- Estados de déficit vitamínico. el déficit de vitamina B6 produce:
A) Fotofobia.
B) Irritabilidad, convulsiones.
C) Osteomalacia.
D) Hemorragias.

785- ¿Dónde se encuentra el centro regulador de la sed?
A) En el encéfalo.
B) En el hipotálamo.
C) En el cerebelo.
D) En la hipófisis.

786- El control nervioso del pulso en el ser humano reside en... (señale la respuesta correcta):
A) Lóbulo temporal.
B) Hipotálamo.
C) Bulbo raquídeo.
D) Lóbulo frontal.

787- Las muestras de líquido cefaloraquídeo para su estudio bioquímico:
A) Se deben mantener refrigeradas entre 4 y 6 grados centígrados.
B) Se deben mantener refrigeradas entre 18 y 20 grados centígrados.
C) Deben analizarse de inmediato.
D) Se deben mantener refrigeradas entre 10 y 15 grados centígrados.

788- ¿Qué es falso en relación a los medicamentos?
A) Sustancia administrada al organismo que es capaz de corregir, curar o prevenir una enfermedad.
B) El excipiente es el responsable de la acción farmacológica del medicamento.
C) Se componen de un principio activo y un excipiente.
D) El placebo es un agente con forma.

789- Para movilizar correctamente a los pacientes y prevenir dolores de espalda:
A) Cargaremos alejando al paciente de nuestro cuerpo y separando los pies.
B) Mantendremos la espalda curvada hacia el paciente y las piernas flexionadas.
C) Mantendremos la espalda recta, las piernas flexionadas y cargaremos lo más cerca del cuerpo posible.
D) Evitaremos utilizar medios mecánicos.

790- Ante una hemorragia externa, ¿cuál de las siguientes actuaciones NO es correcta?
A) Dejar la zona sangrante al descubierto.
B) Elevar la zona sangrante si afecta a alguna extremidad.
C) Evacuar al accidentado a un centro sanitario lo más tarde posible.
D) Colocar un torniquete cuando la hemorragia es muy grave.

791- Señale la respuesta incorrecta:

TEST 6 - PREGUNTAS

A) Los linfocitos nos defienden de las infecciones virales y ayudan en la defensa de bacterias y hongos.
B) Las células hemáticas y los factores de coagulación se estudian en el laboratorio de bioquímica.
C) Los hematíes transportan el oxígeno desde los pulmones a todos los tejidos y extraen el anhídrido carbónico de éstos para devolverlo a los pulmones a través de la hemoglobina.
D) La inmunoglobulina E es responsable de reacciones de anafilaxia y alergia.

792- Respecto al uso del Autoclave, una de estas afirmaciones no es un inconveniente:
A) Estropean los cortes del instrumental de filo.
B) No contamina ni deja residuos.
C) Se necesita mucho tiempo para envolver los materiales que se van a introducir.
D) Exige mucho cuidado en la carga (disposición de los paquetes).

793- Es cierto que los residuos de tipo II se eliminan:
A) En vertederos controlados exclusivamente.
B) En vertederos controlados o plantas incineradoras.
C) Según la normativa vigente por empresas especializadas.
D) Por esterilización y cremación.

794- ¿Puede procederse al tratamiento de datos de un menor de edad sólo con su consentimiento?
A) Para los menores de edad siempre se requerirá el consentimiento de los padres o tutores.
B) Si, si es mayor de 14 años y la Ley no exige para su prestación la asistencia de los titulares de la patria potestad o tutela.
C) Sí, si es mayor de 16 años.
D) No, en ningún caso.

795- ¿En qué posición corporal deberíamos poner a un paciente con una lipotimia?
A) Trendelemburg.
B) Prono o ventral.
C) Rosé.
D) Fowler.

796- De los siguientes tipos de drenaje, ¿Cuál es de aspiración por vacío?:
A) Redón.
B) Cigarrillo.
C) Penrose.
D) Tejadillo.

797- Es un objetivo del check list quirúrgico:
A) Notificar incidentes relacionados con la seguridad del paciente.
B) Comunicarse eficazmente e intercambiar información fundamental sobre el paciente para que la intervención se desarrolle perfectamente.
C) Cuantificar los consentimientos informados en los procedimientos quirúrgicos.
D) Establecer procedimientos que impidan la variabilidad en la práctica asistencial.

798- En la exploración física, cuando se realiza la auscultación de los pacientes, ¿qué instrumento se puede utilizar?
A) Esfingomanómetro.
B) Fibroscopio.
C) Fonendoscopio.
D) Optotipo.

799- Señale la respuesta correcta. la sonda Sengstaken-Blakemore:
A) Consta de tres luces y dos balones.
B) Su correcta colocación se comprueba mediante Rx.
C) Se emplea cuando hay sangrado digestivo en caso de varices esofágicas.
D) Todas son correctas.

800- Una de las características de la escucha activa es:
A) Asentir constantemente y no interrumpir, aunque no entendamos lo que nos quiere decir.
B) Interrumpir para contar experiencias personales.
C) Mostrar interés de forma verbal y no verbal.
D) No dar opción al enfermo a corregir nada de lo dicho.

801- El estudio de los mecanismos de acción de los fármacos y de sus efectos se conoce con el nombre de:

TEST 6 - PREGUNTAS

A) Farmacocinética.
B) Biotransformación.
C) Farmacodinámica.
D) Distribución.

802- La zona anatómica donde debe hacerse la compresión durante el masaje cardiaco externo es:
A) El tercio inferior del esternón.
B) El hemitórax izquierdo.
C) El hemitórax derecho.
D) El tercio superior del esternón.

803- Son signos precoces de muerte, señale la respuesta incorrecta:
A) Ausencia de pulso arterial.
B) Deshidratación.
C) Ausencia de reflejos.
D) Apnea.

804- ¿Qué tipo de droga es la cocaína?:
A) Depresor del sistema nervioso central.
B) Estimulante del sistema nervioso central.
C) Perturbadora del sistema nervioso central.
D) Depresor del sistema nervioso periférico.

805- ¿Qué es ortorexia?:
A) Percepción grave de la propia imagen.
B) Compulsión por comer.
C) Obsesión exagerada por la comida sana.
D) Preocupación obsesiva por el físico.

806- Indica la respuesta incorrecta. Para la obtención de una muestra de heces para la investigación de oxiuros es necesario:
A) No lavar la zona.
B) Recoger la muestra a primera hora de la mañana.
C) Recoger la muestra con papel adhesivo.
D) Recoger la muestra en tres días alternos.

807- ¿Cómo se denominan las percepciones falsas sin estímulos externos?
A) Delirios.
B) Alucinaciones.
C) Ideas narcisistas.
D) Ideas de referencia.

808- Habitualmente cursan con taquipnea. Señale la respuesta incorrecta:
A) La fiebre.
B) Las neumonías.
C) Las alcalosis respiratoria.
D) Todas son correctas.

809- Cuando un objeto está esterilizado, se dice que está:
A) Desinfectado.
B) Aséptico.
C) Limpio.
D) Ninguna pregunta es correcta.

810- Según la OMS, es una regla incorrecta para la preparación higiénica de los alimentos:
A) Al hervir alimentos como sopas y guisos se debe asegurar que alcanzan los 60ºC como mínimo en el centro del alimento.
B) Lavado de manos frecuente, y siempre al inicio y finalización de la manipulación de alimentos.
C) Evitar el contacto entre alimentos crudos y cocinados.
D) Conservar los alimentos cocinados calientes, por encima de los 60ºC hasta su consumo.

811- La apertura espontánea de los ojos en la escala de glasgow para el coma, se cataloga con:
A) 4 puntos.
B) 3 puntos.
C) 2 puntos.
D) 5 puntos.

TEST 6 - PREGUNTAS

812- ¿Cuál no es un tipo de estoma de eliminación?
A) Ileostomía.
B) Cecostomía.
C) Sigmoidectomia.
D) Yeyunostomía.

813- En el control de las deposiciones del usuario debemos valorar:
A) Número, consistencia.
B) Número, cantidad, consistencia, color.
C) Número, consistencia, color.
D) Número, cantidad.

814- Las papilas caliciformes perciben el sabor:
A) Dulce.
B) Salado.
C) Amargo.
D) Agrio.

815- Respecto a la esperanza de vida, señale la respuesta correcta:
A) Se calcula al nacer.
B) Se calcula a los 15 años.
C) Se calcula a los 65 años.
D) Se puede calcular a cualquier edad.

816- El pulsioxímetro no lo colocaremos en:
A) En dedo índice de la mano derecha.
B) En dedo índice del pie derecho.
C) En brazo derecho.
D) En oreja derecha.

817- El desbridamiento autolítico en las úlceras por presión consiste en:
A) Aplicación de productos enzimáticos tipo colagenasa (Iruxol).
B) Retirada de forma selectiva de tejido desvitalizado con un equipo (bisturí y pinzas) estéril y una técnica aséptica.
C) Aplicación de apósitos capaces de producir condiciones de cura húmeda, que favorezcan la acción de las propias enzimas.
D) Corresponde al desbridamiento quirúrgico.

818- En relación a los cuidados del paciente terminal, es falso que:
A) Intenten conseguir el máximo bienestar posible del paciente.
B) Intenten evitar el sufrimiento del paciente.
C) Terminen con el fallecimiento del paciente.
D) Intenten conseguir una muerte digna del paciente.

819- ¿Cuál de las siguientes, es una vitamina hidrosoluble?
A) Vitamina E.
B) Vitamina D.
C) Vitamina A.
D) Vitamina C.

820- Al pasar a un paciente de la cama a la camilla utilizando un transfer:
A) La cabecera de la camilla se coloca en perpendicular a la cabecera de la cama.
B) La cabecera de la cama debe coincidir con los pies de la camilla.
C) La camilla se coloca siempre paralela a la cama y la cabecera de la cama debede coincidir con la cabecera de la camilla.
D) Los pies de la cama deben coincidir con el cabecero de la camilla.

821- El grado I, en el sistema de promoción de la autonomía personal y atención a las personas en situación de dependencia, se corresponde con:
A) Dependencia Severa.
B) Gran Dependencia.
C) Dependencia Moderada.
D) No se considera Dependencia.

822- En la higiene del paciente encamado el agua se mantendrá a una temperatura de:
A) 35º a 36º C (temperatura ambiente 24º - 25º C).

B) 35º a 36º C (temperatura ambiente 25º - 30º C).
C) 30º a 35º C (temperatura ambiente 24º - 25º C).
D) 30º a 35º C (temperatura ambiente 25º - 30º C).

823- ¿Cuál no es un requisito de las superficies de apoyo?
A) Que sea eficaz en la reducción o alivio de la presión.
B) Que favorezcan y aumenten la superficie de apoyo.
C) Que disminuyan las fuerzas de cizallamiento.
D) Que tenga un bajo consumo energético.

824- Con respecto a la prevención de aparición de una U.P.P. se recomienda:
A) Masajear prominencias óseas enrojecidas en los cambios posturales para favorecer la vascularización de la zona.
B) No es necesario hacer una valoración de la piel de pacientes "con riesgo" en el momento de su ingreso pero sí, como mínimo tres veces al día durante su estancia.
C) Utilizar dispositivos tipo flotadores para aislar de presión las prominencias óseas.
D) Utilizar superficies dinámicas para pacientes con medio y alto riesgo.

825- A la eliminación física de material extraño en superficies y objetos inanimados se denomina:
A) Esterilización.
B) Antisepsia.
C) Desinfección.
D) Limpieza.

826- Como regla general, la modificación de la talla respecto a la altura en el envejecimiento puede ser hasta:
A) 4 - 5 cm.
B) 8 - 9 cm.
C) 10 - 15 cm.
D) 6 - 7 cm.

827- ¿Qué material se coloca en la bandeja superior y cajones del carro de curas?
A) Gasas o compresas estériles.
B) Esparadrapo.
C) Vendas.
D) Guantes.

828- Cuál de las siguientes patologías está producida por exceso de algún nutriente en la dieta:
A) Ateroesclerosis.
B) Osteomalacia.
C) Raquitismo.
D) A y B son ciertas.

829- Qué glándulas salivares desembocan a través del conducto de Wharton:
A) Submaxilares.
B) Parótidas.
C) Sublinguales.
D) Paratiroides.

830- En esterilización el valor Z indica:
A) Temperatura requerida para reducir en un 90% los microorganismos, sobre un objeto determinado en un tiempo concreto.
B) Tiempo de reducción decimal de una carga de microorganismos.
C) Tiempo necesario para reducir en un 90% los microorganismos, sobre un objeto determinado, a una temperatura concreta.
D) Ninguna es correcta.

831- 100 Gr. de leche entera de vaca, contiene 2 gr. de proteínas, 3 gr. de grasa y 4 gr. de hidratos de carbono. ¿cuántas calorías contiene en total?
A) 47 calorías.
B) 60 calorías.
C) 65 calorías.
D) 90 calorías.

832- Respecto a los modelos de enfermería, el de suplencia y ayuda fue desarrollado por:
A) Florence Nigtingale.

TEST 6 - PREGUNTAS

B) Calista Roy.
C) King.
D) Dorotea Orem.

833- ¿Cual es la afirmación correcta?
A) Drenaje de Redón: consistente en tubo decaucho o de látex de una sola luz, y de distintos diámetros, fijado a la piel con un punto de seda. Se utilizan para el control de hemorragias postoperatorias.
B) Drenaje por Aspiración: consiste en un tubo de silicona en forma de T. Se utiliza en colecistectomías.
C) Drenaje de Tejadillo: consistente en una lámina de silicona flexible y con irregularidades en su superficie que se utiliza en heridas contaminadas para que no cierren con la infección en su interior y lo hagan por segunda intención.
D) Drenaje de Penrose: Consiste un tubo de material de plástico flexible y con unos agujeros o hendiduras en el extremo, que se coloca en el lugar donde se quiere drenar, el otro extremo se adapta herméticamente a un recipiente estéril y con vacío, para producir una aspiración continua.

834- Ismael es un paciente que ingresa en su unidad. Su diagnóstico principal es Alzheimer en fase avanzada; no controla sus esfínteres y no se mueve deforma independiente, por lo que permanece bastante tiempo sentado en el sillón. ¿cuál de los siguientes sería un factor intrínseco para la predisposición de la aparición de úlceras por presión en este paciente?
A) Fricción.
B) Presión.
C) Tiempo.
D) Disminución de la percepción.

835- Para realizar el transporte de un paciente que no colabora de la cama a la camilla con seguridad, ¿cuál es el número mínimo de personas necesarias?
A) 1.
B) 2.
C) 3.
D) 4.

836- Los fluidos biológicos que deben considerarse en su conjunto como de riesgo son:
A) Semen.
B) Eritrocitos.
C) Liquido cefalorraquídeo.
D) Todas las respuestas son correctas.

837- Señale cuál de los siguientes índices, escalas o cuestionarios valora las A.B.V.D. (actividades básicas de la vida diaria):
A) Escala de Norton.
B) Índice de Barthel.
C) Cuestionario de Pfeiffer.
D) Escala de Hamilton.

838- ¿A qué nos referimos cuando hablamos de sensación auditiva que va asociada a la frecuencia de los sonidos y se refiere a la altura del ruido?
A) Potencia.
B) Tono.
C) Intensidad.
D) Timbre.

839- Las formas farmacéuticas sólidas destinadas generalmente a la vía oral, caracterizadas por presentar una cubierta constituida fundamentalmente por gelatina hidratada, se denominan:
A) Tabletas.
B) Grageas.
C) Pastillas.
D) Cápsulas.

840- El ensañamiento terapéutico es característico en:
A) Eutanasia activa.
B) Eutanasia pasiva.

TEST 6 - PREGUNTAS

C) Distanasia.
D) Adistanasia.

841- Señale la opción correcta en cuanto a la iluminación artificial, según lo establecido en el Real Decreto 486/1997, de 14 de abril, por el que se establecen las disposiciones mínimas de seguridad y salud en los lugares de trabajo:
A) En áreas o locales de uso habitual el nivel mínimo será de 100 lux.
B) En áreas o locales de uso habitual el nivel mínimo será de 200 lux.
C) En áreas o locales de uso habitual el nivel mínimo será de 150 lux.
D) En áreas o locales de uso ocasional el nivel mínimo será de 100 lux.

842- Respecto al pulmón derecho, señale la respuesta correcta:
A) Es más pequeño que el izquierdo.
B) Consta de tres lóbulos.
C) Los lóbulos están delimitados por una cisura oblicua.
D) Contiene ocho segmentos.

843- La reabsorción activa de sodio y pasiva de cloro, y la secreción de potasio, se lleva a cabo en:
A) Túbulo contorneado proximal.
B) Asa de Henle.
C) Túbulo contorneado distal.
D) Túbulo colector.

844- A medida que envejecemos, la piel del anciano se arruga, ¿porqué?
A) Con la edad pierde adrenalina.
B) Con la edad gana sales minerales.
C) Las células de la piel con la edad pierden la membrana externa.
D) Con la edad pierde elasticidad.

845- Señale el grado de desinfección del glutaraldehído dependiendo del tiempo de exposición:
A) 15 minutos, esterilización.
B) 20 minutos, desinfección nivel alto.
C) 5 minutos, desinfección nivel bajo.
D) 12 horas, esterilización.

846- Señale cuál de las siguientes afirmaciones es la correcta para evitar la broncoaspiración:
A) Inspeccionaremos la boca del paciente para comprobar que no haya restos de alimentos.
B) Mantendremos al residente incorporado durante la ingesta y en posición horizontal tras la ingesta.
C) Mantendremos al paciente en posición de Fowler entre media y una hora después de la ingesta.
D) Son correctas A y C.

847- En relación con la acción de los músculos sinérgicos, es CIERTO que:
A) Elevan una parte del cuerpo.
B) Permiten el giro de un hueso.
C) Disminuyen el ángulo de una articulación.
D) Mueven un apéndice hacia la línea media del cuerpo.

848- Al descenso brusco del flujo de sangre que llega al cerebro, desencadenado por el aumento excesivo de las contracciones del corazón, se le llama:
A) Sincope.
B) Asfixia.
C) Lipotimia.
D) Infarto de miocardio.

849- La víscera más voluminosa de nuestro organismo es:
A) Páncreas.
B) Esófago.
C) Hígado.
D) Faringe.

850- Señale la modificación del estilo de vida que ha demostrado tener impacto en la reducción de la tensión arterial en el anciano:
A) Tomar alimentos con un contenido reducido de grasa saturada.
B) Consumo dieta rica en frutas, y verdura.

TEST 6 - PREGUNTAS

C) Actividad aeróbica regular como caminar al aire libre (al menos 30 minutos/día, la mayoría de días de la semana).
D) Todas las anteriores.

851- ¿Qué beneficios obtendrán los pacientes que reciben oxigenoterapia domiciliaria de forma correcta en tiempo y dosis?:
A) Viven más años pero con peor calidad de vida.
B) Mejoran el sueño, estado de ánimo, memoria y aumentaría la somnolencia.
C) Mantiene el esfuerzo respiratorio.
D) Disminuye la sobrecarga y el trabajo del corazón.

852- ¿Que tipo de sonda es la sonda Nutrisoft?
A) Es una sonda nasogástrica.
B) Es una sonda rectal.
C) Es una sonda de gastrostomía.
D) Es una sonda postpilórica.

853- Respecto a los fecalomas, señale la incorrecta:
A) También se denomina impactación fecal.
B) Suelen darse en ancianos incapacitados.
C) La localización más frecuente es el colón proximal.
D) Es una acumulación de heces endurecidas.

854- La realización de movilizaciones sistemáticas en el anciano produce efectos positivos en su esfera:
A) Física, psíquica.
B) Social, familiar.
C) Psíquica, física, social.
D) Psíquica, social.

855- Entre las complicaciones de la nutrición parenteral se encuentra:
A) Broncoaspiración.
B) Nauseas y vómitos.
C) Fiebre.
D) Obstrucción de la sonda.

856- En el anciano encamado, el aseo corporal...
A) Alivia las rigideces articulares.
B) Alivia el dolor.
C) Reduce el prurito que origina la piel seca.
D) Todas son correctas.

857- Denominamos precauciones estándar a:
A) Precauciones para todos los pacientes que son atendidos en el medio sanitario.
B) Precauciones en el aislamiento de secreciones.
C) Precauciones para las enfermedades muy contagiosas.
D) Las destinadas a evitar el riesgo de contagio de microorganismos altamente resistentes.

858- Son síntomas de shock hipovolémico:
A) La fiebre.
B) El pulso débil y acelerado.
C) La cetoacidosis.
D) La seborrea.

859- Antonia, Auxiliar de Enfermería está colaborando en los cuidados hacia María Gómez, considerada como "anciana frágil". Se puede encontrar con:
A) Que la capacidad funcional está aparentemente bien conservada para las actividades básicas de la vida diaria.
B) Que no presenta dificultades en tareas instrumentales más complejas.
C) Es una persona mayor de 65 años y con ausencia de enfermedad.
D) Ninguna es la respuesta correcta.

860- La prevención secundaria tiene como objetivo:
A) Potenciar el nivel de salud de toda la población en su vida cotidiana.
B) Conseguir que una vez la enfermedad esté instaurada, sus secuelas causen la mínima incapacidad.

TEST 6 - PREGUNTAS

C) Evitar los problemas de salud adiestrando a los ciudadanos en la adquisición de hábitos saludables.
D) Diagnosticar y tratar precozmente la enfermedad.

861- Para determinar las características físico-químicas de la orina en pacientes que colaboran, se utilizará la técnica de:
A) Recogida simple de orina.
B) Recogida de la orina de 24 horas.
C) Recogida de orina por sondaje vesical.
D) Recogida de orina para urocultivo.

862- ¿Cuales de las siguientes posiciones son las más adecuadas para un paciente con problemas respiratorios?
A) Las posiciones de Sims, Fowler y Ortopneica.
B) Las posiciones de Fowler, Morestin y Ortopneica.
C) Las posiciones de Morestin, Ginecológica y Mahometana.
D) Las posiciones de Fowler, Morestin y Mahometana.

863- El concepto de ancianidad se considera:
A) A la edad de 65 años.
B) A la edad de 80 años.
C) A la edad de 70 años.
D) No tiene edad.

864- De los siguientes dispositivos para administrar oxígeno a un paciente, ¿cuál está especialmente indicado para enfermos con insuficiencia respiratoria aguda o grave?
A) Cánulas o gafas nasales.
B) Mascarilla tipo Venturi.
C) Mascarilla simple de oxígeno.
D) Cánula nasal con reservorio.

865- En el método de esterilización denominado Estufa Poupinel, interviene un agente de naturaleza:
A) Química.
B) Gaseosa.
C) Física.
D) Ninguna es correcta.

866- No es un síntoma frecuente en los pacientes en fase terminal:
A) Eupnea.
B) Anorexia.
C) Caquexia.
D) Sequedad bucal.

867- ¿En qué caso está contraindicado la realización de un enema de limpieza a un paciente encamado?
A) Obstrucción intestinal.
B) Asma.
C) Antes de cirugía abdominal.
D) Estreñimiento.

868- ¿Qué valora el índice de Katz?:
A) Las relaciones sociales del anciano, lectura, comprensión y memoria.
B) Las condiciones cognitivas, atención, función ejecutiva y recuerdo.
C) Las actividades de la vida diaria.
D) Las actividades culturales y ocupación del tiempo.

869- Cuál de los siguientes factores puede ayudar a la adaptación del usuario al centro:
A) Obligar a que las llamadas telefónicas que efectúen a sus familiares se hagan bajo control y en presencia del personal de la residencia.
B) Restringir el uso de objetos personales en la habitación.
C) Realizar actividades de estimulación o entretenimiento.
D) Disponer únicamente de armarios sin cerradura.

870- Respecto a las sujeciones físicas:
A) En caso de riesgo vital urgente, pueden ser prescritas por el facultativo que asista al paciente, sin tener que ser ratificada posteriormente por su médico residencial.

B) Debe existir un consentimiento informado, firmado por el paciente, o en su defecto, por su familiar o representante legal y su médico.
C) Una vez formado el consentimiento y justificada la necesidad de la sujeción física no pueden ser revocados por su familiar o representante legal.
D) La autorización se hará extensiva a cualquier medida de sujeción que considere oportuno el auxiliar de enfermería.

871- ¿Que otro nombre reciben los hidratos de carbono?
A) Lípidos.
B) Glúcidos o azucares.
C) Sales minerales.
D) Grasa lácteas.

872- Es un envoltorio grado médico:
A) Papel corriente.
B) Papel mixto.
C) Muselina.
D) Contenedores rígidos.

873- ¿Cuál de las siguientes funciones no es propia del sistema musculoesquelético?
A) Movimiento.
B) Regulación térmica.
C) Hematopoyesis.
D) Reservorio de sales minerales.

874- En el grado o Estado III de las UPP, nos encontramos con la siguiente afectación:
A) Lesión de dermis y epidermis.
B) Daño óseo.
C) Necrosis celular y extensión de la lesión hasta la fascia subyacente, sin atravesarla.
D) Lesión de dermis y comienzo de afectación de hipodermis.

875- En los cuadrantes superiores del abdomen se encuentran:
A) Hipocondrio izquierdo y derecho y epigastrio.
B) Hipocondrio izquierdo y derecho e hipogastrio.
C) Fosa ilíaca izquierda y derecha e hipogastrio.
D) Vacío izquierdo y derecho y mesogastrio.

876- Cuando cesa la circulación sanguínea y el hipotálamo deja de funcionar, la temperatura del cuerpo cae:
A) 1ºC por hora.
B) 2ºC por hora.
C) 3ºC por hora.
D) 4ºC por hora.

877- La comunicación escrita es un tipo de comunicación:
A) Oral.
B) Contextual.
C) No verbal.
D) Verbal.

878- ¿Quién fue la pionera de los cuidados paliativos dando comienzo en la "década de los 60" al "Movimiento Hospice"?
A) Florencia Nightingale.
B) Virginia Henderson.
C) Cicely Saunders.
D) Kübbler Ross.

879- Un mecanismo indirecto para transmitir una enfermedad es:
A) Fómites.
B) Alimentos y agua.
C) Artrópodos y suelo.
D) Todas las anteriores.

880- Los principios básicos de la prevención de riesgos biológicos se centran en la utilización de barreras físicas, químicas, biológicas y educativas. ¿Cuál de las siguientes no es una barrera física?
A) Los filtros de flujo laminar.

B) La utilización de lugares restringidos.
C) Medidas de aislamiento como batas, guantes, mascarillas, etc...
D) La desinfección y esterilización de materiales.

881- ¿Cómo se selecciona la longitud adecuada de una cánula de Guedel?
A) Es igual a la longitud del dedo anular del paciente.
B) Es igual al tamaño longitudinal del pabellón auricular.
C) Es igual a la distancia que existe entre la comisura de los labios y el lóbulo del pabellón auricular.
D) No es importante la longitud, sólo el grosor.

882- El lavado de manos quirúrgico debe durar aproximadamente:
A) 2 minutos.
B) 5 minutos.
C) 12 minutos.
D) 110 minutos.

883- ¿Qué prepararemos al enfermero o enfermera para realizar un sondaje vesical con el fin de realizar una irrigación vesical continua?
A) Una sonda Levin de tres luces.
B) Una sonda Foley de tres luces.
C) Una sonda Foley de dos luces.
D) Una sonda Nelaton de tres luces.

884- Entre los autocuidados que se pueden recomendar para evitar las náuseas y vómitos de la gestante se encuentran todos los siguientes, excepto:
A) Hacer periodos largos de ayuno.
B) Es preferible hacer 5-6 comidas ligeras al día.
C) Evitar fritos, comidas especiadas, de fuertes olores o que produzcan gases.
D) Evitar el tabaco.

885- Cuando el objetivo es disminuir o destruir los microorganismos transeúntes y se realiza en cada turno con excepción de las zonas de alto riesgo, como los quirófanos, enjabonarse las manos durante 10 o 15 segundos con un antiséptico se denomina:
A) Lavado de manos quirúrgico.
B) Lavado de manos antiséptico.
C) Lavado de manos por fricción.
D) Lavado de manos por contaminación.

886- Siempre que sea factible, se propondrá al paciente la posibilidad de realizar el lavado del área genital él mismo, proporcionándole el material necesario. En el caso de pacientes dependientes, esta técnica de aseo se realizará:
A) De abajo hacia arriba y de afuera hacia dentro.
B) De arriba hacia abajo y de afuera hacia dentro.
C) De abajo hacia arriba y de dentro hacia fuera.
D) De arriba hacia abajo y de dentro hacia afuera.

887- En relación con la higiene del anciano señale la respuesta correcta:
A) Una vez aclarado no es necesario secarle.
B) La piel descamada evita la proliferación de bacterias.
C) Una mala higiene no previene la aparición de úlceras.
D) Todas las respuestas son erróneas.

888- ¿Cuál de estos cuidados no es función del T.C.A.E. en salud mental?
A) Realización de los cuidados básicos de los pacientes.
B) Seguimiento y evaluación del Plan de Intervención de cada paciente.
C) Soporte a los usuarios en el cuidado de sí mismo.
D) Intervenciones individuales para la reorganización del comportamiento.

889- La capacidad que tiene una persona para ponerse en el lugar de otro y compartir sus sentimientos se denomina:
A) Empatía.
B) Comprensión.
C) Amistad.
D) Atención.

TEST 6 - PREGUNTAS

890- En las relaciones Interpersonales, el estado afectivo del ánimo que se produce por causas que impresionan, influyendo en la toma de decisiones se denomina:
 A) Sentimiento.
 B) Acción.
 C) Intencionalidad.
 D) Percepción.

891- ¿Por qué puede ocurrir la deshidratación?
 A) Por diarrea.
 B) Por sudoración deficiente.
 C) Por disuria.
 D) Por una ingesta excesiva de líquidos.

892- ¿Qué mide la escala de Katz?
 A) Mide el grado de dolor que afecta a la persona con una enfermedad.
 B) Mide el índice de dependencia para llevar a cabo las actividades de la vida diaria.
 C) Mide el nivel de adaptación al cambio.
 D) Mide el grado de satisfacción de los clientes que utilizan el sistema de salud.

893- Señale la opción incorrecta en relación al trabajo de equipo en el campo sanitario:
 A) El trabajo de equipo implica que todas las personas involucradas estén orientadas hacia una meta común.
 B) La capacidad de resolver un problema complejo, es mayor por parte de un individuo aislado, es más inteligente y se centra en ese problema no diluye la atención.
 C) Todos los equipos son grupos, pero no todos los grupos son equipo.
 D) La decisión de trabajar en equipo tiene que ser compartida necesariamente por cada uno de los integrantes del equipo.

894- Indique las medidas de prevención sobre las personas susceptibles:
 A) Quimioprofilaxis, inmunización activa, inmunización pasiva y educación sanitaria.
 B) Inmunización activa y pasiva.
 C) Educación sanitaria.
 D) Quimioprofilaxis y educación sanitaria.

895- ¿Cuál de los siguientes alimentos tiene grasas ricas en ácidos monoinsaturados?
 A) Aceite de palma.
 B) Leche y queso.
 C) Carne de cerdo.
 D) Cacahuete.

896- En un paciente inconsciente, el auxiliar de enfermería debe:
 A) Dejar al paciente, en la posición en la que se lo encontró. Sin moverle.
 B) Realizar la apertura de la vía aérea (boca, faringe, laringe, tráquea y pulmones) para garantizar que el paciente puede respirar.
 C) Se reevaluará la situación frecuentemente.
 D) Elevar la voz, hasta que el paciente responda.

897- ¿Cuál de los siguientes procedimientos no se utiliza para esterilizar?
 A) Formol.
 B) Rayos ultravioleta.
 C) Flameado.
 D) Fenol.

898- La técnica de desinfección que consiste en introducir instrumentos en una solución desinfectante durante cierto tiempo, se denomina:
 A) Loción.
 B) Pulverización.
 C) Inmersión.
 D) Fumigación.

899- Para usar la toma de Oxígeno de la pared no es necesario:
 A) El sistema de aporte de Oxígeno.
 B) El Caudalímetro.
 C) El Manómetro.
 D) El Humidificador.

TEST 6 - PREGUNTAS

900- La disminución gradual de la temperatura del cuerpo después de la muerte se denomina:
    A) Rigor mortis.
    B) Algor mortis.
    C) Livor mortis.
    D) Tigor mortis.

TEST 6 - PREGUNTAS

RESPUESTAS TEST 6

751 B	776 C	801 C	826 C	851 D	876 A
752 D	777 B	802 A	827 A	852 D	877 D
753 C	778 A	803 B	828 A	853 C	878 C
754 B	779 B	804 B	829 A	854 C	879 D
755 C	780 C	805 C	830 A	855 C	880 D
756 C	781 C	806 D	831 A	856 D	881 C
757 C	782 B	807 B	832 D	857 A	882 B
758 C	783 B	808 D	833 C	858 B	883 B
759 C	784 B	809 B	834 D	859 D	884 A
760 D	785 B	810 A	835 C	860 D	885 B
761 C	786 C	811 A	836 D	861 A	886 D
762 C	787 C	812 C	837 B	862 B	887 C
763 D	788 B	813 B	838 B	863 A	888 B
764 A	789 C	814 C	839 D	864 B	889 A
765 B	790 C	815 D	840 C	865 C	890 A
766 C	791 B	816 C	841 A	866 A	891 A
767 D	792 B	817 C	842 B	867 A	892 B
768 C	793 B	818 C	843 C	868 C	893 B
769 D	794 B	819 D	844 D	869 C	894 A
770 A	795 A	820 C	845 D	870 B	895 D
771 A	796 A	821 C	846 D	871 B	896 B
772 A	797 B	822 A	847 C	872 B	897 B
773 C	798 C	823 D	848 A	873 B	898 C
774 A	799 D	824 D	849 C	874 C	899 C
775 D	800 C	825 D	850 D	875 A	900 B

Fallos:

TEST 7

901- Señale la respuesta correcta en relación a la edad avanzada:
A) La familia continúa siendo el principal pilar afectivo.
B) La familia cada vez tiene menos importancia.
C) Cuando una persona ingresa en una institución nunca tiene problemas a la hora de afrontar el desarraigo afectivo.
D) Normalmente la pérdida del cónyuge no es visto como algo traumático y se considera como un proceso de la vida.

902- En la muestra por punción suprapúbica, si la persona lleva una sonda de Cateterización vesical permanente es necesario:
A) Tomar la muestra directamente de la bolsa de diuresis.
B) Pinzar la sonda con unas pinzas de kocher durante 10-20 minutos.
C) Pinzar la sonda con una pinza de kocher durante 30 - 60 minutos.
D) Puncionar la sonda por la parte del conducto de entrada de aire para el "balón".

903- En relación a la conservación de las vacunas. ¿Qué es la cadena de frio?
A) Se denomina "cadena de frío" al complejo sistema de conservación, manejo, transporte y distribución de las vacunas que asegura su conservación en condiciones adecuadas de luz y temperatura, garantizando su inmunogenicidad, desde la salida del laboratorio fabricante hasta su administración al paciente.
B) Es la colocación de los frascos y las ampollas de las vacunas en bandejas perforadas, sobre superiores y centrales de la refrigeradora, dejando un espacio de 0.5 cm, entre sí, para que circule el aire.
C) Son recursos financieros, de los que dependen las vacunas para su fabricación.
D) Es una acción conjunta de las naciones del mundo, de la Organización Mundial de la Salud (OMS) y la Organización Panamericana de la Salud (OPS).

904- El denominado "balón de rugby" o "a la inversa" con el recién nacido es una técnica para. Señale la respuesta correcta:
A) Técnica para el juego.
B) Técnica para succionar.
C) Técnica para andar.
D) Técnica para amamantar.

905- En la evaluación psicológica de los pacientes alcohólicos se utilizan diferentes cuestionarios, los cuestionarios cage son cuestionarios específicos de:
A) Cribado.
B) Confirmación.
C) Gravedad.
D) Personalidad.

906- En cuál de los siguientes ámbitos de atención no encontramos habitualmente efectos adversos relacionados con la seguridad del paciente:
A) Cuidados intensivos.
B) Urgencias hospitalarias.
C) Atención Primaria.
D) En todos los anteriores podemos encontrarnos efectos adversos.

907- ¿Qué maniobra es válida en caso de atragantamiento en un adulto consciente?
A) Frente-mentón.
B) Heimlich.
C) Wallace.
D) Tracción mandibular.

908- En la zona de empaquetado de material estéril la TCAE NO deberá:
A) Preparar los paquetes de material para su esterilización.
B) Colocar los controles físicos o biológicos necesarios.
C) Lubricar y clasificar el material a esterilizar.
D) Poner las fechas de envasado e identificación de los paquetes.

909- En la glucemia al azar se mide el nivel de glucosa obtenido:

TEST 7 - PREGUNTAS

  A) Siempre a media noche.
  B) En cualquier momento del día.
  C) Siempre antes del desayuno.
  D) Siempre después de cenar.

910- Como antagonista a una intoxicación aguda por opiáceos, usaremos:
  A) Naloxona.
  B) Flumacenilo.
  C) N-acetil-cisteína.
  D) No existe antagonista.

911- Entre las actividades realizadas por enfermería para la higiene diaria del paciente terminal destaca:
  A) Aprovechar el momento en el que el paciente esté más fuerte o animado.
  B) Respetar su intimidad.
  C) Utilizar sus propios efectos personales.
  D) Todas son correctas.

912- La fenilcetonuria es:
  A) Una infección ocular grave del recién nacido, producida al pasar por el canal del parto.
  B) Una alteración del metabolismo del recién nacido que le impide asimilar alguna de las proteínas de la leche materna.
  C) Un déficit de vitamina K en el recién nacido, que le provoca hemorragias digestivas.
  D) Ninguna es cierta.

913- La reabsorción activa de sodio y pasiva del cloro, y la secreción de potasio se lleva a cabo en:
  A) Túbulo contorneado distal.
  B) Túbulo colector.
  C) Asa de Henle.
  D) Túbulo contorneado proximal.

914- Indique los eslabones de la cadena epidemiológica:
  A) Fuentes de infección, mecanismo de transmisión y huésped.
  B) Fuentes de infección, huésped y portador.
  C) Mecanismos de transmisión, huésped y material inanimado.
  D) Todas son verdaderas.

915- Al conjunto de las medidas utilizadas para prevenir la diseminación de infecciones a los pacientes, al personal sanitario, a los visitantes y al medio ambiente sanitario se denomina:
  A) Técnicas de higiene.
  B) Técnicas de limpieza.
  C) Técnicas de aislamiento.
  D) Técnicas de esterilización.

916- El estadio III de las úlceras por presión es:
  A) Necrosis del tejido subcutáneo, del músculo y del hueso (estructuras de sostén).
  B) Disminución del grosor del tejido cutáneo afectando a la dermis y epidermis.
  C) Una pérdida total del grosor de la piel que se acompaña de lesión o necrosis del tejido subcutáneo.
  D) Afectación importante del hueso produciendo procesos como osteomielitis, osteítis, etc.

917- En oxigenoterapia, el sistema que sigue el principio de Bernoulli es:
  A) De alto flujo.
  B) Mascarilla tipo Venturi.
  C) A y B son correctas.
  D) Ninguna es correcta.

918- El efecto halo "halo effect" está asociado a la comunicación, ¿a qué nos referimos cuando hablamos de efecto halo?
  A) A la ausencia de comunicación.
  B) A la comunicación escrita.
  C) A la comunicación no verbal.
  D) A las barreras de la comunicación.

919- En cuanto a conservación y transporte de las muestras biológicas, ¿cuál de las siguientes se debe mantener refrigeradas hasta su análisis?
  A) Esputos.

B) Muestra de líquido cefalorraquídeo.
C) Exudados.
D) Contenido gástrico.

920- ¿Qué número de necesidades básicas del paciente se corresponden con las establecidas en la teoría de Virginia Henderson?
A) 14.
B) 26.
C) 18.
D) 32.

921- Señale cuál de las siguientes afirmaciones sobre las sondas de alimentación es incorrecta:
A) Antes de administrar el alimento por sonda nasogástrica, hay que conectar la jeringa y aspirar líquido gástrico para comprobar que está en el estómago.
B) Después de administrar el alimento por sonda nasogástrica, hay que pasar de 30 a 50cc. de agua para limpiarla.
C) Si se administra la comida mediante una botella de preparado comercial, se cuelga en un pie de gotero, se conecta a la sonda y se ajusta la velocidad de suministro.
D) Después de administrar el alimento por sonda nasogástrica debe dejarse al paciente cómodo, en decúbito supino, sin elevar nunca su espalda.

922- En la higiene bucal, para eliminar las placas bucales de sarro en la persona mayor dependiente se utiliza:
A) Peróxido de hidrógeno diluido y soluciones de bicarbonato.
B) Soluciones con vitamina C.
C) A y B son correctas.
D) Ninguna de las anteriores se utiliza.

923- La eliminación de orina poco concentrada se denomina:
A) Oliguria.
B) Uremia.
C) Polaquiuria.
D) Hipostenuria.

924- Se dice que un paciente tiene polaquiuria cuando:
A) Tiene dificultad o dolor al orinar.
B) Orina un mayor número de veces.
C) Tiene retención urinaria.
D) Tiene ganas de orinar constantemente.

925- ¿Qué se define como la exposición que sufre un trabajador a sangre, tejidos o fluidos potencialmente infecciosos a través de una herida percutánea, contacto con mucosa o sobre piel no intacta?
A) Riesgo microbiológico.
B) Accidente de riesgo biológico.
C) Circunstancia bacteriológica.
D) Incidente biológico.

926- En las úlceras por presión, si están afectadas epidermis, dermis y tejido subcutáneo, estamos frente a:
A) Una úlcera por presión de primer grado.
B) Una úlcera por presión de segundo grado.
C) Una úlcera por presión de tercer grado.
D) Una úlcera por presión de cuarto grado.

927- Según establece la Ley 41/2002, de Autonomía del Paciente, ha de constar siempre por escrito:
A) La información al paciente.
B) El consentimiento informado.
C) La aceptación del tratamiento.
D) La negativa al tratamiento.

928- Para favorecer el buen funcionamiento de los equipos de trabajo se deben tener en cuenta los siguientes elementos básicos:
A) Estructura física del edificio, recursos materiales y recursos humanos.
B) Jerarquía en el mando y la organización del trabajo.

TEST 7 - PREGUNTAS

C) Liderazgo, las relaciones personales y las retribuciones económicas.
D) Dimensión social, dimensión técnica y estructura organizativa.

929- Una punción capilar se realiza:
A) En el pulpejo del dedo.
B) Vena superficial del cráneo.
C) Arteria radial.
D) Vena cefálica.

930- ¿Cuál NO es una complicación del trastorno depresivo?:
A) Suicidio y otros actos violentos.
B) Problemas familiares y laborales.
C) Neurosis y psicosis.
D) Vigorexia.

931- El estado de ánimo anormalmente alto se denomina:
A) Trastorno afectivo.
B) Esquizofrenia paranoide.
C) Episodio maníaco.
D) Delirio de interpretación.

932- La limpieza específica de la cara oclusal de los dientes se realizará:
A) Colocando un cepillo sobre ella y realizando movimientos circulares.
B) Colocando un cepillo sobre ella y realizando movimientos en dirección horizontal (de atrás hacia adelante).
C) Se le invita al paciente a que realice enjuagues con colutorio, durante tres o cuatro segundos.
D) La cara oclusal no se debe enjuagar, se limpiará con torunda por turno a todos los pacientes que no estén en dieta absoluta.

933- Se define como el cuarto estado de la materia (además de líquido, sólido y gaseoso) intermedio entre líquido y gas, que a simple vista parece un respirador de color intenso a:
A) Formaldehído.
B) Plasma de peróxido de hidrogeno.
C) Óxido de etileno.
D) Ácido paracético.

934- La aplicación de calor sobre el organismo, no produce:
A) Vasoconstricción.
B) Analgesia.
C) Relajación muscular.
D) Favorece la cicatrización.

935- No es un factor intrínseco en las UPP (úlceras por presión):
A) Disminución de la percepción sensorial.
B) Presión, cuando los cambios de posición no son frecuentes.
C) Sobrepeso y delgadez.
D) Pérdida de la función sensitiva y motora.

936- Con respecto al lavado de los pies, ¿qué afirmación es correcta?
A) Se cortarán las uñas de los pies antes de lavarlos.
B) Se sumergirán los pies en agua fría.
C) Cortaremos las uñas de forma recta.
D) Las respuestas B y C son correctas.

937- La actuación frente a la violencia de pareja hacia las mujeres se puede sistematizar en las siguientes fases:
A) Detección, entrevista, valoración y diagnóstico.
B) Detección, entrevista, valoración, diagnóstico y actuación.
C) Detección, valoración, intervención, derivación, activación e información de otros recursos, registro.
D) Detección, entrevista, intervención, activación e información de otros recursos, denuncia.

938- Según el art. 5 de la Ley 55/2003, de 16 de diciembre, del Estatuto Marco del Personal Estatutario de los Servicios de Salud, los criterios de clasificación del personal estatutario son:
A) Exclusivamente por el tipo de nombramiento y al nivel del título exigido.
B) La función desarrollada, al nivel del título exigido para el ingreso y al tipo de nombramiento.

TEST 7 - PREGUNTAS

C) La formación académica, formación continuada y experiencia profesional.
D) Tipo de nombramiento, función desarrollada y formación académica.

939- ¿Cuántas fases de sonido tienen los ruidos de KOROTKOFF?
A) 5.
B) 3.
C) 4.
D) Ninguna.

940- El acto voluntario mediante el cual las personas seleccionan los alimentos que van a consumir se denomina:
A) Dietética.
B) Nutrición.
C) Comer.
D) Alimentación.

941- Los usuarios del Sistema Nacional de Salud según el Artículo 10 del Real Decreto 1030/2006, de 15 de septiembre, tendrán derecho a:
A) La información, y, en su caso, tramitación de los procedimientos administrativos necesarios para garantizar la continuidad de la atención sanitaria.
B) La expedición de los partes de baja y demás informes clínicos para la valoración de la incapacidad u otros efectos.
C) La documentación o certificación médica de nacimiento, defunción y demás extremos para el Registro Civil.
D) Todas son correctas.

942- ¿Cómo se denomina al volumen de aire que queda en los pulmones despues de una respiración forzada (1200ml)?
A) Volumen de ventilación pulmonar.
B) Volumen de reserva espiratoria.
C) Volumen residual.
D) Volumen de reserva inspiratoria.

943- ¿Para qué se utiliza una férula de Braun?
A) Para inmovilización cervical.
B) Para mantener un miembro inferior semiflexionado o inmovilizado.
C) Para mantener un miembro superior en abducción tras una fractura.
D) Para la fijación externa de las fracturas.

944- Es característico de la historia clínica en atención primaria:
A) Incluir actividades de prevención y promoción de la salud.
B) Que exista una continuidad en la relación médico-paciente.
C) Estar orientada al diagnóstico y tratamiento.
D) Las respuestas A y B son correctas.

945- ¿Es correcto el uso de agua fría en un paciente con quemaduras?
A) No, porque podría aumentar el edema.
B) Si, porque de este modo no se enfría la zona.
C) No, porque aumenta el dolor.
D) Si, si se emplea durante 5 0 10 minutos.

946- Una puntuación en la escala de Norton de 28 indicaría:
A) No riesgo.
B) Riesgo alto.
C) Riesgo bajo.
D) Esa puntuación nunca se produciría al aplicar la escala de Norton.

947- El derecho a la confidencialidad del paciente supone la obligación del profesional sanitario de:
A) Mantener en secreto cualquier información proporcionada por su paciente en el ámbito estricto de la relación médico-paciente, no pudiendo revelársela a un tercero sin su permiso específico.
B) Decidir qué información proporcionada por su paciente se puede revelar a los familiares directos.
C) Proporcionar la información personal y privada que solicite un tercero.
D) Cualquier familiar tiene un acceso a la información confidencial.

TEST 7 - PREGUNTAS

948- Para la exploración del aparato respiratorio, se utiliza:
A) Tensiómetro.
B) Prueba de Weber.
C) Espirometría simple.
D) Ph-metría.

949- Las etapas del duelo de Kübbler Ross son:
A) Depresión, ira, negociación, negación y aceptación.
B) Ira, negación, pacto y aceptación.
C) Negación, depresión, ira y aceptación.
D) Negación, ira, negociación, depresión y aceptación.

950- La gráfica de hospitalización es un documento:
A) Del servicio de admisión.
B) Que permite obtener el máximo de información sobre el paciente.
C) Se mantiene guardada en el archivo cuando el paciente está hospitalizado.
D) Todas son correctas.

951- Indique el procedimiento adecuado en el lavado genital:
A) Se lavará desde abajo hacia arriba.
B) Se lavará desde afuera hacia adentro.
C) Se lavará desde afuera hacia dentro y desde abajo hacia arriba.
D) Se lavará desde arriba hacia abajo y desde dentro hacia afuera.

952- Las fases de la limpieza manual por inmersión con fricción son:
A) Lavado, aclarado y secado.
B) Prelavado, lavado, aclarado, termodesinfección y secado.
C) Preparación, lavado, aclarado y secado.
D) Lavado, termodesinfección y secado.

953- En relación al masaje no es cierto que:
A) Estimulen la función circulatoria.
B) Produzcan sedación.
C) Puedan ser terapéuticos o preventivos.
D) Se realicen siempre con las manos.

954- En el lavado de manos quirúrgico:
A) El tiempo de lavado es de 5 minutos.
B) Secar con toalla de papel.
C) Los codos altos y las manos bajas.
D) Cerrar el grifo con la toalla de papel.

955- Señala la correcta:
A) Los uréteres son conductos de aproximadamente 20 cm.
B) Los uréteres son conductos de aproximadamente 25 cm.
C) Los uréteres son conductos que no tienen capa muscular.
D) Los uréteres son conductos que presentan cuatro estrechamientos.

956- De las siguientes afirmaciones, señale la incorrecta:
A) El ácido fólico es liposoluble.
B) La vitamina K se necesita para la síntesis de los factores de coagulación.
C) El retinol es una vitamina liposoluble.
D) El ácido ascórbico se encuentra en vegetales verdes, frutas y tubérculos.

957- La posición de elección para pacientes con lipotimias o síncopes es, principalmente:
A) Morestin.
B) Rose.
C) Trendelemburg.
D) Fowler.

958- Un tóxico es:
A) Una droga.
B) Una sustancia cuyo efecto es desfavorable para el organismo.
C) Un fármaco cuyo efecto puede ser bueno o malo, según la dosis.
D) Ninguna es correcta.

TEST 7 - PREGUNTAS

959- Clasificación de los alimentos según su composición y funciones principales. Señale cuál de estos alimentos tiene función reguladora:
- A) Leche.
- B) Pescados.
- C) Frutas.
- D) Cereales.

960- Para la OMS, es imprescindible una adecuada higiene de manos en la actividad sanitaria:
- A) Antes de prestar cuidados u otros tratamientos no invasivos como poner una mascarilla.
- B) Después de acariciar la frente de un paciente hospitalizado.
- C) Después de efectuar un electrocardiograma.
- D) Todas son igual de importantes.

961- El instrumental de hemostasia se esteriliza con:
- A) Óxido de etileno.
- B) Desinfectante.
- C) Vapor en ciclos de 135 ºC.
- D) Radiaciones ultravioletas.

962- El control nervioso de la respiración reside en:
- A) El cerebelo.
- B) El bulbo raquídeo.
- C) La médula espinal.
- D) El telencéfalo.

963- El sondaje nasoentérico consiste en la introducción de una sonda a través de las fosas nasales o cavidad bucal hasta:
- A) El duodeno.
- B) El yeyuno.
- C) El ileon proximal.
- D) Todas son correctas.

964- Beneficios del modelo de atención centrada en la persona para las personas mayores:
- A) Reduce el burn out y absentismo laboral.
- B) Motiva y fortalece la autoestima profesional.
- C) Mejora su calidad de vida y más satisfacción con la atención recibida.
- D) Se refuerzan las actitudes profesionales correctas y buenas prácticas.

965- Si queremos sentar a un paciente en la orilla de la cama:
- A) Debemos colocar la cama en posición de Fowler.
- B) Debemos pedir al paciente que pase uno de sus brazos por nuestra cintura.
- C) Debemos dejar la cama completamente horizontal.
- D) Debemos pedir al paciente que apoye su brazo sobre nuestro hombro.

966- Señale en qué consiste la maniobra de Credé del recién nacido:
- A) Poner al niño en vertical para que eructe.
- B) Tomar la huella plantar.
- C) Punción en el talón para análisis.
- D) Ninguna respuesta es correcta.

967- Organizar el puesto de trabajo para que sea más cómodo, seguro y confortable para el trabajador es una medida de:
- A) Higiene en el trabajo.
- B) Seguridad.
- C) Ergonomía.
- D) Formación y Educación.

968- En el aseo del paciente encamado lo último que debe lavarse es:
- A) Piernas y pies.
- B) Región perianal.
- C) Región genital.
- D) Espalda y nalgas.

969- Ante un paciente con ideas delirantes, debemos actuar:
- A) Manteniendo la calma y dejándole espacio.
- B) Adoptando una actitud segura, tranquila y firme.

TEST 7 - PREGUNTAS

   C) Manifestando apoyo y comprensión.
   D) Todas son correctas.
970- La evacuación de sustancias como sangre o aire del espacio interpleural se conoce como:
   A) Toracoplastia.
   B) Toracocentesis.
   C) Neumotórax.
   D) Paracentesis.
971- Dentro de las actuaciones que puede llevar a cabo el auxiliar de enfermería para la mejora de la autonomía del usuario, cuál de las siguientes respuestas es incorrecta:
   A) La ayuda en lo necesario y refuerzo de las conductas autónomas.
   B) La adaptación del entorno y utilización de ayudas técnicas.
   C) Informarle de que las relaciones con el personal no son adecuadas para su autonomía.
   D) La animación y potenciación de las habilidades, capacidades y conocimientos del usuario.
972- Las vitaminas se clasifican en:
   A) Liposolubles.
   B) Hidrosolubles.
   C) Grasas.
   D) A y B son correctas.
973- De las vías de excreción de los medicamentos, ¿cuáles son las principales?
   A) Digestiva, salival y lacrimal.
   B) Renal, digestiva y biliar.
   C) Salival, lacrimal y biliar.
   D) Renal, salival y cutánea.
974- El uso de bastones en la deambulación:
   A) Sube el punto de gravedad.
   B) Proporciona apoyo y seguridad.
   C) Aumenta la artrosis.
   D) Aumenta el esfuerzo al desplazamiento.
975- Respecto a la sonda nasal o catéter nasofaríngeo, señale la respuesta incorrecta:
   A) El auxiliar de enfermería preparará el material necesario y colaborará en su realización.
   B) Es conveniente cambiar la sonda cada 8 o 12 horas.
   C) El catéter no asomará por detrás de la úvula.
   D) Proporciona concentraciones.
976- ¿Cuáles son los estilos de comunicación?
   A) Radiofónico y televisivo.
   B) Facebook, Instagram y Twitter.
   C) Asertivo, pasivo y agresivo.
   D) WhatsApp y e-mail.
977- ¿Cuál de los siguientes alimentos aporta a la dieta mayor cantidad de vitamina a?
   A) Carnes y pescados.
   B) Leche y derivados.
   C) Aceites vegetales.
   D) Huevos.
978- ¿De que constará el material que le prepararemos al enfermero o enfermera para un sondaje vesical?
   A) De sonda vesical, guantes estériles y desechables, antiséptico, lubricante urológico, gasas, agua bidestilada, campo estéril y jeringa de 100 ml.
   B) De lubricante urológico, sonda nasogástrica, solo guantes desechables, antiséptico y gasas.
   C) De jeringa de 10 ml., sonda vesical, campo estéril, antiséptico, gasas, lubricante urológico, guantes estériles y desechables, agua bidestilada o suero y sistema colector de orina.
   D) Todas las respuestas son incorrectas.
979- Para la desinfección de la piel se usan:
   A) Desinfectantes.
   B) Antisépticos.
   C) Antibióticos.
   D) Todos.

TEST 7 - PREGUNTAS

980- En el orden secuencial del protocolo de retirada del E.P.I., no es correcto:
- A) Se retira el mono con el cubrecalzado incluido.
- B) Se finaliza con un lavado antiséptico de manos.
- C) Se comienza con la retirada de los guantes externos.
- D) Se retira el protector ocular después del protector respiratorio.

981- En qué etapa del proceso de atención de enfermería (PAE) el/la técnico de cuidados de enfermería participará de forma activa:
- A) Ejecución.
- B) Valoración.
- C) Diagnóstico.
- D) En todas las etapas.

982- En la nutrición parenteral central, el catéter se introduce a través de la vena:
- A) Femoral.
- B) Basilica.
- C) Subclavia o yugular.
- D) Pulmonar.

983- Cuando una víctima ha sufrido una aparente pérdida de conocimiento y responde a los estímulos, ¿qué debemos hacer?
- A) Ventilar 10 veces y pedir ayuda.
- B) Poner en posición de seguridad y pedir ayuda.
- C) Abrir vía aérea.
- D) Comprobar si respira.

984- Las convulsiones, en función de sus características, se pueden clasificar en:
- A) Tónicas.
- B) Clónicas.
- C) Unilaterales.
- D) A y B son correctas.

985- ¿A qué denominamos Seguridad del Paciente?
- A) A la reducción del riesgo de daño necesario asociado a la atención sanitaria hasta un mínimo aceptable.
- B) A Desarrollar estrategias continuas para prevenir, reducir y controlar el daño asociado a la atención sanitaria en el ámbito que esta se desarrolle.
- C) Desarrollar a nivel personal, aplicando prácticas clínicas y procedimientos paliativos para reducir la probabilidad de dañar al paciente.
- D) Reducción del riesgo de daño innecesario asociado a la atención dependiendo de las políticas sociales.

986- NO es una finalidad en la realización de la higiene y aseo de un paciente:
- A) Eliminar microorganismos.
- B) Eliminar secreciones y excreciones corporales.
- C) Estimular la acumulación de secreciones.
- D) Fomentar el descanso y relajación del paciente.

987- Entre los factores intrínsecos que favorecen la aparición de las úlceras por presión no se encuentra:
- A) Edad.
- B) Incontinencia.
- C) Presión continuada.
- D) Obesidad.

988- Según el artículo 29 de la Ley de Prevención de Riesgos Laborales, "Cooperar con el empresario para que éste pueda garantizar unas condiciones de trabajo que sean seguras y no entrañen riesgos para la seguridad y la salud de los trabajadores" es una obligación en materia de prevención de riesgos de:
- A) La Autoridad Laboral.
- B) El empresario.
- C) El trabajador.
- D) La Administración Pública.

989- En relación a las quemaduras, ¿cuál de las siguientes afirmaciones no es correcta?
- A) Las quemaduras de segundo grado dañan la epidermis.

B) Las quemaduras causadas por ácido se pueden neutralizar con agua bicarbonatada.
C) Las quemaduras de tercer grado afectan al músculo.
D) Las quemaduras que llegan a los nervios y a los vasos sanguíneos producen un intenso dolor.

990- ¿Cuál es la respuesta correcta en relación con el uso de la morfina?
A) Su uso continuo produce diarrea.
B) Es el opiáceo de primera elección para el dolor oncológico.
C) Es un derivado de la tebaína.
D) Indicada para el dolor leve.

991- Entre los cuidados a un paciente portador de una sonda vesical permanente se encuentran:
A) No manipular el prepucio en la higiene diaria para evitar traumatismos uretrales.
B) Desconectar la sonda del sistema de circuito cerrado para la recogida de muestra para urocultivo.
C) Ingesta adecuada de líquidos.
D) Todas son correctas.

992- Del siguiente instrumental señale cuál es un material de exposición:
A) Pinza de Kocher.
B) Tijeras de Littaver.
C) Valva abdominal de Doyen.
D) Pinzas de Forester.

993- Señale cuál de los siguientes parámetros forman parte de la escala de valoración del equilibrio y de la marcha de Tinetti:
A) Inicio de la marcha, trayectoria y velocidad.
B) Longitud, y altura del paso.
C) Condición física general, actividad y movilidad.
D) Orientación, fijación y memoria.

994- Señale cual de las siguientes afirmaciones NO es correcta en relación a la atención al paciente terminal:
A) Cuando el enfermo dice que le duele, quiere decir que le duele.
B) Jamás debe usarse un placebo.
C) El enfermo y su familia conjuntamente constituyen una unidad a tratar por parte del equipo multidisciplinar.
D) Evitar la vía oral para la administración de medicamentos siempre que sea posible.

995- ¿Qué afirmación es inadecuada del duelo?
A) Es una respuesta.
B) Aparece con la pérdida.
C) Es una situación subjetiva.
D) No es lo mismo que pena.

996- Señale la opción verdadera con respecto a: ¿qué precauciones considera necesarias antes de administrar un medicamento?
A) Comprobar usuario correcto, dosis correcta y comprobar que es efectivo.
B) Comprobar que el paciente conoce el fármaco y consiente su administración.
C) Comprobar usuario correcto, dosis correcta, medicamento correcto, hora correcta y vía de administración correcta.
D) Para más seguridad un profesional prepara el medicamento y otro lo administra.

997- La presión que ejerce la contracción del ventrículo izquierdo sobre las paredes de las arterias, se denomina:
A) Presión asistólica.
B) Presión diastólica.
C) Presión interventricular.
D) Presión sistólica.

998- Durante el aseo de un paciente encamado, ¿en qué orden lo iniciaremos?
A) Manos, boca, axilas.
B) Cara, manos, brazos.
C) Ojos, cara, orejas.
D) Espalda, abdomen.

TEST 7 - PREGUNTAS

999- La capacidad de una persona de adaptación al entorno y a las conductas del individuo se refiere a la:
    A) Edad social.
    B) Edad funcional.
    C) Edad psicológica.
    D) Edad biológica.

1000- La alimentación es:
    A) Un acto involuntario y consciente.
    B) Un proceso diferente de la nutrición.
    C) Un acto voluntario e inconsciente.
    D) Ninguna respuesta es correcta.

1001- Se denomina peloides:
    A) Un rango más amplio de terapia semilíquida que los fangos.
    B) Un gel que tiene la capacidad de almacenar calor o frío.
    C) Una mezcla de parafina y aceite vegetal.
    D) Ninguna respuestas es correcta.

1002- En la aplicación de la helioterapia se debe de tener en cuenta:
    A) Proteger cabeza y ojos.
    B) Comenzar exposición al sol de forma progresiva, evitando la exposición en horas centrales del día.
    C) Tener especial precaución con niños y ancianos.
    D) Todas las anteriores son correctas.

1003- ¿Cuál de las siguientes afirmaciones sobre la valoración del paciente terminal es incorrecta?
    A) Contiene una valoración clínica y funcional.
    B) Se realizará una valoración mental.
    C) Incorporará una valoración social.
    D) Se realizará solo a pacientes geriátricos.

1004- Señale, de las siguientes respuestas, cual NO es una característica del duelo patológico:
    A) Aparece semanas o meses después del fallecimiento.
    B) Niegan la muerte del fallecido y creen que sigue vivo.
    C) Al inicio, la persona tiende a identificarse con el fallecido atesorando sus pertenencias.
    D) Establece conductas anormales (por ejemplo, visitar todos los días el cementerio).

1005- ¿A cuál de las siguientes enfermedades transmisibles se aplica la cuarentena?
    A) A ninguna.
    B) A el sida.
    C) A la lepra.
    D) A la fiebre amarilla.

1006- Los residuos de tipo III se destruyen por:
    A) Incineración.
    B) Inactivación.
    C) Esterilización (autoclave).
    D) Las respuestas A y C son correctas.

1007- Es correcto que los colirios deben administrarse:
    A) En el ángulo externo del saco conjuntival.
    B) En el ángulo interno del saco conjuntival.
    C) Lo largo del saco conjuntival.
    D) A lo largo de los párpados.

1008- Son instrumentos de aprehensión:
    A) Pinza de Allis.
    B) Pinza de Forester.
    C) Pinza de Duval-Collin.
    D) Todas son correctas.

1009- Para prevenir la aparición de ulceras por presión, al realizar la higiene del paciente, se aconseja:
    A) Realizar masajes sobre las prominencias óseas.
    B) Utilizar soluciones que contengan alcohol.
    C) Utilizar ácidos grasos hiperoxigenados en las zonas de riesgo.

D) Mantener la piel húmeda.

1010- En el aseo, el paciente necesita una temperatura adecuada para el baño. ¿Qué receptores nerviosos son los encargados del calor?
A) Células o discos de Merkel.
B) Corpúsculos de Ruffini.
C) Corpúsculos de Krause.
D) Terminaciones nerviosas libres.

1011- La presencia de grasa en heces se denomina:
A) Lipidosis.
B) Grasoexcreción.
C) Esteatorrea.
D) Grasorragia.

1012- De las siguientes afirmaciones sobre toxiinfección alimentaria, ¿cuál es correcta?
A) El alimento triturado se altera fácilmente.
B) El contenido de proteínas y azúcares de los alimentos retrasa la proliferación de los gérmenes.
C) El riesgo de toxiinfección alimentaria es mayor si los alimentos cocinados se consumen antes de las 2 horas de su preparación.
D) El mercurio es un contaminante orgánico.

1013- Los guantes de látex estériles se clasifican como material:
A) Fungible desechable.
B) Fungible reutilizable.
C) Inventariable.
D) Tipo C.

1014- ¿Cuál de las siguientes afirmaciones sobre las radiaciones gamma es falsa?
A) Es la forma de esterilización en frío más utilizada.
B) Es un sistema barato y que no precisa de protección especial para el personal que maneja los aparatos.
C) Está indicado para esterilizar materiales termosensibles que se estropearían por acción del calor.
D) Son radiaciones ionizantes que producen un bombardeo de neutrones sobre los objetos que se quiere esterilizar.

1015- ¿Cuál sería la etapa del duelo (según Kübbler Ross) en la que el paciente se entrega y deja de luchar?
A) Depresión.
B) Aceptación.
C) Negociación o pacto.
D) Negación.

1016- ¿En qué caso se puede romper el secreto profesional?
A) Cuando el personal sanitario declare en un juicio.
B) Cuando lo solicite un familiar del paciente.
C) Cuando la Dirección del Centro lo considere necesario.
D) A petición de la Policía o Guardia Civil.

1017- En relación a la sujeción e inmovilización del anciano, ¿qué es una sujeción completa?
A) Inmovilización del tronco y dos extremidades.
B) Inmovilización del tronco y las cuatro extremidades.
C) Inmovilización con chaleco.
D) Inmovilización con cinturón pélvico.

1018- ¿Cuál de los siguientes residuos NO puede pertenecer al Grupo II de Residuos Biosanitarios?
A) Vendas, gasas, o algodón usados.
B) Residuos procedentes de análisis y desechables quirúrgicos.
C) Pañales con restos de sangres y secreciones.
D) Residuos de medicamentos no citotóxicos ni citostáticos.

1019- Durante el postoperatorio inmediato, ¿Cómo se hidrata al paciente?
A) Con pequeños sorbos de agua.
B) Con una gasa esteril en los labios.
C) Por vía intravenosa

D) Todas las respuestas anteriores son correctas.

1020- Respecto a la temperatura y sus alteraciones, cuál de las siguientes afirmaciones es falsa:
A) Los valores normales de la temperatura en el conducto auditivo externo oscilan entre 36ºC y 37ºC.
B) El aumento de la temperatura corporal por encima de los 37ºC se denomina pirexia.
C) Hablamos de fiebre intermitente cuando los valores máximos son hipertérmicos y los valores mínimos, normales o hipotérmicos.
D) Si la temperatura axilar está entre 37,1ºC y 37,9ºC el paciente tiene febrícula.

1021- Durante el periodo de dilatación, se recomienda que la mujer esté en:
A) Decúbito lateral derecho.
B) Decúbito lateral izquierdo.
C) Posición de Fowler.
D) Litotomía dorsal.

1022- Atendiendo a la posible implicación que pueden tener sobre la salud, los residuos sanitarios específicos pertenecen al:
A) Grupo I.
B) Grupo II.
C) Grupo III.
D) Grupo IV.

1023- Señale de los siguientes, ¿Qué horario de administración de medicación es el menos indicado?:
A) Mañana: Corticoides, porque es entonces cuando tiene lugar una mayor secreción fisiológica de cortisol.
B) Noche: Laxante, ejerciendo su acción a la mañana siguiente.
C) Mañana: Hipolipemiantes, coincidiendo con el aumento de la síntesis endógena del colesterol.
D) Mañana: Diurético, para que su acción no interfiera con el descanso.

1024- Actitudes necesarias para el diálogo. señale la verdadera:
A) Implica la utilización de determinados procesos cognitivos.
B) No conlleva la integración de los interlocutores.
C) No debe de haber un propósito creíble o intención por parte de los interlocutores.
D) No requiere tener habilidades en el uso del habla.

1025- Señale la enfermedad que requiere aislamiento respiratorio:
A) Tuberculosis pulmonar.
B) Sarampión.
C) Rubéola.
D) Todas son ciertas.

1026- En relación al tipo de material que se utiliza para empaquetar el material a esterilizar, el papel mixto:
A) Tiene una parte transparente y otra opaca.
B) Se utiliza para autoclave, óxido de etileno y vapor de formaldehído.
C) También se llama papel crepado.
D) Lleva un indicador químico incorporado.

1027- ¿Cuál de las siguientes medidas es incorrecta durante la técnica de administración de medicamentos vía rectal?
A) Lavarse las manos, ponerse los guantes y comprobar la medicación antes de comenzar la técnica.
B) Separar las nalgas con una mano, pedirle que se relaje y respire profundamente e introducir con la otra mano el supositorio con el vértice hacia dentro.
C) Separar las nalgas, pedirle que se relaje y respire profundamente e introducir el supositorio con el vértice hacia afuera.
D) Una vez administrado, recoger el material y dejar al paciente cómodamente instalado.

1028- Indique la respuesta correcta en relación a las úlceras por presión (UPP):
A) La localización de UPP en crestas ilíacas se produce en decúbito lateral y decúbito prono.
B) El único y el principal factor de riesgo en la aparición de UPP es la inmovilidad.
C) La escala de Norton de valoración del riesgo de aparición de UPP valora cinco ítems: Estado físico, estado mental, deambulación, movilidad e incontinencia.

TEST 7 - PREGUNTAS

D) La valoración de una UPP se lleva a cabo observando únicamente la localización, el número de lesiones y el estadio de esas lesiones.

1029- No son caracteres sexuales secundarios de la mujer:
A) Ovarios.
B) Trompas uterinas.
C) Útero.
D) Vagina.

1030- El bienestar de la persona cuidadora mejora cuando:
A) Cuida de su propia salud.
B) Se olvida de adquirir habilidades para afrontar y resolver los problemas derivados del cuidado.
C) Se olvida de aprender a delegar.
D) Todas son correctas.

1031- Los principios de la bioética que aplicamos en el paciente terminal son: (señale la incorrecta):
A) No maleficencia.
B) Beneficencia.
C) Efectividad.
D) Autonomía.

1032- En España, los estudios de prevalencia de las infecciones nosocomiales se llevan a cabo mediante el proyecto:
A) Nosocomial.
B) AA/CC.
C) EPINE.
D) CDC/HC/PAC.

1033- La válvula que une la aurícula derecha con el ventrículo derecho se denomina:
A) Válvula mitral.
B) Válvula tricúspide.
C) Válvula aórtica.
D) Válvula semilunar.

1034- Sobre la clasificación de la fiebre, según su forma recogida en la gráfica, ¿qué opción no es correcta?
A) Continua: la diferencia entre la temperatura máxima y la mínima, no es mayor de 1ºC.
B) Ondulante: se alternan periodos febriles de unos días de duración con otros apiréticos.
C) Remitente: la diferencia entre las temperaturas máxima y mínima es mayor de 1ºC.
D) Intermitente: los valores máximos son hipertérmicos y los mínimos, normales o hipotérmicos.

1035- El Autoclave es un método de esterilización mediante:
A) Calor seco.
B) Filtros microporosos.
C) Calor húmedo.
D) Esterilización aeróbica.

1036- En el almacén tenemos diferentes tipos de enemas pero necesitamos coger un enema moliente, por su composición tenemos que coger el compuesto por:
A) 150 ml. de agua.
B) 180 ml. de solución de almidón.
C) 180 ml. de solución salina.
D) 200 ml. de agua y jabón.

1037- El frío se utiliza como agente terapéutico en:
A) Termoterapia.
B) Radioterapia.
C) Crioterapia.
D) Oligoterapia.

1038- La crioterapia está indicada para:
A) Disminuir el dolor y bajar la temperatura corporal.
B) En las úlceras por presión.
C) En lesiones cutáneas.
D) En las úlceras vasculares.

1039- El cordón umbilical está formado por:

TEST 7 - PREGUNTAS

A) Una arteria y una vena.
B) Dos arterias y dos venas.
C) Dos arterias y una vena.
D) Una arteria y dos venas.

1040- Los residuos radiactivos se incluyen en el grupo:
A) I.
B) II.
C) III.
D) IV.

1041- No es una finalidad general de la higiene y el aseo del paciente:
A) Conservar la integridad de la piel.
B) Estimular la circulación sanguínea.
C) Eliminar las células escamadas y la suciedad.
D) Aumentar la temperatura corporal en casos de hipertermia.

1042- En cuanto al protocolo de cuidados post-mortem, no es cierto que:
A) Se inicien en presencia de los familiares o de otros pacientes.
B) Se identifiquen las pertenencias del fallecido.
C) Se taponen todos los orificios naturales.
D) Se cierren los ojos del fallecido aplicando una ligera presión con los dedos.

1043- En los cuidados paliativos en la fase de agonía es verdadero que:
A) El paciente no puede oírnos.
B) Cuando el paciente no puede tomar la medicación por boca, se debe colocar una sonda nasográstrica.
C) Se le pueden dar líquidos en pequeñas cantidades, si está consciente y si no, humedecer la boca frecuentemente.
D) Todas son falsas.

1044- Cuando se produce una asfixia por monóxido de carbono (CO), ¿Qué síntomas se pueden producir?
A) Cefalea, náuseas, vómitos, coma.
B) Visión borrosa, falta de coordinación.
C) Palidez, taquicardia, mareos, confusión.
D) Todas las respuestas anteriores son correctas.

1045- ¿Cuando un desinfectante es bacteriostático?
A) Si elimina los microorganismos depositados en superficies.
B) Si elimina los microorganismos que están estáticos en el aire.
C) Si elimina sólo a bacterias Gram positivas y negativas.
D) Si bloquea la multiplicación de los microorganismos.

1046- Un enfermo con hemorragia importante suele presentar como signos básicos:
A) Hipertensión, taquipnea y frialdad de piel.
B) Taquicardia, hipotensión y taquipnea.
C) Hipertensión, taquicardia y agitación.
D) Hipotensión, bradicardia y frialdad de piel.

1047- Señale cuál de las siguientes no se considera una inmunización pasiva:
A) Lactancia materna.
B) Vacuna de la gripe.
C) Inmunoglobulina del sarampión.
D) Todas son correctas.

1048- ¿Qué es un caudalímetro?
A) Un medidor de la concentración de oxígeno.
B) Un dispositivo que sirve para humedecer el oxígeno.
C) Medidor de la presión de caudal de oxígeno.
D) Dispositivo que permite la salida de oxígeno graduado en litros/minuto.

1049- Se considera Historia Clínica extraviada, la que no ha podido ser localizada en un periodo superior a:
A) 1 semana.
B) 2 meses.

TEST 7 - PREGUNTAS

C) 3 meses.
D) 15 días.

1050- Por su función, los músculos pueden ser:
A) Sinérgicos.
B) Inversores.
C) Elevadores.
D) Aductores.

TEST 7 - PREGUNTAS

RESPUESTAS TEST 7

901 A	926 C	951 D	976 C	1001 A	1026 A
902 C	927 D	952 C	977 A	1002 D	1027 B
903 A	928 D	953 D	978 C	1003 D	1028 A
904 D	929 A	954 A	979 B	1004 C	1029 A
905 A	930 D	955 B	980 D	1005 D	1030 A
906 D	931 C	956 A	981 A	1006 D	1031 C
907 B	932 B	957 C	982 C	1007 B	1032 C
908 C	933 B	958 B	983 B	1008 D	1033 B
909 B	934 A	959 C	984 D	1009 C	1034 B
910 A	935 B	960 D	985 A	1010 B	1035 C
911 D	936 C	961 C	986 C	1011 C	1036 B
912 B	937 C	962 B	987 C	1012 A	1037 C
913 A	938 B	963 D	988 C	1013 A	1038 A
914 A	939 A	964 C	989 D	1014 B	1039 C
915 C	940 D	965 A	990 B	1015 B	1040 D
916 C	941 D	966 D	991 C	1016 A	1041 D
917 C	942 C	967 C	992 C	1017 B	1042 A
918 D	943 B	968 B	993 A	1018 D	1043 C
919 A	944 D	969 D	994 D	1019 C	1044 D
920 A	945 D	970 B	995 C	1020 A	1045 D
921 D	946 D	971 C	996 C	1021 B	1046 B
922 C	947 A	972 D	997 D	1022 C	1047 B
923 D	948 C	973 B	998 C	1023 C	1048 D
924 B	949 D	974 B	999 C	1024 A	1049 C
925 B	950 B	975 C	1000 B	1025 D	1050 A

Fallos:

TEST 8

1051- Florence Nightingale, habla de la relevancia de la cama del paciente como elemento que adquiere gran importancia en una situación de Salud/enfermedad. Convirtiéndose en un lugar fundamental para la recuperación del paciente. ¿En qué teoría se basa?
   A) Teoría de suplencia o ayuda.
   B) Teoría ecológica de los cuidados.
   C) Teoría de campos energéticos.
   D) Teoría existencialista.

1052- En las úlceras por presión, llamamos factores intrínsecos a los producidos en el paciente por:
   A) Fricción.
   B) Presión.
   C) Por tiempo.
   D) Disminución de la percepción.

1053- Al tiempo que pasa desde que se administra la medicación hasta que el organismo comienza su respuesta a la misma, se denomina:
   A) Vida media de un medicamento.
   B) Comienzo de la acción.
   C) Pico del nivel de plasma.
   D) Meseta.

1054- El enema utilizado para poder realizar un estudio radiológico completo del intestino se denomina enema:
   A) Cassen.
   B) Opaco.
   C) De retención.
   D) Medicamentoso.

1055- ¿Hacia quién van dirigidas las actividades de prevención primaria en salud mental?
   A) Hacia los/las enfermos/as y sus familiares.
   B) Hacia los/las enfermos/as.
   C) Hacia la población sana y/o de riesgo.
   D) Hacia la Comunidad para evitar el deterioro tras la fase activa de la enfermedad.

1056- Qué posición es la que el paciente se encuentra en decúbito supino con la cabeza colgando:
   A) Morestin.
   B) Rose.
   C) Antitrendelemburg.
   D) Kraske.

1057- Las precauciones de aislamiento hospitalario, buscan:
   A) Internar a los pacientes sin un diagnóstico definitivo.
   B) Cortar la cadena de transmisión del agente infeccioso.
   C) Aumentar la incidencia de la infección nosocomial.
   D) El paciente utilizará guantes y bata cuando salga de la habitación.

1058- El índice de Swaroop es:
   A) Tasa de mortalidad proporcional.
   B) Tasa de mortalidad específica por causa.
   C) Esperanza de vida.
   D) Tasa de mortalidad por edad.

1059- Señale la opción correcta. el técnico cuidados auxiliar de enfermería trabaja en equipo:
   A) Multidisciplinar, en el que trabaja independientemente según sus funciones definidas en el Estatuto de los Trabajadores.
   B) De Enfermería, con trabajos perfectamente delimitados e independientes.
   C) En el que intervienen distintas disciplinas y en la que cada profesional complementa a los demás.
   D) En ocasiones contadas, según lo indique la Dirección de Enfermería.

1060- Indique la opción incorrecta. Cuando el paciente no colabora para hacer un cambio postural:
   A) Se coloca un TCAE al lado derecho de la cama y otro al lado izquierdo.

TEST 8 - PREGUNTAS

B) Los pies del TCAE deben estar separados y las rodillas ligeramente flexionadas.
C) Hay que retirar la almohada del paciente.
D) Se le dice al paciente que haga fuerzas con sus pies y brazos intentando incorporarse.

1061- El modelo de enfermería basado en el autocuidado corresponde a la teoría de:
A) Virginia Henderson.
B) Logan.
C) Dorothea Orem.
D) Florence Nightingale.

1062- La Ley 41/2002, de 14 de noviembre, básica reguladora de la autonomía del paciente y de derechos y obligaciones en materia de información y documentación clínica, define paciente como: (señale la respuesta correcta):
A) La persona que requiere asistencia sanitaria y está sometida a cuidados profesionales para el mantenimiento o recuperación de su salud.
B) La persona que utiliza los servicios sanitarios de educación y promoción de la salud, de prevención de enfermedades y de información sanitaria.
C) Ninguna es correcta.
D) A y B son correctas.

1063- ¿Que elemento del entorno, no suele distorsionar la comunicación?
A) El ruido.
B) La distancia entre emisor y receptor.
C) La presencia de otras personas.
D) El tamaño de la ventana.

1064- En el momento de la muerte, la orientación básica de los profesionales que estén presentes, irá encaminada a:
A) Dar apoyo moral a los familiares y resolverles problemas concretos.
B) Ante una explosión emocional, presencia confortable.
C) Actitud de escucha y afecto, respetando las manifestaciones de duelo de la familia.
D) Todas son respuestas correctas.

1065- En un paciente con un traumatismo craneal, para mantener la presión intracraneal dentro de los límites normales y una perfusión cerebral correcta, no se debe:
A) Mantener la vía aérea permeable.
B) Colocar al paciente en camilla con un grado de inclinación de 40º.
C) Aplicar medidas de inmovilización cervical.
D) Atribuir el bajo nivel de conciencia a etanol o fármacos.

1066- ¿Cuál de estos no es un objetivo de un sondaje gástrico?:
A) Realizar la descompresión gástrica post operatoria.
B) Administrar medicación.
C) Mantenimiento preventivo o recuperación de la permeabilidad del catéter.
D) Toma de muestras de contenido gástrico con fines diagnósticos.

1067- Los representantes de los trabajadores con competencia en materia de Prevención de Riesgos Laborales son:
A) Los miembros de la Junta de personal, Junta Facultativo y junta de Enfermería.
B) Los técnicos de prevención de riesgos laborales.
C) El Servicio de Medicina Preventiva.
D) Los delegados de prevención.

1068- ¿En qué año puso en marcha el Instituto Nacional de la Salud un plan de humanización de la atención Sanitaria con la implantación de una Carta de Derechos de los pacientes?
A) En 1986.
B) En 1988.
C) En 1990.
D) En 1991.

1069- En el metabolismo del ciclo vital, las reacciones anabólicas son:
A) Procesos en los que las sustancias complejas son transformadas en otras sustancias simples: producen energía.
B) Procesos conscientes y voluntarios que el individuo realiza para conseguir ingerir alimentos.
C) Sustancias o productos aptos para el consumo humano.

TEST 8 - PREGUNTAS

D) Procesos en los que las sustancias más simples se convierten en compuestos más completos: consumen energía.

1070- El estudio de las causas de las enfermedades se denomina:
A) Etiología.
B) Epidemia.
C) Prevalencia.
D) Endemia.

1071- El paciente tiene derecho a revocar libremente su consentimiento:
A) Hasta la entrada en quirófano.
B) En cualquier momento.
C) En la visita médica anterior a la realización del procedimiento.
D) Solo en procedimientos de alto riesgo.

1072- El paciente es ingresado contra su voluntad y por requerimiento judicial, su hospitalización es:
A) Voluntaria.
B) Involuntaria.
C) Forzosa.
D) Ilegal.

1073- ¿De cuántas capas concéntricas consta cada vaso arterial?
A) Una capa.
B) Dos capas.
C) Tres capas.
D) Cuatro capas.

1074- Cuando el paciente no es capaz de tomar decisiones según el criterio del médico responsable de su asistencia, siendo necesario realizar una actuación en el ámbito de su salud que requeriría su consentimiento, y si además carece de representante legal, ¿quién está habilitado, según la Ley de Autonomía del Paciente, para prestar dicho consentimiento?
A) Personas vinculadas a él por razones familiares o de hecho.
B) El director de la institución sanitaria en la que se realice la actuación.
C) El propio médico responsable de su proceso.
D) Un juez en todos los casos.

1075- Según el Estudio de la Sociedad Española de Medicina Preventiva, Salud Pública e Higiene EPINE-EPPS 2013, ocupan el primer lugar en las infecciones nosocomiales en nuestro país:
A) Neumonías y bronquitis.
B) Infecciones de heridas quirúrgicas.
C) Infecciones urinarias.
D) Infecciones por catéter.

1076- Residuos sanitarios son:
A) Todos los residuos, específicamente de estado sólido generado en un centro sanitario.
B) Todos los residuos, específicamente de estado sólido generados en centros sanitarios y veterinarios.
C) Todos los residuos, cualquiera que sea su estado, generados en centros sanitarios. Se incluyen los envases y residuos de envases, que los contengan o los hayan contenido.
D) Todos los residuos, cualquiera que sea su estado, generados en centros sanitarios. Se excluyen los envases y residuos de envases, que los contengan o los hayan contenido.

1077- El excipiente en farmacología es:
A) Una sustancia medicinal que se administra a personas o animales para prevenir, tratar o aliviar una enfermedad o dolencia.
B) Es una sustancia que activa un cambio en la acción biológica del organismo.
C) Es una sustancia que añadida a otra determina su biodisponibilidad.
D) Es la sustancia responsable de la acción terapéutica.

1078- Podemos definir el envejecimiento como:
A) Los cambios que el factor tiempo produce en las personas.
B) No se puede definir.
C) Los cambios que alteran sólo funciones físicas de las personas.
D) Los cambios que alteran sólo funciones psíquicas de las personas.

TEST 8 - PREGUNTAS

1079- Como se llama el organismo público que tiene como misión el análisis y estudio de las condiciones de seguridad y salud en el trabajo:
   A) OIT Organización Internacional del Trabajo.
   B) Agencia Europea para la seguridad y la salud en el trabajo.
   C) INSHT Instituto Nacional Seguridad e Higiene en el Trabajo.
   D) Mutuas de accidentes de trabajo y enfermedades profesionales.

1080- El Condiloma acuminado es una enfermedad producida por:
   A) Candida Albicans.
   B) Virus de la hepatitis B.
   C) Treponema pallidum.
   D) Papilomavirus.

1081- Para mover los miembros inferiores del paciente debemos:
   A) Situar un brazo debajo de los muslos y otro debajo de las piernas.
   B) Tirar de las caderas.
   C) Empujar las piernas del lado contario de la cama.
   D) Situar un brazo en la espalda.

1082- ¿Cuánto duran, aproximadamente, los efectos del cannabis?:
   A) De 1 a 3 horas.
   B) De 2 a 4 horas.
   C) 6 horas.
   D) 5 horas.

1083- En España los factores demográficos que influyen en el envejecimiento son:
   A) El aumento de la tasa de fertilidad en las mujeres y el descenso de la tasa de natalidad.
   B) El descenso de la tasa de mortalidad y el aumento de la natalidad.
   C) El descenso de la natalidad y el aumento de la longevidad.
   D) La calidad de cuidados en las residencias y hospitales.

1084- ¿Qué estructura anatómica de las que se citan a continuación transporta sangre oxigenada?
   A) Ventrículo derecho.
   B) Arteria pulmonar.
   C) Aurícula derecha.
   D) Vena pulmonar.

1085- Las maniobras de Leopold:
   A) Son técnicas de palpación abdominal.
   B) Son de gran utilidad en las últimas semanas de gestación.
   C) Son útiles para detectar la posición fetal.
   D) Todas las respuestas son correctas.

1086- ¿Cuándo se deben utilizar los equipos de protección individual?
   A) Siempre.
   B) Cuando los riesgos no hayan sido evaluados.
   C) Cuando los riesgos no se puedan evitar o no puedan limitarse.
   D) Cuando el trabajador lo estime oportuno.

1087- En una incubadora, lo que se pretende fundamentalmente con la radiación ultravioleta:
   A) Mantener un ambiente con bajo nivel de bacterias.
   B) Mantener una temperatura constante.
   C) Eliminar la bilirrubina.
   D) Ninguna respuesta es correcta.

1088- Una forma de presentación de las enfermedades transmisibles que se caracteriza por la presencia constante de una de ellas en una zona geográfica determinada, se denomina:
   A) Epidemia.
   B) Endemia.
   C) Pandemia.
   D) Endoepidemia.

1089- Señala la respuesta falsa respecto de la escala de valoración de Doreen Norton:
   A) Responde al criterio «menor puntuación = mayor riesgo».
   B) Se valoran: estado físico, estado mental, incontinencia, actividad y movilidad.
   C) Se considera riesgo evidente una puntuación mayor de 14.

TEST 8 - PREGUNTAS

D) A cada aspecto se le asigna un valor de 1 a 4 puntos.

1090- Dentro de los procedimientos físicos de desinfección no se encuentra:
A) Antisépticos.
B) Ultrasonidos.
C) Hervido.
D) Ebullición.

1091- La pinza de Pinocts se emplea en el quirófano para:
A) Instrumental de diéresis: separación de tejidos.
B) Instrumental de talla o campo: sujeción de campo quirúrgico.
C) Instrumental de hemostasia: interrupción de sangrado.
D) Instrumental de disección: análisis de estructuras anatómicas.

1092- Uno de los procedimientos generales en los que el auxiliar de enfermería interviene es:
A) Proporcionar asistencia de enfermería sin resolver las necesidades personales del paciente.
B) Propiciar y mantener el bienestar del paciente, ofreciendo seguridad y fomentando la autoestima.
C) Proporcionar y mantener el bienestar del paciente, sin tener en cuenta las características individuales.
D) Planificar actividades de ocio y divertimento ocupacional.

1093- Para realizar la higiene del cabello en un paciente encamado, hay que colocarlo en posición de:
A) Roser.
B) Morestin.
C) Sims.
D) Fowler.

1094- Los trastornos de tipo neurótico se caracterizan por:
A) La grave pérdida de la capacidad de relacionarse con el ambiente.
B) Alteraciones del reconocimiento de la realidad.
C) Tener una causa orgánica.
D) Angustia, ansiedad o tristeza.

1095- Cual de éstos párrafos es correcto, hablando de Cuidados Paliativos:
A) La opinión y participación del paciente no es importante en el proceso de toma de la toma de las decisiones terapéuticas que adopta el equipo multidisciplinar que lo atiende. Las decisiones deben sustentarse en su conocimiento sin tener presente su opinión.
B) Para mejorar la calidad de vida, no basta con la correcta administración del tratamiento y no basta con tener controlados todos los síntomas que van surgiendo. Los Cuidados Paliativos son, además, unos cuidados intensivos de confort.
C) Ante la inminencia del fallecimiento, debemos dejar de intervenir, pues no hay nada que podamos aportar al paciente ni a sus familiares.
D) Se dirigen solo a pacientes oncológicos.

1096- Según la legislación española en relación con la donación de órganos, señale la respuesta incorrecta:
A) Todas las personas fallecidas son potencialmente donantes de órganos.
B) Están permitidas las transacciones económicas en relación con órganos y tejidos.
C) Las extracciones de órganos y trasplantes sólo pueden ser realizados por centros hospitalarios autorizados.
D) Es obligado la confidencialidad del donante y del receptor.

1097- Son manifestaciones iniciales de la demencia:
A) Dificultad para la memoria reciente.
B) Incapacidad para los gestos simples.
C) Incapacidad motora.
D) Desorientación total.

1098- La mancha mongólica del recién nacido:
A) Indica retraso mental.
B) Es un punteado blanco y minúsculo en la cara.
C) Es una zona azulada en la zona sacra.
D) Ninguna respuesta es correcta.

1099- En la conservación de las muestras, señale la alternativa INCORRECTA:

TEST 8 - PREGUNTAS

A) La orina para análisis microscópico se debe mantener refrigerada.
B) Los esputos deben mantenerse refrigerados.
C) El líquido cefalorraquídeo se mantiene a temperatura ambiente.
D) Los fragmentos de raspado de la piel, pelo y uñas se congelan.

1100- ¿Qué es una zona séptica?
A) Una zona sucia.
B) Una zona estéril.
C) Una zona desinfectada.
D) Ninguna respuesta es correcta.

1101- Algunos de los objetivos de los cuidados preoperatorios son:
A) Disminuir el grado de ansiedad del paciente.
B) Revisar la historia médica.
C) Prevenir posibles complicaciones.
D) A y C son correctas.

1102- La administración de zumo de limón está indicada en la intoxicación por:
A) Barbitúricos.
B) Amoniaco.
C) Raticidas.
D) Benzodiacepinas.

1103- Si la cifra de PO2 está por debajo de 60 mmhg nos encontramos como:
A) Hipocapnia.
B) Hipoxia.
C) Hipercapnia.
D) Asfixia.

1104- ¿Cuál no es una parte del intestino grueso?
A) Ciego.
B) Duodeno.
C) Colon.
D) Recto.

1105- Qué acción no forma parte de los cuidados generales del drenaje:
A) Tomar medidas de asepsia para su manipulación.
B) Elevar el sistema colector de drenaje por encima de la herida.
C) Aplicar apósitos estériles alrededor y sobre el drenaje.
D) Asegurar la integridad de la piel aplicando barreras cutáneas de protección.

1106- ¿Cuál de las siguientes respuestas no es una finalidad general de la higiene y el aseo del residente?
A) Observar cualquier signo que pueda ser orientativo de un problema de salud.
B) Intensificar la temperatura corporal en casos de hipertermia.
C) Conservar la integridad de la piel para que pueda realizar adecuadamente sus funciones.
D) Eliminar células descamadas y suciedad y evitar el mal olor.

1107- ¿Cómo se realiza la nutrición a través de sonda nasogástrica?
A) Se realiza en pacientes cuyo intestino conserva total o parcialmente su capacidad de absorción.
B) No permite administrar alimentos triturados.
C) Sólo puede hacerse con bomba de infusión o por goteo.
D) Ninguna es correcta.

1108- La estructura de la piel está formada por tres capas, que son desde el interior al exterior:
A) La hipodermis, dermis y epidermis.
B) La dermis, hipodermis y epidermis.
C) La epidermis, dermis e hipodermis.
D) Ninguna de las respuestas anteriores es correcta.

1109- Una característica habitual en la atención sanitaria es que se realiza a traves de equipos multidisciplinares. Señala la afirmación incorrecta.
A) Construir y hacer funcionar un equipo multidisciplinar es una labor lenta.
B) Es la única manera de asegurar la atención integral de los pacientes en todas las áreas.
C) Son necesarios en aquellas actividades en las que el nivel de complejidad es muy alto.
D) Para todas las actividades son necesarios los equipos multidisciplinares.

TEST 8 - PREGUNTAS

1110- De los principales eslabones de la cadena epidemiológica, cual es la afirmación mas correcta:
A) Fuente de infección, mecanismos de trasmisión y vías de entrada.
B) Fuente de infección. Fómites y vías de entrada.
C) Fuentes de infección, mecanismos de trasmisión y huésped.
D) Fuentes de infección, fuente de exposición y huésped.

1111- ¿Cuál de las siguientes es una causa de deterioro del suelo pélvico?
A) Incontinencia anal.
B) Prolapso uterino.
C) Obesidad.
D) Caquexia.

1112- ¿Quién es el titular del derecho a la información asistencial?
A) El paciente.
B) Los menores de edad serán titulares del derecho a la información cuando estén emancipados o tengan catorce años cumplidos.
C) Las personas vinculadas al paciente, por razones familiares o, de hecho.
D) Los menores de edad serán titulares del derecho a la información aun no estando emancipados.

1113- En un anciano sondado, ¿cómo se obtiene una muestra estéril de orina?
A) Pinchando la sonda.
B) Pinchando la bolsa de diuresis.
C) Retirando el tapón de la sonda.
D) Todas las respuestas son incorrectas.

1114- Dentro de los trastornos prolongados de la pérdida de conciencia no se encuentra:
A) Coma.
B) Estupor.
C) Sincope.
D) Obnubilación/Somnolencia.

1115- Señale la respuesta errónea según el Artículo 62.2 de la Ley 14/1986, de 25 de abril, General de Sanidad - En la delimitación de las zonas básicas deberán tenerse en cuenta:
A) Las distancias máximas y mínimas de las agrupaciones de población más alejadas de los servicios y el tiempo normal a invertir en su recorrido usando los medios ordinarios.
B) El grado de concentración o dispersión de la población.
C) Las características epidemiológicas de la zona.
D) Las instalaciones y recursos sanitarios de la zona.

1116- En un paciente con desnutrición y riesgo de úlceras por presión, la dieta que debemos aplicar será con alto contenido en:
A) Proteínas.
B) Ácidos grasos.
C) Hidratos de Carbono.
D) Lípidos.

1117- Señale por cual de las siguientes alteraciones se produce la anemia perniciosa:
A) Aumento de vitamina B1.
B) Disminución de la vitamina B3.
C) Aumento de la vitamina B6.
D) Disminución de la vitamina B12.

1118- La disuria se caracteriza por:
A) Tener deseo de orinar, tras la micción.
B) Dificultad para orinar y dolor y escozor al hacerlo.
C) Aumento del deseo de orinar.
D) Ninguna es correcta.

1119- Para la vía de administración intradérmica la zona de elección es:
A) Cara posterior del brazo.
B) Cara anterior del antebrazo.
C) Los glúteos.
D) Cara externa del muslo.

1120- Indique cuál de las siguientes escalas de medida no mide las AVD básicas:

TEST 8 - PREGUNTAS

   A) Índice de Katz.
   B) Índice de Barthel.
   C) Escala de Lawton y Brody.
   D) Escala de incapacidad física de Cruz Roja.

1121- Los estertores premortem son:
   A) Ruidos producidos por movimientos oscilatorios de las secreciones de las vías respiratorias superiores durante la inspiración y espiración.
   B) Signos poco frecuentes en la fase agónica.
   C) Ruidos producidos en situación de ortopnea.
   D) Ruidos producidos en situación de disnea de esfuerzo.

1122- Mientras el paciente recibe oxigenoterapia:
   A) La administración de oxígeno hace que el paciente, además de inhalar oxígeno, respire también aire atmosférico, produciéndose una mezcla de gases rica en oxígeno.
   B) Los capilares pulmonares se expanden.
   C) Los alvéolos pulmonares se contraen.
   D) Todas las respuestas son correctas.

1123- ¿Cuáles son los parámetros que mide la escala de valoración de riesgo de aparición de úlceras por presión denominada "Escala de Norton"?
   A) Estado general, raza, sexo, edad y actividad.
   B) Estado general, estado mental, actividad, edad y eliminación.
   C) Estado general, sexo, edad, movilidad y alimentación.
   D) Estado general, estado mental, actividad, movilidad e incontinencia.

1124- Los residuos procedentes de Hemodiálisis de pacientes no contaminados por virus VHC, VHB y VIH, ¿a que grupo de clasificación corresponden?:
   A) Grupo I.- Residuos generales asimilables a urbanos.
   B) Grupo II.- Residuos sanitarios asimilables a urbanos.
   C) Grupo III A.- Residuos peligrosos sanitarios.
   D) Grupo III B.- Residuos químicos y citostáticos.

1125- La cirrosis hepática cursa con (señale la correcta):
   A) Nauseas.
   B) Vómitos.
   C) Anorexia.
   D) Sudoración.

1126- Señale los efectos que puede producir la exposición profesional a gases anestésicos:
   A) Daño pulmonar.
   B) Dermatitis.
   C) Daño a las córneas.
   D) Abortos espontáneos.

1127- La parte del estómago denominada píloro comunica:
   A) El duodeno con el fundus.
   B) El cardias con el estómago.
   C) El estómago con el duodeno.
   D) El fundus con el antro.

1128- ¿Cuáles son las estrategias para cuidar al cuidador?
   A) Ser consciente de sus limitaciones.
   B) No compartir los sufrimientos.
   C) Reservarse de sentir y expresar emociones.
   D) Todas son correctas.

1129- Para que el glutaraldehido sea capaz de esterilizar en frío, se necesita un tiempo de inmersión de:
   A) 30 minutos.
   B) 1 hora.
   C) 5 horas.
   D) 8-10 horas.

1130- La toma de muestras de esputos en pacientes traqueotomizados se debe realizar:
   A) Por boca.
   B) Con hisopo o torunda.

111

TEST 8 - PREGUNTAS

C) Por sonda de aspiración.
D) Por recogida directa del orificio de la traqueotomía.

1131- Para administrar oxigenoterapia, a un paciente, ¿cuál es la posición correcta?
A) Decúbito lateral derecho.
B) Sims.
C) Fowler.
D) Decúbito lateral izquierdo.

1132- Dentro de la fuente de infección, a que corresponde aquellas que ocurren por microorganismos que están de forma habitual en el hombre y que son saprofitos no patógenos y en buenas condiciones de inmunidad:
A) Infecciones autógenas.
B) Hábitat del sujeto enfermo.
C) Características del agente causal.
D) Ninguna de las respuestas es correcta.

1133- Señale la respuesta correcta con relación a la comunicación terapéutica:
A) Se emplea para influir sobre el paciente con la intención de ayudarle a resolver sus problemas de salud.
B) Se emplea para resolver problemas y conflictos.
C) Se establece sólo y únicamente cuando lo solicita el usuario.
D) Se establece para defender los derechos e intereses del paciente y profesional.

1134- ¿A partir de qué mes de gestación el fundus uterino llega al apéndice xifoides?
A) A partir del segundo mes.
B) Entre el tercer y cuarto mes.
C) Entre el quinto y sexto mes.
D) A partir del octavo mes.

1135- Al instilar gotas debemos evitar tocar con el aplicador la piel y/o mucosa. Si tratamos de evitar tocar el trago, estamos en:
A) Ojo.
B) Boca.
C) Nariz.
D) Oreja.

1136- La infección nosocomial se define como:
A) Una infección adquirida en el hospital, que aparece durante la hospitalización.
B) Infección que no se hallaba presente, o en periodo de incubación en el momento de admisión del enfermo en el hospital.
C) La OMS la define como enfermedad microbiana.
D) Todas las respuestas son correctas.

1137- Según el vigente Convenio Colectivo para el personal laboral de la Administración General y Organismos Autónomos dependientes de ésta, entre las funciones del auxiliar de enfermería en los centros, servicios y establecimientos sanitarios y sociosanitarios no se encuentra:
A) Recogida de los signos y síntomas que manifiesten los enfermos para su posterior comunicación.
B) Aplicación de enemas de limpieza salvo en pacientes graves.
C) Colaborar en la administración de medicamentos por vía oral y parenteral por indicación del enfermero/a.
D) Acompañar a los beneficiarios a los centros sanitarios cuando su situación lo requiera.

1138- Respecto de la esterilización, ¿cuál de las siguientes afirmaciones es falsa?
A) Siempre que se desinfecta se esteriliza.
B) La esterilización actúa sobre las esporas.
C) Es el método de destrucción contra toda clase de organismos o cualquier forma elemental de vida.
D) La esterilización se realiza sobre material limpio.

1139- Señale cuáles son los mecanismos implicados en el proceso de formación de la orina:
A) La filtración y la secreción.
B) La regulación de la absorción y la eliminación.
C) La filtración, la reabsorción y la secreción.

D) La filtración, la absorción y la eliminación.

1140- En la lactancia artificial, en la preparación de biberones, no es una recomendación acertada:
A) Dejarlo preparado con varias horas de antelación.
B) Medir el polvo con el dosificador, enrasando.
C) Utilizar agua hervida y templada.
D) Seguir las instrucciones de la casa comercial.

1141- Las percepciones que experimentan los enfermos esquizofrénicos son vividas como experiencias sensoriales sin estímulos y afectan a todos los sentidos, siendo más frecuente:
A) Alucinaciones cinestésicas.
B) Alucinaciones táctiles.
C) Alucinaciones auditivas y visuales.
D) Alucinaciones olfativas y gustativas.

1142- En el modelo de atención centrada en la persona, ¿quién toma las decisiones que afectan a la propia persona mayor?
A) El equipo de enfermería.
B) El profesional de referencia.
C) La propia persona y secundariamente, su grupo de apoyo.
D) El equipo técnico.

1143- Atendiendo a la clasificación de las heridas según su profundidad, señale la respuesta correcta:
A) Las heridas perforantes alcanzan el interior de alguna cavidad.
B) Las heridas profundas atraviesan el cuerpo.
C) Las heridas superficiales traspasan el tejido celular subcutáneo.
D) Las heridas penetrantes alcanzan el interior de alguna cavidad corporal.

1144- ¿Qué situación no es un agente estresante para la familia de un enfermo crónico?
A) Duración de la enfermedad.
B) Cargas económicas, emocionales y sociales crecientes.
C) Hospitalizaciones prolongadas.
D) Utilización de recursos sociales.

1145- Es una característica que define a un grupo:
A) No existe una división de funciones.
B) Existen unos intereses compartidos que se pretenden alcanzar.
C) Los miembros no se conocen.
D) El trabajo individual es más productivo que el conjunto.

1146- Utilizaremos el EPI cuando:
A) Nos lo requiera el paciente.
B) Deseemos aislar al paciente.
C) Cuando exista posibilidad de transferencia de sangre o fluidos corporales hacia el personal.
D) Ninguna de las anteriores es correcta.

1147- La circulación pulmonar termina a través de las venas pulmonares en:
A) La aurícula izquierda.
B) El pulmón derecho.
C) El pulmón izquierdo.
D) La aurícula derecha.

1148- Para evitar el riesgo de inflamación del óxido de etileno, éste se diluye con:
A) Cloroformo.
B) Dióxido de carbono.
C) Cloruro potásico.
D) Nitrato de plata.

1149- De los siguientes componentes, ¿Cual NO forma parte del antídoto universal?
A) Carbón vegetal activado.
B) Ácido de magnesio.
C) Polvo de tanino.
D) Óxido de magnesia.

1150- Carmen colabora en la cura de un paciente por infección en herida quirúrgica, que material es Incorrecto en la bandeja superior del carro de curas:
A) Gasas, apósitos, compresas.

B) Caja de curas.
C) Vendas.
D) Suturas, guantes estériles.

1151- ¿Qué es el soporte vital básico?
A) Es el procedimiento de actuación ante la obstrucción de la vía aérea en un paciente.
B) Es el conjunto de procedimientos encaminados a mantener la vida de un paciente que presenta una parada cardiorrespiratoria.
C) Es el conjunto de técnicas de compresiones torácicas internas.
D) Es el procedimiento de actuación ante la pérdida súbita de conocimiento en un paciente.

1152- El fenol es considerado como:
A) Antiséptico de última generación.
B) Antiséptico pionero de los años 60.
C) Antiséptico más antiguo.
D) Antiséptico más moderno.

1153- La punción del saco amniótico en mujeres gestantes se llama:
A) Paracentesis.
B) Citología ginecológica.
C) Amniocentesis.
D) Histeroscopia.

1154- La bomba de infusión enteral o nutribomba se utiliza para:
A) Nutrición enteral continua.
B) Preparación de nutrientes en el servicio de farmacia.
C) Administración fraccionada de nutrientes.
D) Nutrición parenteral.

1155- Se entiende por residuos biosanitarios:
A) Residuos sanitarios específicos de la actividad sanitaria propiamente dicha, potencialmente contaminados con sustancias biológicas al haber entrado en contacto con pacientes o líquidos biológicos.
B) Todos los residuos, cualquiera que sea su estado, generados en centros sanitarios, incluido los envases y residuos de envases, que los contenga o los hayan contenido.
C) Residuos compuestos por restos de medicamentos citotóxicos y todo material que haya estado en contacto con ellos, que presentan riesgos carcinogénico, mutagénicos y teratogénicos.
D) Residuos sin ningún tipo de contaminación específica, que no representan riesgo de infección ni en el interior, ni en el exterior de los centros sanitarios.

1156- En pacientes portadores de S.N.G., uno de los cuidados que deben realizarse es:
A) Realizar lavado de los orificios nasales diariamente.
B) No aclarar la SNG con agua después de la ingesta.
C) No es necesario realizar curas diarias por erosionar la piel.
D) Colocar al paciente durante la ingesta en decúbito supino.

1157- ¿Cuál de las siguientes características de los fármacos orales no es correcta?
A) Los fármacos orales son seguros.
B) Los fármacos orales son de absorción rápida.
C) Los fármacos orales son cómodos.
D) Los fármacos orales son económicos.

1158- Después del contacto con los pacientes o con un entorno contaminado, los microorganismos pueden sobreviviren las manos durante un intervalo de:
A) De 100 a 120 minutos.
B) De 70 a 90 minutos.
C) Más de 90 minutos.
D) De 2 a 60 minutos.

1159- Indique cuál de las siguientes afirmaciones NO es correcta en cuanto a la higiene de los pacientes adultos en planta:
A) La higiene del paciente es uno de los cometidos más importantes del que nos responsabilizamos los TCAE.
B) Siempre valoraremos la autonomía del paciente para facilitarle el autocuidado.

TEST 8 - PREGUNTAS

C) Favorecer la seguridad y movilización del paciente encamado realizando el aseo entre dos personas.
D) Es indiferente el orden de lavado de las diferentes partes del cuerpo de un paciente encamado.

1160- El aparato que se utiliza para medir la actividad eléctrica del músculo, se denomina:
A) Electrocardiógrafo.
B) Electromiógrafo.
C) Electroencefalógrafo.
D) No existe tal aparato.

1161- Que otro nombre recibe la cama de Judet:
A) Cama circoeléctrica.
B) Cama de levitación.
C) Cama ortopédica o traumatológica.
D) Cama de Stryker.

1162- ¿Cuál NO es un estilo de comunicación?:
A) Agresivo.
B) Pasivo.
C) Asertivo.
D) Coercitivo.

1163- El mosquito es:
A) Instrumental de hemostasia.
B) Instrumental de corte.
C) Instrumental de disección.
D) Instrumental de explotación.

1164- Cuando tenemos una Obstrucción de las Vías Aéreas por Cuerpo Extraño (OVACE), ¿qué maniobra debemos realizar?
A) Maniobra RCP.
B) Maniobra de Heimlich.
C) Maniobra de Ford.
D) Maniobra CPR.

1165- Cuando se realiza un esfuerzo, para proteger los ligamentos y articulaciones los músculos abdominales y glúteos se deben:
A) Reforzar.
B) Contraer.
C) Relajar.
D) Estabilizar.

1166- El auxiliar de enfermería sospecha que el paciente puede estar sufriendo hipoglucemia, cuando presencia los siguientes signos y síntomas:
A) Polidipsia.
B) Disnea y tos.
C) Palidez, sudoración y obnubilación.
D) Dolor abdominal.

1167- En relación con la gasometría arterial, que determina los gases en sangre arterial, indique la respuesta correcta:
A) El PO2 indica la presencia en sangre arterial de CO2 disuelto.
B) El PCO2 indica la presencia en sangre arterial de O2 disuelto.
C) Incluye el pH, el bicarbonato estándar, el exceso de bases y la saturación de O2.
D) Esta determinación no se puede volver a medir hasta terminar el tratamiento.

1168- ¿Por qué mecanismos es transferido al ambiente el calor producido en el organismo?
A) Conducción.
B) Convección.
C) Radiación y evaporización.
D) Todos los mecanismos anteriores son correctos.

1169- La lavativa de Harris:
A) Es una solución de Bario.
B) Sirve para administrar nutrientes por vía rectal.
C) Está compuesta por aceite de parafina.

D) Favorece la expulsión de gases y alivia la digestión abdominal.

1170- La ausencia total de eliminación de orina recibe el nombre de:
A) Oliguria.
B) Anuria.
C) Polaquiuria.
D) Poliuria.

1171- Antes del contacto con pacientes inmunodeprimidos, el lavado de manos será:
A) Antiséptico o especial.
B) Quirúrgico.
C) Higiénico.
D) No requiere lavado de manos.

1172- Las barandillas de seguridad se colocan cuando...
A) Es conveniente que soporten el peso de la ropa.
B) El paciente se encuentra agitado.
C) Debemos evitar el pie equino.
D) Es necesaria su movilización.

1173- En relación a los cuidados de alimentación en el paciente de Salud Mental en una unidad de corta estancia, señale la incorrecta.
A) Se deben trabajar actividades orientadas a una correcta nutrición favoreciendo el desarrollo de habilidades instrumentales y sociales.
B) Informaremos de horarios, menús disponibles y lugares de comidas.
C) No dejaremos que usen cubiertos para evitar lesiones.
D) Corregiremos hábitos posturales.

1174- ¿Cuál de los siguientes nutrientes aporta 9 Kilocalorías por gramo?
A) Glúcidos.
B) Proteínas.
C) Lípidos.
D) Vitaminas hidrosolubles.

1175- Que medidas de protección son correctas en la manipulación de citostáticos:
A) Dobles guantes de látex y bata impermeable.
B) Mascarilla y gafas de protección.
C) Un solo par de guantes, bata y gafas de protección.
D) Las respuestas son A y B correctas.

1176- La actuación para la prevención de la Neumonía adquirida en la comunidad se puede efectuar mediante:
A) La vacunación específica contra el bacilo de Koch.
B) La vacunación específica contra la Neisseria gonorrhoeae.
C) La lucha contra el tabaquismo.
D) El aumento la situación de riesgo.

1177- En la asistencia al paciente quirúrgico la fase operatoria es aquella que:
A) Comprende los cuidados preoperatorios.
B) Comprende desde el ingreso en el hospital hasta el alta.
C) Comprende el tiempo que dura la intervención quirúrgica.
D) Todas son falsas.

1178- El aumento de la profundidad respiratoria se denomina:
A) Apnea.
B) Hiperpnea.
C) Hipoxia.
D) Hipercapnia.

1179- ¿A qué llamamos ergonomía?
A) Disciplina médica especializada en la utilización de técnicas radioactivas.
B) Técnica que estudia los daños de carácter psicológico en el entorno laboral.
C) Conjunto de técnicas que tienen como objetivo adecuar el puesto de trabajo al individuo (a las condiciones físicas y psíquicas de la persona que lo va a realizar).
D) La medición del rendimiento de la persona en el trabajo.

TEST 8 - PREGUNTAS

1180- ¿Cuál NO es una situación administrativa del régimen general del personal estatutario regulada en el art. 62 de la Ley 55/2003, de 16 de diciembre, del Estatuto Marco del Personal Estatutario de los Servicios de Salud?
A) Servicio especiales.
B) Inhabilitación absoluta.
C) Excedencia voluntaria.
D) Suspensión de funciones.

1181- En condiciones normales el cuerpo humano elimina un volumen de líquidos diario que oscila entre:
A) 2000 ml.-2200 ml.
B) 2700 ml.-3000 ml.
C) 2300 ml.-2600 ml.
D) 1000 ml.-1500 ml.

1182- La educación para la salud tiene como objetivo:
A) Insertar en la comunidad la idea de la salud como un valor fundamental.
B) Reducir el riesgo de recurrencia de algunas enfermedades.
C) Reorientar los servicios sanitarios para lograr una corresponsabilidad de la promoción de la salud entre los profesionales, los individuos, la comunidad, las administraciones y los gobiernos.
D) Todas las respuestas son objetivos de la educación para la salud.

1183- El control biológico de esterilización para el óxido de etileno es:
A) Bacillus cereus.
B) Bacillus pumillis.
C) Bacillus subtilis.
D) Bacillus stearothermophilus.

1184- Un esguince donde existe rotura parcial de ligamento, es:
A) Grado I.
B) Grado II.
C) Grado III.
D) Ninguna respuesta es correcta.

1185- ¿Cómo se denomina la lesión en la que hay un desplazamiento completo del hueso fuera de la articulación?
A) Luxación.
B) Esguince.
C) Contusión.
D) Fractura.

1186- Complete el enunciado siguiente. la atención _____ comprende las actividades asistenciales, diagnósticas, terapéuticas y de rehabilitación y cuidados, así como aquellas de promoción de la salud, educación sanitaria y prevención de la enfermedad, cuya naturaleza aconseja que se realicen en este nivel.
A) Primaria.
B) Especializada.
C) De urgencia.
D) B y C son correctas.

1187- Según la Ley 39/2006, de 14 de diciembre, de promoción de la autonomía personal y atención a las personas en situación de dependencia, la siguiente definición: "el estado de carácter permanente en que se encuentran las personas que por razones derivadas de edad, la enfermedad o la discapacidad y ligadas a la falta o a la pérdida de autonomía física, mental, intelectual o sensorial, precisan de la atención de otra u otras personas o ayudas importantes para realizar actividades básicas de la vida diaria" se corresponde con:
A) Minusvalía.
B) Dependencia.
C) Deterioro.
D) Discapacidad.

1188- ¿Qué es el óxido de etileno?
A) Un líquido.
B) Un gas con una densidad nueve veces inferior a la del aire.

TEST 8 - PREGUNTAS

C) Se usa como sistema de esterilización químico.
D) Es inocuo.

1189- En la higiene de los ojos si el paciente está inconsciente se le colocará en posición:
A) Decúbito supino.
B) Fowler.
C) Decúbito lateral.
D) Decúbito prono.

1190- En relación con la incontinencia urinaria, cuál de los siguientes aspectos no recoge la historia clínica:
A) Antecedentes previos.
B) Registro diario de la frecuencia de micción durante un mes.
C) Interrogación sobre estreñimiento, diarrea o incontinencia fecal concomitante.
D) Dificultades para vestirse y desvestirse.

1191- La cama circoelectrica está indicada para:
A) La alineación de extremidades fracturadas.
B) Pacientes sometidos a cirugía por exceso de peso.
C) Grandes quemados, lesionados medulares o pacientes politraumatizados.
D) Pacientes en trabajo de parto.

1192- En el proceso de la comunicación, el elemento que envía el mensaje es:
A) El emisor.
B) El receptor.
C) La información.
D) El contexto.

1193- ¿Cuál es el tiempo mínimo necesario para que la fricción de manos con preparados de base alcohólica elimine los gérmenes de las manos?
A) 20 segundos.
B) 3 segundos.
C) 1 minuto.
D) 10 segundos.

1194- Indique que EPI (Equipo de Protección Individual) está indicado en el personal sanitario que vaya a estar en contacto con pacientes en investigación o confirmados de enfermedades de infección respiratoria de alto riesgo, señale la respuesta incorrecta:
A) Guantes.
B) Mascarilla FFP1.
C) Bata desechable impermeable de manga larga.
D) Protección ocular ajustada de montura integral o protector facial completo.

1195- ¿Cómo se denomina la presencia de sangre en el vómito?
A) Melenas.
B) Hematuria.
C) Hematemesis.
D) Hemoptisis.

1196- En la prevención de úlceras por presión no es una medida correcta:
A) Mantenerlo bien hidratado.
B) Mantenerlo húmedo.
C) Movilización del paciente.
D) Mantenerlo seco.

1197- No es una prestación de Atención Primaria:
A) La atención a la salud bucodental.
B) La atención de urgencia.
C) La atención a la mujer.
D) La atención de cuidados intensivos.

1198- La patología caracterizada por compulsión, perdida de control y patrones continuos de abuso a pesar de percibir sus consecuencias negativas, ¿se denomina?:
A) Dependencia física.
B) Dependencia psicológica.
C) Tolerancia.

D) Adicción.

1199- Respecto a los envases para residuos sanitarios, ¿cuál de las siguientes afirmaciones es correcta?
A) Las bolsas para residuos biosanitarios asimilables a los urbanos serán de color rojo.
B) Los envases para acumular residuos biosanitarios especiales punzantes o cortantes deben señalizarse con el pictograma de biopeligroso.
C) Las bolsas para los residuos biosanitarios especiales serán de color verde.
D) Los residuos citotóxicos punzantes o cortantes deberán acumularse en envases rígidos de color amarillo.

1200- ¿Cuál de los siguientes no es un signo de muerte cierta?
A) ECG plano.
B) Apnea.
C) Miosis.
D) Todas los anteriores son signos de muerte cierta.

TEST 8 - PREGUNTAS

RESPUESTAS TEST 8

1051 B	1076 C	1101 D	1126 D	1151 B	1176 C
1052 D	1077 C	1102 B	1127 C	1152 C	1177 C
1053 B	1078 A	1103 B	1128 A	1153 C	1178 B
1054 B	1079 C	1104 B	1129 D	1154 A	1179 C
1055 C	1080 D	1105 B	1130 C	1155 A	1180 B
1056 B	1081 A	1106 B	1131 C	1156 A	1181 C
1057 B	1082 B	1107 A	1132 A	1157 B	1182 A
1058 A	1083 C	1108 A	1133 A	1158 D	1183 C
1059 C	1084 D	1109 D	1134 D	1159 D	1184 B
1060 D	1085 D	1110 C	1135 D	1160 B	1185 A
1061 C	1086 C	1111 C	1136 D	1161 C	1186 B
1062 A	1087 C	1112 A	1137 C	1162 D	1187 B
1063 D	1088 B	1113 A	1138 A	1163 A	1188 C
1064 D	1089 C	1114 C	1139 C	1164 B	1189 A
1065 D	1090 A	1115 A	1140 A	1165 B	1190 B
1066 C	1091 B	1116 A	1141 C	1166 C	1191 C
1067 D	1092 B	1117 D	1142 C	1167 C	1192 A
1068 A	1093 A	1118 B	1143 D	1168 D	1193 A
1069 D	1094 D	1119 B	1144 D	1169 D	1194 B
1070 A	1095 B	1120 C	1145 B	1170 B	1195 C
1071 B	1096 B	1121 A	1146 C	1171 A	1196 B
1072 C	1097 A	1122 A	1147 A	1172 B	1197 D
1073 C	1098 C	1123 D	1148 B	1173 C	1198 D
1074 A	1099 D	1124 C	1149 B	1174 C	1199 B
1075 B	1100 A	1125 C	1150 C	1175 D	1200 C

Fallos:

TEST 9

1201- Los músculos flexores:
   A) Disminuyen el ángulo de una articulación.
   B) Elevan una parte del cuerpo.
   C) Aumentan el ángulo de una articulación.
   D) Descienden una parte del cuerpo.

1202- Señala la correcta, respecto a los cuidados post mortem:
   A) Se realizan en cuanto fallece el paciente.
   B) Se realizan antes de que aparezca el rigor mortis.
   C) En ellos pueden prestar ayuda los familiares.
   D) El cadáver siempre se trasladará con amortajamiento.

1203- Dentro de los agentes térmicos extrínsecos encontramos: (solo un agente no es correcto). Señala cual:
   A) Agentes con radiación infrarroja.
   B) Agentes conductivos.
   C) Agentes termorreguladores del organismo.
   D) Agentes convectivos.

1204- Los detergentes empleados con ultrasonidos, deben tener elementos quelantes:
   A) Todos los detergentes contienen elementos quelantes.
   B) Los detergentes no necesitan elementos quelantes.
   C) Para evitar depósitos minerales.
   D) En la desinfeción por ultrasonidos no son necesarios los detergentes.

1205- Señale la respuesta falsa. son condiciones ideales para almacenamiento de fármacos:
   A) Humedad mayor 75%.
   B) No exposición directa a luz solar, ni de focos.
   C) El almacenamiento debe hacerse preservándolos de la humedad a 15-20 cm. del suelo y muros.
   D) Temperatura en 15-22ºC.

1206- ¿Cuál de las siguientes afirmaciones no es correcta, respecto a la pared cardíaca?
   A) La capa externa, constituye la envoltura visceral del pericardio seroso.
   B) El endocardio, reviste las cavidades cardíacas y se continúa con el endotelio de los vasos sanguíneos.
   C) El epicardio es una membrana serosa de tejido conectivo cubierta de epitelio.
   D) La capa interna es la más gruesa y está formada por tejido muscular cardíaco.

1207- El lavado por ultrasonidos es:
   A) Una forma de limpieza mecánica que se aplica a instrumentos muy caros y precisos.
   B) Una forma de limpieza manual que se aplica a instrumentos muy complejos de montar y desmontar.
   C) Una forma de limpieza mecánica que se aplica a instrumentos difíciles de limpiar por su escasa accesibilidad.
   D) Una forma de limpieza manual que acorta el proceso de limpieza en el bloque quirúrgico.

1208- El flujo de Oxigeno en las gafas nasales oscila:
   A) De 5 a 8 litros por minuto.
   B) De 10 a 15 litros por minuto.
   C) De 2 a 3 litros por minuto.
   D) De 5 a 15 litros por minuto.

1209- La denominación de instrumental de Diéresis corresponde a:
   A) Instrumental de hemostasia.
   B) Instrumental de corte.
   C) Instrumental de talla o campo.
   D) Instrumental de disección.

1210- ¿Cuál de las siguientes publicaciones define los diez principios que rigen la experimentación científica con seres humanos?
   A) Informe Belmont (1979).

TEST 9 - PREGUNTAS

B) Código Nuremberg (1947).
C) Principios de Beachamp y Childress (1979).
D) Principios de Tavistock (1997).

1211- Para la aplicación de un enema de limpieza, la posición correcta generalmente será:
A) Decúbito lateral derecho con la pierna flexionada.
B) Decúbito lateral izquierdo con la pierna superior flexionada.
C) Tumbado decúbito lateral izquierdo con las dos piernas flexionadas hacia delante.
D) Genupectoral.

1212- Los materiales para empaquetar que se van a someter a un proceso de esterilización han de cumplir una serie de características. Indicala respuesta incorrecta:
A) Porosidad no superior a 0,5 mm.
B) Permeabilidad a la humedad.
C) Resistencia al aire y a la manipulación.
D) Permeabilidad al método de esterilización específico.

1213- Se define como geriatría:
A) El estudio del proceso de envejecimiento, con participación de las ciencias biológicas, psicológicas y sociales.
B) El estudio de los mayores de 65 años. Comprende el diagnóstico de las enfermedades de los ancianos.
C) El estudio de la ancianidad. Comprende la fisiología, la patología, el diagnóstico y el tratamiento de las enfermedades de los ancianos.
D) El estudio de los mayores de 75 años. Comprende el tratamiento de las enfermedades de los ancianos.

1214- Indica qué comprobaciones, como norma general, realizaremos en la preparación de la medicación:
A) Realizar las cinco comprobaciones: fármaco exacto, dosis exacta, vía exacta, hora exacta y habitación exacta.
B) Realizar las cinco comprobaciones: fármaco exacto, dosis exacta, vía exacta, hora exacta y paciente exacto.
C) Si no se especifica en la gráfica de enfermería si el paciente sufre algún tipo de alergia farmacológica, no será necesario realizar comprobaciones.
D) Realizar las cinco comprobaciones: fármaco exacto, peso y talla del paciente, vía exacta, dosis exacta y habitación exacta.

1215- La actuación dirigida a prolongar la vida biológica de un paciente, con enfermedades irreversibles o terminales, con medios tecnológicos desproporcionados, o con beneficio nulo, se denomina:
A) Encarnizamiento terapéutico.
B) Obstinación terapéutica.
C) Maltrato.
D) A y B son correctas.

1216- No es una finalidad de la higiene y el aseo:
A) Eliminar las células descamadas y la suciedad.
B) Contribuir a mantener o mejorar la autoestima del paciente.
C) Estimular la circulación sanguínea.
D) Favorecer la acumulación de secreciones.

1217- Del siguiente material, ¿cuál no es necesario a la hora de realizar el cuidado bucal al paciente inconsciente?
A) Torundas.
B) Pinzas de Kocher.
C) Pasta de dientes.
D) Vaselina.

1218- ¿Cuál de los siguientes compuestos químicos se utiliza para una desinfección de alto nivel?:
A) Derivados mercuriales.
B) Formaldehído.
C) Clorhexidina.
D) Hipoclorito sódico.

1219- La recogida de muestra de orina, se realiza en condiciones de esterilidad cuando:

TEST 9 - PREGUNTAS

A) Muestra de orina para físico/macroscópico.
B) Muestra de orina para químico/anormales.
C) Muestra de orina para microbiología y urocultivo.
D) Muestra de orina para parasitología.

1220- El paso inmediatamente posterior de la fecundación del óvulo se denomina:
A) Cigoto.
B) Mórula.
C) Blástula.
D) Embrión.

1221- Si, careciendo de esfigmomanómetro, detectamos pulso en la arteria radial, podremos deducir que el paciente tiene una tensión arterial sistólica de:
A) Entre 100 y 120 mmHg.
B) Por encima de los 100 mmHg.
C) Al menos 80 mmHg.
D) Por debajo de los 70 mmHg.

1222- En la escala de norton modificada, se valoran los siguientes ítems:
A) Nutrición, estado mental, movilidad, incontinencia y actividad.
B) Estado físico, estado mental, movilidad, incontinencia y actividad.
C) Estado físico, estado mental, movilidad, sensibilidad al roce y actividad.
D) Nutrición, estado mental, movilidad, sensibilidad al roce y actividad.

1223- ¿Quién debe garantizar que cada trabajador reciba una formación teórica y práctica en materia preventiva, tanto en el momento de su contratación como cuando se produzcan cambios en las funciones que desempeñe?
A) El propio trabajador.
B) El empresario.
C) La Administración del Estado.
D) Los sindicatos.

1224- El corazón se localiza:
A) Por delante de la columna vertebral entre las vértebras 6ª y 8ª dorsales.
B) Por delante de la columna vertebral entre las vértebras 5ª y 7ª dorsales.
C) Por delante de la columna vertebral entre las vértebras 8ª y 10ª dorsales.
D) Por delante de la columna vertebral entre las vértebras 3ª y 5ª dorsales.

1225- En relación con los criterios por los que se clasifican las enfermedades, señale la respuesta correcta:
A) Por su localización.
B) Por su etiología.
C) Por su duración.
D) Todas las respuestas anteriores son correctas.

1226- Entre los procedimientos que se realizan en el parto se encuentra la rotura del saco amniótico. Indique como se llama:
A) Episiotomía.
B) Amnioscopia.
C) Amniorrexis.
D) Funiculocentesis.

1227- Qué respuesta no es cierta en relación a la elaboración del programa de una actividad de educación para la salud:
A) Se analiza la situación y se determinan prioridades y objetivos.
B) Se seleccionan actividades, material, tecnología educativa y métodos.
C) Se ejecuta el programa y se evalúa.
D) No es una función del técnico en cuidados auxiliares de enfermería colaborar en la ejecución del programa de educación sanitaria confeccionado.

1228- Cuando un anciano orina muchas veces en la noche lo denominamos:
A) Poliuria.
B) Oliguria.
C) Cisturia.
D) Nicturia.

TEST 9 - PREGUNTAS

1229- ¿Cuál es el orden en el proceso de formación de una úlcera por presión?
A) Eritema, escara, vesícula y úlcera.
B) Eritema, vesícula, escara y úlcera.
C) Vesícula, eritema, úlcera y escara.
D) Eritema, escara, vesícula y úlcera.

1230- El proceso que capacita a los individuos y a la comunidad para aumentar su control sobre los determinantes de su salud y, por tanto, mejorarlas es la definición según la O.M.S. de:
A) Promoción de la salud.
B) Prevención de la enfermedad.
C) Educación para la salud.
D) Salud pública.

1231- Respecto a la aplicación de calor, señale la respuesta incorrecta:
A) Las compresas calientes tienen acción.
B) Antiinflamatoria.
C) Los baños tibios o calientes favorecen la cicatrización.
D) La lámpara de calor no tiene acción analgésica.

1232- Componen el equipo de atención primaria:
A) Los médicos de medicina general y pediatría, diplomados en enfermería, matronas y Enfermeros de zona y Técnicos en Cuidados Auxiliares de Enfermería, adscritos a la zona.
B) Los farmacéuticos no titulares en ocasiones.
C) Los veterinarios no titulares radicados en la zona podrán integrarse en el equipo de atención primaria.
D) El Equipo solamente lo integran los médicos titulares.

1233- ¿Cuál de los cuidados de la piel de un recién nacido expuesto a fototerapia por hiperbilirrubinemia no está recomendado?
A) Realizar higiene diaria, extremando las medidas higiénicas.
B) Vigilar la posible aparición de erupciones cutáneas.
C) Aplicar cremas hidratantes y/o aceites en la piel y los labios.
D) Cambiar con frecuencia el pañal.

1234- Los baños de arena son empleados como técnicas de calor seco en:
A) Electroterapia.
B) La crioterapia.
C) La talasoterapia.
D) La helioterapia.

1235- ¿Qué posición es la más utilizada en ginecología y obstetricia?
A) Trendelemburg.
B) Fowler.
C) Litotomía.
D) Litotricia.

1236- En síncopes y lipotimias, en el drenaje de secreciones bronquiales y en cirugías del suelo pélvico son indicaciones de la posición de:
A) Trendelemburg.
B) Antitrendelemburg.
C) Litotomía.
D) Roser.

1237- ¿El contenido calórico de una dieta hipercalórica es alrededor de?:
A) 2.000 Kcal/día.
B) 2.500 Kcal/día.
C) 4.000 Kcal/día.
D) 3.000 Kcal/día.

1238- La obtención de orina en condiciones de asepsia recibe el nombre:
A) Sedimento.
B) Rutina.
C) Anuria.
D) Urinocultivo.

1239- Los elementos de la cadena epidemiológica son:

A) Huésped, mecanismo de transmisión, reservorio.
B) Agente, sujeto susceptible, fuente de infección.
C) Agente, medio, huésped.
D) A y C son ciertas.

1240- Si el enfermo tiene el estómago anatómica y funcionalmente conservado, se puede alimentar por:
A) Sonda nasoyeyunal.
B) Yeyunostomía.
C) Sonda nasogástrica.
D) Duodenostomía.

1241- Qué factores fisiológicos, modifican la acción de los fármacos:
A) Edad, peso, sexo y temperatura.
B) Raza, edad y peso.
C) Altura, peso y edad.
D) Peso y edad.

1242- El agua corporal en el adulto sano representa aproximadamente un:
A) 80% de su peso.
B) 60% de su peso.
C) 70% de su peso.
D) 90% de su peso.

1243- ¿Qué ley regulaba a nivel nacional, la gestión de residuos hasta 2011?:
A) Ley 10/1997, de 21 de febrero, de residuos.
B) Ley 10/1998, de 21 de abril, de residuos.
C) Ley 10/1988, de 21 de abril, de residuos.
D) Ley 10/2000, de 21 de marzo, de residuos.

1244- La autora que identifica estado de Salud con independencia para la autosatisfacción de las necesidades fundamentales es:
A) D. Orem.
B) C. Roy.
C) V. Henderson.
D) H. Peplau.

1245- Cuál de las siguientes no es una medida preventiva para evitar las úlceras por presión?
A) Evitar o disminuir la presión.
B) Evitar o disminuir la fricción.
C) Evitar la humedad.
D) Desbridamiento de la herida.

1246- Entre los objetivos de los cuidados paliativos se encuentra:
A) Ortotanasia.
B) Distanasia.
C) Eutanasia.
D) Alargar la vida.

1247- El reflejo que se produce en el Recién Nacido hasta los 6 meses, al pasar un objeto a lo largo de la planta del pie, donde abre los dedos de los pies en abanico, es:
A) De Moro.
B) De Babinski.
C) De prensión.
D) De la marcha.

1248- El consentimiento informado ha de ser por escrito:
A) Especialmente en los casos de urgencia vital.
B) Cuando el paciente no está en pleno uso de sus facultades.
C) En intervenciones quirúrgicas, procedimientos diagnósticos y terapéuticos invasores.
D) Es indiferente si es verbal o por escrito en cualquier procedimiento que se vaya a realizar.

1249- ¿Cuál de estos medicamentos no se administra vía sublingual?:
A) Opiáceos.
B) Rotigotina.
C) Nitratos anginosos.

D) Benzodiacepinas.

1250- La realización de aquellos programas sanitarios que específicamente se determinen, de acuerdo con el diagnóstico de salud de la zona es función:
  A) Del Coordinador Médico del Equipo de Atención Primaria.
  B) De la Dirección para la Gestión de Atención Primaria.
  C) Del Equipo de Atención Primaria.
  D) De la Comisión de Calidad del Equipo de Atención Primaria.

1251- Según las recomendaciones del Proyecto Bacteriemia Zero, ¿Qué tiempo debemos utilizar en el uso de soluciones hidroalcohólicas y lavado de manos con jabón detergente al grifo?:
  A) 10-20 segundos y 1-2 minutos, respectivamente.
  B) 60 segundos y 2 minutos, respectivamente.
  C) 60 segundos y 30 segundos, respectivamente.
  D) 20-30 segundos y 40-60 segundos, respectivamente.

1252- ¿Cuál de los siguientes es un control químico?
  A) Esporas de microorganismos atenuados.
  B) Indicadores colorimétricos.
  C) Tira de impresora del esterilizador.
  D) Radiaciones gamma.

1253- Según la O.M.S., la definición de promoción de la salud abarca los siguientes conceptos excepto:
  A) La promoción de la salud es el proceso que permite a las personas incrementar el control sobre su salud y en consecuencia, mejorarla.
  B) Entre sus objetivos se encuentran la detección precoz y el tratamiento adecuado de enfermedades para evitar recidivas y el establecimiento de la cronicidad.
  C) Incluye acciones dirigidas a fortalecer y mejorar las habilidades de los individuos para su cuidado en salud.
  D) La carta de Otawa identifica las estrategias de Promoción de la Salud.

1254- Respecto a los estilos de comunicación y relación. se denomina estilo asertivo al que:
  A) Expresa claramente pensamientos y sentimientos.
  B) No respeta los sentimientos y opiniones de los demás.
  C) No expresa sus verdaderos sentimientos y opiniones.
  D) B y C son correctas.

1255- Todas son sondas nasogástricas, excepto:
  A) Sonda de Levin.
  B) Sonda de Kehr.
  C) Sonda de Salem.
  D) Sonda de Sengstaken-Blakemore.

1256- En los tipos de transmisión directa ¿a que se corresponde las características de no existir contacto directo y que se trasmite por gotitas de Pflüger?
  A) Por contacto.
  B) Transmisión intrapartum.
  C) Trasplacentaria de la madre a su hijo.
  D) Transmisión aérea.

1257- Señale la afirmación incorrecta respecto a la leche materna:
  A) La principal inmunoglobulina en la leche humana es la IgA.
  B) La leche humana contiene alrededor de cuatro veces más minerales que la leche de vaca.
  C) La leche humana es más baja que la leche de vaca en proteínas y más elevada en lactosa.
  D) La principal inmunoglobulina en la leche humana es la IgB.

1258- Las quemaduras en las que hay necrosis de los tejidos que evolucionan a la formación de escaras son de grado:
  A) 0.
  B) 1.
  C) 2.
  D) 3.

1259- La helioterapia es una técnica que utiliza como agente terapéutico:
  A) Un gas noble.
  B) El sol.

C) El agua salada.
D) Ninguna respuesta es correcta.

1260- ¿Qué antiséptico actúa sobre las esporas?:
A) Alcohol.
B) Povidona Yodada.
C) Peróxido de Hidrógeno.
D) Clorhexidina.

1261- ¿Qué mecanismo de defensa adaptativo en su hospitalización puede tener un paciente?
A) Negación.
B) Racionalización.
C) Desplazamiento.
D) Todas son correctas.

1262- Para la realización de un estudio parasitológico completo, se considera que es adecuada la recogida de heces cuando:
A) Se recojan al menos tres muestras de heces en diferentes días, con independencia de la hora de recogida.
B) La muestra de heces haya sido tomada anterior a 2 horas y no haya sido refrigerada.
C) Se recoja una muestra de la primera deposición del día.
D) Se recoja una muestra con independencia de la hora de recogida.

1263- La temperatura ambiente de la Unidad de Hospitalización debe estar:
A) 24-27 ºC.
B) 20-23 ºC.
C) 20-22 ºC.
D) 15-19 ºC.

1264- En la sexualidad, afectividad y socialización, ¿cuál de las siguientes recomendaciones en centros residenciales evitaría la posibilidad de encuentros sexuales?
A) Llamar a la puerta de la habitación antes de entrar.
B) Poner a los matrimonios en camas separadas o mejor en habitaciones separadas.
C) Que el personal de muestras de normalidad ante las muestras de cariño de los residentes.
D) Respetar la privacidad de los residentes.

1265- La unidad funcional del riñón es:
A) Nefronas.
B) Arterias renales.
C) Aparato yuxtaglomerular.
D) Glomérulos renales.

1266- No es un principio de la limpieza por ultrasonidos:
A) Se debe utilizar para endoscopios flexibles y para materiales elásticos.
B) Es muy útil para instrumentos de acero inoxidable.
C) No se puede aplicar a todos los materiales.
D) Todas son correctas.

1267- Es un factor de riesgo extrínseco en las infecciones nosocomiales de vías urinarias:
A) Edad avanzada.
B) Sexo.
C) Cateterismo vesical.
D) Todas son correctas.

1268- ¿Cómo protegemos los labios de un paciente con mascarilla de concentración graduable en oxigenoterapia?
A) Aislando el labio de la mascarilla de oxígeno.
B) Protegiéndolos con apósitos o gasas.
C) Protegiéndolos con vaselina.
D) Protegiéndolos con crema hidratante.

1269- Para realizar un lavado continuo en un situación de gran hematuria, se utiliza:
A) Sonda de tres vías, tipo Foley.
B) Sonda de Pezzer.
C) Sonda rígida.
D) Sonda de Nelaton.

TEST 9 - PREGUNTAS

1270- ¿Qué síntoma no es habitual en una intoxicación aguda por heroína?
    A) Coma.
    B) Pupilas midriáticas.
    C) Depresión respiratoria.
    D) Pupilas mióticas.

1271- De los siguientes tipos de shock, señale el que no es de tipo distributivo:
    A) Séptico.
    B) Anafiláctico.
    C) Hipovolémico.
    D) Neurogénico.

1272- ¿Cómo se llama la solución de Bario que se introduce en el recto antes de efectuar una exploración radiológica del intestino?
    A) Enema oleoso.
    B) Enema de retención.
    C) Enema opaco.
    D) Enema medicamentoso.

1273- En la comunicación interpersonal:
    A) Sólo interviene el contacto visual.
    B) No importa el tono de voz.
    C) No interrumpiremos al que habla.
    D) Ninguna respuesta es correcta.

1274- El método de análisis psicológico basado en la interpretación del inconsciente es el:
    A) Psicoanálisis.
    B) Psicoterapia.
    C) Psicofarmacología.
    D) Psicodinamia.

1275- Según la O.M.S., no es un indicador indirecto de Salud:
    A) Las condiciones de trabajo.
    B) Las condiciones sanitarias de la vivienda.
    C) El índice de masa corporal.
    D) La renta per cápita.

1276- La tensión arterial de un paciente depende:
    A) De la resistencia vascular y catabolismo.
    B) Del gasto cardiaco y resistencia periférica.
    C) De la viscosidad sanguínea y cifra total de células sanguíneas.
    D) Del gasto cardiaco y metabolismo.

1277- Una enfermedad mental grave que afecta a algunas funciones como el pensamiento, las emociones, la conducta y que, en cuanto a sus síntomas, se engloba dentro de los trastornos psicóticos es:
    A) Esquizofrenia.
    B) Tristeza.
    C) Apatía.
    D) Síndrome de abstinencia.

1278- ¿En qué consiste la parte de la escucha activa denominada "técnica del espejo"?
    A) En mirar a los ojos de nuestro interlocutor.
    B) En permitir los silencios durante la conversación.
    C) En asentir o hacer gestos que demuestren nuestro interés.
    D) En repetir lo dicho por la otra persona añadiendo cómo se siente dicha persona al respecto.

1279- Dentro de la técnica de higiene del paciente encamado, ¿qué papel juega el secado?
    A) No es necesario.
    B) Ha de hacerse de forma enérgica.
    C) Evita la maceración.
    D) No incomoda.

1280- Un paciente intoxicado por opiáceos presentará las pupilas:
    A) Midriáticas.
    B) Mióticas.

TEST 9 - PREGUNTAS

C) Arreactivas.
D) Normales.

1281- La posición de Trendelemburg consiste:
A) La cabeza y el cuerpo se bajan hasta colocarse a un nivel por debajo de las piernas y pies.
B) El paciente yace sobre el abdomen con la cara girada a un lado, los brazos a los lados con las palmas pronadas.
C) Se eleva la cabeza y se bajan los pies.
D) El paciente yace sobre la espalda con las nalgas en el extremo de la mesa.

1282- El material séptico es:
A) El material que ya está esterilizado.
B) El material específico de quirófano.
C) Una parte de material desechable.
D) El material que está contaminado.

1283- La ética Kantiana (Inmanuel Kant) se caracteriza porque:
A) Considera una ética universal, válida para todos los seres racionales, y no condicionada por las circunstancias y los fines cambiantes, el origen está en la razón.
B) Considera éticos los actos que se ajustan a algún principio, deber o concepción de la justicia que los hace correctos o incorrectos.
C) Considera que la bondad o la maldad de un acto está exclusivamente determinada por las consecuencias.
D) Considera el bien como aquello hacia lo que todas las cosas tienden, es la plenitud y perfección de la naturaleza humana.

1284- De los siguientes desinfectantes y antisépticos, indique el que no se considera de baja potencia:
A) Amonio cuaternario.
B) Hipoclorito sódico al 0,01%.
C) Glutaraldehído al 2% alcalino.
D) Clorhexidina en solución acuosa al 0,5%.

1285- La escala de valoración geriátrica para realizar la valoración de un anciano de riesgo o frágil se llama:
A) Cuestionario de Barber.
B) Escala de Norton.
C) Lawton y Brody.
D) Hamilton.

1286- De acuerdo con la OMS, ¿en cuál de las siguientes fases se comprobará el Listado de Seguridad Quirúrgica o Check List?
A) Antes de la inducción de la anestesia.
B) Antes de la incisión quirúrgica.
C) Antes de que el paciente abandone el quirófano.
D) En todas las anteriores.

1287- La Ley 55/2003, de 16 de diciembre, del Estatuto Marco del personal estatutario de los servicios de Salud, indica que el foro marco para el diálogo social, en el que estarán representadas las organizaciones sindicales más representativas del sector sanitario, depende de:
A) La Comisión de Recursos Humanos del Sistema Nacional de Salud.
B) El Consejo Interterritorial del Sistema Nacional de Salud.
C) La Comisión Técnica Delegada del Sistema Nacional de Salud.
D) El Consejo Social del Sistema Nacional de Salud.

1288- La presión existente en una bombona de oxígeno nos la indica el medidor de presión expresada en:
A) Mg/ml.
B) g/cm3.
C) Kg/l.
D) Kg/cm2.

1289- ¿Quién tiene la capacidad para otorgar la declaración de voluntades anticipadas?
A) El médico que trata a un paciente.
B) La familia, no siendo necesario el consentimiento de la persona.
C) Toda persona mayor de edad, con capacidad de obrar y que actúe libremente.

TEST 9 - PREGUNTAS

D) Toda persona con capacidad de obrar independientemente de la edad.

1290- Cuando una persona es incapaz de metabolizar una dosis de un fármaco antes de recibir la siguiente, se denomina:
   A) Tolerancia a un fármaco.
   B) Efecto idiosincrásico.
   C) Efecto acumulativo.
   D) Efecto secundario.

1291- En el caso de enfermos que deben someterse a una operación, el auxiliar de enfermería debe:
   A) Tener una atención continua.
   B) Apoyar al enfermo para que supere una posible actitud agresiva.
   C) Limitarse a acompañar al enfermo al quirófano.
   D) Actuar frente al enfermo con naturalidad.

1292- Para realizar una toma de muestra de exudado faríngeo-amigdalino correcta, se debe:
   A) Tomar muestra de la mucosa oral.
   B) Tomar muestra de la úvula.
   C) Tomar muestra con ayuda de un depresor lingual.
   D) Tomar medidas especiales de transporte y conservación de la muestra.

1293- ¿Cuáles de los fármacos nombrados a continuación actúan sobre el S.N.A. (sistema nervioso autónomo)?
   A) Analgésicos.
   B) Anestésicos.
   C) Simpaticolíticos.
   D) Psicofármacos.

1294- Cuál de las siguientes opciones no es una de las reglas elementales de la mecánica corporal:
   A) Aproximar la carga al cuerpo para que el esfuerzo a realizar sea el mínimo.
   B) Utilizar sobre todo para la carga la musculatura de la espalda.
   C) Situar los pies lo más cerca posible del peso a levantar, con el fin de acercar los puntos de gravedad.
   D) Si las piernas están flexionadas, incorporarse cargando el esfuerzo en la musculatura de las piernas.

1295- Indique de los siguientes, cuál es un mecanismo de defensa del individuo cuando enferma. Señale la respuesta INCORRECTA.
   A) Regresión.
   B) Evasión.
   C) Satisfacción.
   D) Negación.

1296- La triada epidemiológica nos habla de relaciones entre:
   A) Huésped, agente y medio ambiente.
   B) Enfermedad, salud y medio ambiente.
   C) Recuperación, enfermedad y cuidados.
   D) Todas son incorrectas.

1297- María, Auxiliar de Enfermería de un dispositivo de salud mental, participa junto con la Enfermera Aurora, en un grupo de Escuela de familias, cuyos objetivos son:
   A) Formar coterapeutas y que expandan su conocimiento al resto de la familia.
   B) Enseñar a identificar pródromos.
   C) Ofrecer una visión realista del problema psiquiátrico, no culpabilizando.
   D) Todas son respuestas correctas.

1298- ¿Qué hormona se detecta muy pronto en la orina y que confirma que un embarazo es positivo?
   A) Estrógenos.
   B) Gonadotropina coriónica humana.
   C) Progesterona.
   D) LH Y FSH.

1299- De acuerdo con la Ley 14/1986, de 25 de abril, General de Sanidad, son características fundamentales del sistema nacional de Salud:
   A) La organización adecuada para prestar una atención integral a la salud, comprensiva tanto de la promoción de la salud y prevención de la enfermedad como de la curación y rehabilitación.

TEST 9 - PREGUNTAS

   B) La extensión de sus servicios a sólo una parte de la población.
   C) La financiación de las obligaciones derivadas de la Ley mediante recursos públicos y privados.
   D) La prestación de una atención integral de la salud evitando altos niveles de calidad cuando sea necesario por razones de urgencia debidamente acreditadas.

1300- El masaje cardiaco externo en adultos, ¿con qué frecuencia debe de realizarse?
   A) Al menos 100 compresiones por minuto.
   B) Al menos 40 compresiones por minuto.
   C) Al menos 60 compresiones por minuto.
   D) Al menos 50 compresiones por minuto.

1301- Ante la pérdida de Salud son frecuentes sentimientos como la tristeza, apatía y pérdida de la capacidad de disfrutar. Son sentimientos de tipo:
   A) Neuróticos.
   B) Maníacos.
   C) Regresivos.
   D) Depresivos.

1302- Según las guías del CDC (comité para el control de las infecciones), un material o instrumental médico y quirúrgico se dice que es semicrítico cuando:
   A) Entra en contacto con el sistema vascular o zonas estériles del organismo.
   B) Entra en contacto con mucosas y piel no intacta.
   C) Entra en contacto con piel íntegra.
   D) Ninguna de las respuestas anteriores es correcta.

1303- Señalar lo correcto sobre la Presión Venosa Central
   A) Mide la presión en la aurícula izquierda.
   B) Para su medición el paciente debe estar en Fowler.
   C) Se necesita un catéter conectado a un manómetro de agua.
   D) Todas las respuestas son correctas.

1304- ¿Qué enfermedad provoca el déficit de la vitamina tiamina en la dieta?
   A) Ceguera nocturna.
   B) Raquitismo.
   C) Beriberi.
   D) Pelagra.

1305- Las drogas según su origen se pueden clasificar en:
   A) Estimulantes, Antidepresivas, Psicoanalépticas.
   B) Hipnóticas, Neurolépticas, Tranquilizantes.
   C) Naturales, Sintéticas y Semisintéticas.
   D) Eufóricas, Embriagantes, Excitantes.

1306- En relación con la presión atmosférica para poder administrar oxígeno, ¿cómo debe ser la presión interior de la bala de oxígeno?
   A) Igual a la presión atmosférica.
   B) Menor que la presión atmosférica.
   C) Mayor que la presión atmosférica.
   D) La bala de oxígeno administra oxígeno independientemente de la presión.

1307- Dentro de una ficha de diario miccional anotaremos los siguientes datos, excepto:
   A) Intervalo miccional.
   B) Densidad de la orina.
   C) Micción.
   D) Volumen.

1308- La fase convulsiva clónica de la epilepsia cursa con:
   A) Contracciones generales fuertes y generales, coloración azulada de cara y labios.
   B) Contracciones musculares de corta duración y generales, ruidos respiratorios, hipersalivación, relajación de esfínteres.
   C) Llanto o risa histeriforme.
   D) Ninguna es correcta.

1309- La habilidad de escuchar no sólo lo que la persona está expresando directamente, sino también los sentimientos, ideas o pensamientos que subyacen a lo que se está diciendo, se denomina:
   A) Metacomunicación.

B) Escucha activa.
C) Atención positiva.
D) Comunicación cibernética.

1310- Una de las siguientes afirmaciones es correcta. Señale cuál:
A) La ducha tiene un efecto relajante.
B) El baño tiene un efecto estimulante.
C) Para realizar el aseo del paciente encamado hay que desnudarlo completamente.
D) En caso de fiebre del paciente adulto, el baño debe ser tibio o frío, con el fin de bajar la temperatura corporal.

1311- De los siguientes drenajes, cuál de ellos NO es un drenaje simple:
A) Penrose.
B) Pleur-evac.
C) De tejadillo.
D) En cigarrillo.

1312- ¿Qué grado de la enfermedad de Alzheimer se caracteriza por la aparición del fenómeno de perseveración?
A) El primer grado.
B) El segundo grado.
C) El tercer grado.
D) El cuarto grado.

1313- ¿Cuál de los siguientes medios de aplicación de crioterapia, es un medio solido?
A) Baños fríos.
B) Nieve carbónica.
C) Bolsa de hielo.
D) Sprays de vapor.

1314- ¿Cuál de las siguientes escalas utilizarías para detectar el riesgo de caídas en un paciente?
A) Escala de Barthel.
B) Escala de Mohs.
C) Escala de Likert.
D) Escala de Downton.

1315- De los siguientes signos/síntomas cuál no corresponde a una fractura:
A) Dolor.
B) Deformidad.
C) Hematoma.
D) Hipotermia.

1316- Aquel grado de disminución de la consciencia que se caracteriza por la desorientación temporoespacial, aparición de conductas incoherentes o perplejidad, se llama:
A) Narcolepsia.
B) Confusión.
C) Ensoñación excesiva.
D) Somnolencia.

1317- La escala de Glasgow valora:
A) La simetría en la ventilación pulmonar.
B) Color y apariencia de la boca, encía, dientes y lengua.
C) Forma parte de la entrevista, que es el método de más importancia en lo que se refiere a la obtención de datos.
D) Valora el estado neurológico del paciente y sus cambios en el tiempo.

1318- ¿Por qué los profesionales sanitarios deben cumplir el protocolo de asepsia en la recogida de muestras biológicas a los pacientes?
A) Para evitar confusiones.
B) Para evitar que se extravíen.
C) Para evitar muestras contaminadas.
D) No existen protocolos al respecto.

1319- La incontinencia urinaria que cursa con un volumen residual postmiccional alto se denomina:
A) Incontinencia de esfuerzo.
B) Incontinencia funcional.

C) Incontinencia por rebosamiento.
D) Incontinencia de estrés o urgencia.

1320- ¿Qué efecto produce la adrenalina sobre el metabolismo?
A) Aumenta la síntesis de proteínas.
B) Aumenta la glucogenólisis y la lipólisis.
C) Estimula la gluconeogénesis.
D) Ninguno de ellos.

1321- La epidemiología plantea el estudio de la enfermedad en relación con:
A) Los factores determinantes de aparición de la misma.
B) Los riesgos de producirse fallecimiento.
C) Prevención sobre la fuente de infección.
D) Establecer las bases de la educacion sanitaria.

1322- La higiene del cordón umbilical requiere:
A) No lavar al recién nacido hasta el desprendimiento del cordón.
B) Limpiar la zona umbilical siempre antes y después de cada toma.
C) Lavar y secar muy bien el cordón umbilical.
D) Limpiar la zona umbilical sólo hasta el desprendimiento del cordón.

1323- ¿Cuál es la finalidad del aislamiento protector?
A) Aislar a los pacientes susceptibles o inmunodeprimidos.
B) Evitar el contagio tanto por vía directa como indirecta.
C) Prevenir el contagio por vía aérea.
D) Proteger frente a infecciones cruzadas.

1324- Entre las complicaciones crónicas de un anciano diabético, no se encuentra:
A) Hipoglucemia.
B) Neuropatía diabética.
C) Retinopatía diabética.
D) Todas son correctas.

1325- Cuál de las siguientes enfermedades no está causada por un virus:
A) Poliomielitis.
B) Rubéola.
C) Escarlatina.
D) Varicela.

1326- Indique la respuesta FALSA. ¿Qué signos observará el Técnico en Cuidados Auxiliares de Enfermería que le pondrán en alerta ante una posible infección nosocomial durante el ingreso del paciente?:
A) Fiebre o escalofrío.
B) Tos o esputo purulento.
C) Secreción purulenta en la inserción del catéter.
D) Al menos un cultivo de sangre positivo.

1327- Con respecto a la refrigeración de los alimentos... señale la respuesta correcta:
A) Retrasa el crecimiento bacteriano.
B) Conserva permanentemente los alimentos.
C) Sólo se utiliza en verano.
D) Es un método químico de conservación.

1328- El objetivo del aislamiento hospitalario es evitar la transmisión de infecciones dentro del mismo. Para que esto ocurra se requieren tres elementos:
A) Una fuente, un huésped y un medio de transmisión.
B) La correcta limpieza, desinfección y esterilización.
C) Uso obligatorio de mascarilla, bata y guantes.
D) Aplicación del aislamiento aéreo, de gotitas y de contacto.

1329- La responsabilidad de todas y cada una de las personas que participan directa o indirectamente en la atención de los pacientes y que por tanto tienen acceso a los datos de los mismos: (señale la respuesta correcta):
A) Puede ser sustituida por medidas de protección física.
B) Puede ser sustituida por técnicos de sistemas de información.
C) Nunca puede ser sustituido.

D) Puede ser sustituido en ocasiones.

1330- En el sistema respiratorio, ¿Qué conducto se extiende desde la laringe hasta los bronquios?
A) Faringe.
B) Tráquea.
C) Hilio.
D) Diafragma.

1331- ¿Cual de los siguientes nutrientes no se encuentra en la carne de vacuno?
A) Grasas.
B) Proteínas.
C) Hidratos de carbono.
D) Vitaminas.

1332- Es un polisacárido de reserva animal:
A) El almidón.
B) La celulosa.
C) La maltosa.
D) El glucógeno.

1333- ¿Cómo se denomina el efecto de un fármaco cuando una persona es incapaz de metabolizar una dosis de ese fármaco antes de recibir la siguiente?
A) Tolerancia a un fármaco.
B) Toxicidad de un fármaco.
C) Efecto acumulativo.
D) Efecto idiosincrásico.

1334- ¿Cuál de los siguientes elementos de la comunicación es considerado como el primero y es todo aquello que se desea transmitir?
A) Emisor.
B) Mensaje.
C) Canal.
D) Código.

1335- Un medicamento antifúngico es aquel que actúa:
A) Contra la gripe.
B) Contra la diarrea.
C) Contra los hongos.
D) Contra las bacterias.

1336- La terapia electro-convulsiva o terapia de "choque", se da:
A) A personas gravemente deprimidas y con tendencias suicidas.
B) A personas con cualquier patología mental.
C) A personas en las que es lo único que se puede hacer por ellas.
D) Ninguna de las anteriores es correcta.

1337- ¿En qué orden se producen los procesos de la evolución del fármaco en el organismo?
A) Absorción, liberación, metabolismo, distribución y excreción.
B) Liberación, distribución, absorción, metabolismo y excreción.
C) Liberación, absorción, distribución, metabolismo y excreción.
D) Absorción, distribución, liberación, metabolismo y excreción.

1338- De conformidad con lo previsto en el Estatuto Marco del personal estatutario de los Servicios de Salud, las faltas graves prescriben:
A) A los seis meses de su comisión.
B) A los tres años de su comisión.
C) A los dos años de su comisión.
D) A los cuatro años de su comisión.

1339- No es un técnica de dinamización de grupos:
A) Diagrama de Pareto.
B) Técnica del rumor.
C) Técnica de interdependencia.
D) Brainstorming.

1340- Respecto a la administración de enemas de limpieza:
A) En adultos, debemos introducir la sonda 5 - 7,5 cm.

TEST 9 - PREGUNTAS

B) En la lavativa de Harris, la sonda debe ser introducida 7-10 cm.
C) Si el paciente tiene incontinencia fecal debemos usar una sonda rectal con balón.
D) En la lavativa de Harris elevamos el irrigador y se mantiene a nivel del paciente para administrar el enema de manera más efectiva.

1341- Para la esterilización en frío se utiliza el glutaraldehido. ¿Para qué materiales se puede usar?
A) Material termolábil que contenga celulosa o sus derivados.
B) Endoscopios y laparoscopios.
C) Motores de aire comprimido y sus cables.
D) Material textil.

1342- En terapia ocupacional, la técnica que consiste en hacer que una persona piense y hable sobre su propia vida pasada y comparta estos recuerdos con los demás se denomina:
A) Técnica de entrenamiento motor.
B) Técnica de orientación a la realidad.
C) Reminiscencia.
D) Categorización.

1343- Las uñas de los pies de la persona mayor deben cortarse...:
A) Curvas.
B) Rectas.
C) En ángulo.
D) A y B son correctas.

1344- El tipo de respirador utilizado en ventiloterapia que solo controla la presión de insuflación recibe el nombre de:
A) Respirador por ciclo de tiempo.
B) Respirador manométrico.
C) Respirador cronometrado.
D) Respirador volumétrico.

1345- Un anciano hospitalizado que presente delirios y estados confusionales presenta un:
A) Trastorno dismórfico.
B) Trastorno psicótico.
C) Trastorno de somatización.
D) Trastorno por conversión.

1346- ¿En qué año comienza a desarrollarse con carácter experimental, el módulo profesional de auxiliar de enfermería dentro del proyecto de reforma de la formación profesional?
A) 1975.
B) 1978.
C) 1989.
D) 1979.

1347- Cuál es el marco territorial de la atención primaria:
A) El área de salud.
B) El centro de salud.
C) El equipo de atención primaria.
D) La zona básica de salud.

1348- Es cierto que la clorhexidina al 5% tiene como característica:
A) Mínimo espectro.
B) Alta acción residual.
C) Incompatibilidad con mercurocromo.
D) Nunca provoca absorción de yodo.

1349- Los mecanismos por los cuales el organismo pierde calor son:
A) Evaporación del sudor.
B) Disminución de la circulación sanguínea bajo la piel.
C) Aumento de la frecuencia cardíaca.
D) A y C son correctas.

1350- Las características morfológicas de un recién nacido pretérmino son:
A) Piel arrugada y brillante, surcos plantares y palmares pronunciados, vérnix y lanugo escasos.
B) Flexión en extremidades y escaso panículo adiposo.
C) Piel lisa y brillante, abundante lanugo y vérnix.

TEST 9 - PREGUNTAS

D) B y C son ciertas.

TEST 9 - PREGUNTAS

TEST 9 - RESPUESTAS

RESPUESTAS TEST 9					
1201 A	1226 C	1251 D	1276 B	1301 D	1326 D
1202 B	1227 D	1252 B	1277 A	1302 B	1327 A
1203 C	1228 D	1253 B	1278 D	1303 C	1328 A
1204 C	1229 B	1254 A	1279 C	1304 C	1329 C
1205 A	1230 A	1255 B	1280 B	1305 C	1330 B
1206 D	1231 C	1256 D	1281 A	1306 C	1331 C
1207 C	1232 A	1257 D	1282 D	1307 B	1332 D
1208 C	1233 C	1258 D	1283 A	1308 B	1333 C
1209 B	1234 C	1259 B	1284 C	1309 B	1334 B
1210 B	1235 C	1260 D	1285 A	1310 D	1335 C
1211 B	1236 A	1261 D	1286 D	1311 B	1336 A
1212 B	1237 C	1262 A	1287 A	1312 B	1337 C
1213 C	1238 D	1263 C	1288 D	1313 C	1338 C
1214 B	1239 D	1264 B	1289 C	1314 D	1339 C
1215 D	1240 C	1265 A	1290 C	1315 D	1340 C
1216 D	1241 A	1266 A	1291 B	1316 B	1341 B
1217 C	1242 B	1267 C	1292 C	1317 D	1342 C
1218 B	1243 B	1268 C	1293 C	1318 C	1343 B
1219 C	1244 C	1269 A	1294 B	1319 C	1344 B
1220 A	1245 D	1270 B	1295 C	1320 B	1345 B
1221 C	1246 A	1271 C	1296 A	1321 A	1346 C
1222 B	1247 B	1272 C	1297 D	1322 C	1347 D
1223 B	1248 C	1273 C	1298 B	1323 A	1348 C
1224 B	1249 B	1274 A	1299 A	1324 A	1349 A
1225 D	1250 C	1275 C	1300 A	1325 C	1350 C
Fallos:					

TEST 10

1351- NO es un test de suciedad:
A) Test TOSI.
B) Test de objetos canulados.
C) Control biológico.
D) Indicador químico para el control de la cavitación.

1352- En un atragantamiento parcial donde la persona puede toser y hablar, el protocolo de actuación correcto es:
A) Darle 5 palmadas en la espalda.
B) Realizarle la maniobra de HEIMLICH.
C) Animarle a toser.
D) A y B son correctas.

1353- Los riesgos biológicos laborales se producen por:
A) Posturas forzadas en el trabajo.
B) Uso de contaminantes químicos.
C) Contacto con agentes vivos.
D) Exceso de carga psíquica.

1354- La taquicardia es:
A) Signo.
B) Síntoma.
C) Síndrome.
D) Constante.

1355- ¿A qué se denomina consentimiento informado?
A) Documento de obligado cumplimiento para cualquier prueba que así lo considere el personal de enfermería.
B) Conjunto de datos de carácter asistencial, en los que no interviene el paciente.
C) La conformidad libre, voluntaria y consciente de un paciente, manifestada en el pleno uso de sus facultades después de recibir la información adecuada, para que tenga lugar una actuación que afecta a su salud.
D) Documento emitido por el médico responsable del paciente en un centro sanitario.

1356- En el aislamiento estricto, se requieren medidas protectoras de tipo:
A) Aéreo.
B) Contacto directo.
C) Vía cutánea y fómites.
D) Todas las respuestas anteriores son correctas.

1357- Qué es falso en relación con las ventajas del gas plasma, respecto al óxido de etileno, en la esterilización:
A) No es inflamable como el óxido de etileno.
B) No precisa tiempo de aireación.
C) Los ciclos de esterilización son más cortos.
D) No requiere que el material esté seco previamente a la esterilización.

1358- ¿Qué temperatura deberá tener la habitación del paciente para realizar cualquier técnica de higiene en un paciente encamado?
A) Entre 18 y 20ºC.
B) Entre 22 y 24ºC.
C) Entre 26 y 28ºC.
D) A partir de 30ºC.

1359- Señalar lo incorrecto sobre la aplicación de colirio o pomada en los ojos:
A) Debemos instilar las gotas sobre la córnea.
B) La pomada se aplica desde el ángulo palpebral interno al externo.
C) Es normal que drene hacia las fosas nasales a través del saco lagrimal.
D) Se debe retirar el exceso de medicamento con gasa estéril.

1360- La gestión de los residuos biosanitarios o residuos citotóxicos comprenden las operaciones de:
A) Recogida y eliminación.

TEST 10 - PREGUNTAS

    B) Recogida, transporte y eliminación.
    C) Recogida, transporte, almacenamiento, valoración y eliminación.
    D) Ninguna de las respuestas anteriores es correcta.

1361- ¿Cuál de estas no es una función endocrina del riñón?:
    A) Eicosanoides.
    B) Eritropoyetina.
    C) Almacena la energía proveniente de los alimentos.
    D) Metabolismo de la vitamina D.

1362- El proceso que capacita a los individuos y a la comunidad para aumentar su control sobre los determinantes de su salud se denomina:
    A) Promoción de la sanidad.
    B) Promoción de la salud.
    C) Estilos de vida.
    D) La A y la C son correctas.

1363- Los métodos de desinfección pueden ser:
    A) Manuales o mecánicos.
    B) Físicos o químicos.
    C) Alcoholes o fenoles.
    D) Desechables o reutilizables.

1364- La capacidad máxima de aire que una persona puede eliminar tras llenar los pulmones al máximo se denomina:
    A) Capacidad Vital.
    B) Capacidad Pulmonar Total.
    C) Capacidad Residual Funcional.
    D) Capacidad Inspiratoria.

1365- ¿Cuáles son los modelos teóricos en psicología evolutiva?
    A) Mecanista, Organicista y Contextual.
    B) Dialéctico.
    C) Etiológico y Biológico.
    D) Asimilación y Acomodación.

1366- ¿Cuál de las siguientes características no es propia de un equipo multidisciplinar?
    A) Los miembros tienen una comunicación fluida.
    B) Los miembros son capaces de enfrentarse a sus conflictos y de resolverlos eficazmente.
    C) Existe un indicio de competencia entre los miembros.
    D) Sus miembros se encuentran suficientemente motivados.

1367- Pueden ocasionar problemas psicológicos al anciano:
    A) Incontinencia urinaria.
    B) Síndrome de inmovilidad.
    C) Enfermedad de Alzheimer.
    D) Todas son correctas.

1368- ¿Cuál de estas respuestas no pertenecen a los anejos cutáneos?
    A) El pelo.
    B) Las uñas.
    C) Glándulas sudoríparas.
    D) Glándulas suprarrenales.

1369- A la respiración profunda y rítmica con pausas entre espiración e inspiración y entre cada movimiento respiratorio (hambre de aire) lo llamamos:
    A) Küsmaul o Acidótica.
    B) De Biot.
    C) Respiración de Cheyne-Stokes.
    D) Respiración asmática.

1370- La etiología de la malnutrición en el anciano es compleja y depende de la confluencia de varios factores. Señale los cambios fisiológicos que pueden influir:
    A) Disminución del gusto por pérdida de papilas gustativas y el olfato.
    B) Enlentecimiento del vaciamiento gástrico que produce saciedad precoz.
    C) Dependencia en actividades instrumentales.

TEST 10 - PREGUNTAS

D) A y B son verdaderas.

1371- En un sistema de microgoteo, ¿cuántas gotas equivalen a 1 ml.?
A) 20 gotas.
B) 30 gotas.
C) 50 gotas.
D) 60 gotas.

1372- En nuestro turno de tarde / noche tenemos un paciente encamado al que le realizaremos los cuidados generales como:
A) Levantarlo para airear la cama.
B) Lavado de cara boca y manos antes de dormir y si es necesario baño.
C) Abrir puertas y ventanas de la habitación y entre en contacto con las visitas.
D) Ninguna de las respuestas anteriores.

1373- ¿Cuál o cuáles de estas medidas se deben tomar en una habitación donde se establecen unas precauciones de transmisión aérea respiratoria?
A) Presión negativa.
B) Uso de guantes para entrar en la habitación.
C) Uso de mascarilla quirúrgica para entrar en la habitación.
D) Todas las respuestas son verdaderas.

1374- En el trabajo en equipo, la motivación tiene dos dimensiones, que son:
A) Objetivos fáciles y poco concretos.
B) Orientación de los objetivos al paciente y a su familia.
C) Intrínseca y Extrínseca.
D) Relaciones de asociación y temporalización.

1375- La alimentación del paciente a través de la sonda nasogástrica se denomina:
A) Alimentación parenteral.
B) Alimentación oral.
C) Alimentación enteral.
D) Alimentación anastomótica.

1376- La crioterapia consigue una serie de reacciones químicas dentro de nuestro organismo. Estos son algunos de sus beneficios. Una de las afirmaciones no es correcta. Señale cual es:
A) Hace trabajar el músculo cardiaco, aumentando sus volúmenes sobre todo, del llenado diastólico.
B) Es beneficiosa para los pacientes que han sufrido infarto de miocardio, cualquier patología vascular grave o severa.
C) Mejora la circulación y el tránsito de las sustancias del sistema porta.
D) Ayuda a la circulación de sustancias gástricas y por tanto, a su digestión estomacal, así como a la evacuación de las heces a nivel del intestino grueso.

1377- ¿Cuál de estos elementos contaminados, puede ser un mecanismo de transmisión de infecciones directo?
A) El agua.
B) Alimentos.
C) Gotitas eliminadas por la tos.
D) Animales.

1378 - La respiración de una persona adulta cuyos valores oscilan entre 12 y 18 rpm, se denomina:
A) Bradipnea.
B) Eupnea.
C) Taquipnea.
D) Hiperpnea.

1379- En una bombona de oxígeno el gas dejará de salir cuando:
A) La presión existente en el interior disminuya hasta igualarse con la atmosférica.
B) La presión existente en el interior aumente hasta igualarse con la atmosférica.
C) La presión existente en el interior aumente hasta superar la atmosférica.
D) Ninguna es correcta.

1380- Las soluciones en las que el disolvente es una mezcla de agua y alcohol, son:
A) Elixires.
B) Colirios.

C) Linimentos.
D) Lociones.

1381- Entre los factores más importantes que pueden modificar la cantidad de líquidos eliminados e ingresados está:
A) La edad.
B) Las hemorragias.
C) Las alteraciones del tubo gastrointestinal.
D) Todas las respuestas anteriores son correctas.

1382- Cuál de las siguientes afirmaciones corresponde al término kinesia:
A) Es una forma de comunicación verbal.
B) Es una teoría relacional.
C) Es una forma de comunicación no verbal.
D) Es una técnica de comunicación que consiste en responder positivamente a la crítica hostil.

1383- ¿En qué cavidad cardíaca desembocan las venas pulmonares?
A) Aurícula Derecha.
B) Ventrículo Derecho.
C) Aurícula Izquierda.
D) Ventrículo Izquierdo.

1384- ¿Dónde está colocada la válvula mitral?
A) Entre la aurícula y el ventrículo derecho.
B) Entre la aurícula y el ventrículo izquierdo.
C) En la salida del ventrículo izquierdo.
D) En la salida del ventrículo derecho.

1385- Respecto a las convulsiones, señala la respuesta incorrecta:
A) Las convulsiones son contracciones violentas e involuntarias de la musculatura del cuerpo.
B) Las convulsiones pueden ser "clónicas" o "tónicas".
C) La convulsión clónica es una contracción muscular continua, sin periodos de relajación.
D) Las convulsiones no son una enfermedad específica sino síntoma de una enfermedad subyacente.

1386- En la fisioterapia respiratoria, ¿cuál es la finalidad de la percusión-vibración?:
A) Movilizar el O^2 a las zonas más distales.
B) Despegar las secreciones más profundas. Puede realizarse con las manos o aplicando ultrasonidos.
C) Elevar la concentración de O^2 en sangre y en los tejidos sin producir depresión respiratoria.
D) Conseguir una ventilación alveolar óptima.

1387- Cuál de los siguientes aspectos no valora la escala de norton:
A) Movilidad.
B) Estado nutricional.
C) Actividad.
D) Estado mental.

1388- Al porcentaje de individuos que presentan una enfermedad en un determinado momento, y en una población concreta, se denomina:
A) Incidencia acumulada.
B) Prevalencia puntual.
C) Prevalencia de período.
D) Tasa de incidencia.

1389- En el cuidado e higiene de los ojos del paciente inconsciente indique la afirmación incorrecta:
A) Abrir el ojo e instilar suero salino estéril desde el borde nasal al temporal.
B) Colocar al paciente en decúbito supino o semi-fowler y mantener la cabeza ladeada del lado del ojo que se está lavando.
C) Dejar los ojos tapados con gasas húmedas en solución salina y renovarlas por turno.
D) Evitar la luz directa sobre los ojos.

1390- Indique el procedimiento adecuado en el lavado genital:
A) Se lavará desde abajo hacia arriba.
B) Se lavará desde afuera hacia adentro.
C) Se lavará desde afuera hacia dentro y desde abajo hacia arriba.

D) Se lavará desde arriba hacia abajo y desde dentro hacia afuera.

1391- En relación al protocolo de actuación en la reanimación cardiopulmonar básica en adultos, señala la respuesta correcta:
A) Se comienza realizando las insuflaciones.
B) Se coloca al paciente en decúbito prono.
C) La secuencia deberá ser de treinta compresiones seguidas de dos insuflaciones.
D) La secuencia deberá ser de cinco insuflaciones seguidas de 15 compresiones.

1392- Según establece la Ley 14/1986 de 25 de abril, General de Sanidad, como regla general el área de Salud extenderá su acción a una población:
A) Entre 10.000 y 15.000 habitantes.
B) No superior a 25.000 habitantes.
C) No superior a 200.000 habitantes.
D) No inferior a 200.000 habitantes, ni superior a 250.000.

1393- Anciano con 76 años de edad, con pluripatología y problemática social relacionada con su estado de Salud, hablamos de:
A) Persona mayor enferma.
B) Anciano geriátrico.
C) Anciano frágil.
D) Anciano de alto riesgo.

1394- El síndrome de Wernike-Korsakoff es un cuadro neurológico ocasionado por un déficit de:
A) Niacina.
B) Ácido ascórbico.
C) Tiamina.
D) Calciferol.

1395- En la aparición de las úlceras por decúbito existen factores intrínsecos y extrínsecos. señale el factor intrínseco:
A) Humedad.
B) Deficiencias nutricionales.
C) Fricción.
D) Presión.

1396- La primera acción que se debe llevar a cabo para identificar los riesgos en el lugar del accidente que pueden poner en peligro la seguridad de las víctimas y de los sanitarios o personas que prestan los primeros auxilios, es:
A) Conducta SOA = Socorrer, Organizar, Avisar al teléfono de emergencia para informar del tipo de accidente que se ha producido y explicar con detalle todos los datos que se pidan.
B) Conducta ASI = Avisar, Socorrer e Iluminar el lugar del accidente.
C) Conducta POS = Proteger, Organizar, Socorrer e intentar tranquilizar a la víctima.
D) Conducta PAS = Proteger, Avisar, Socorrer e intentar tranquilizar a la víctima o víctimas.

1397- Una de las siguientes opciones con respecto a las funciones del auxiliar de enfermería, no es correcta:
A) Es función del auxiliar de enfermería la recogida y limpieza del instrumental quirúrgico.
B) Es función del auxiliar de enfermería realizar la limpieza de los carros de curas y elementos materiales, vitrinas y su material, aparataje clínico y de laboratorio.
C) Es función del auxiliar de enfermería el acompañamiento a los usuarios a ambulatorios y clínicas, si ello fuera necesario.
D) Es función del auxiliar de enfermería la aplicación de tratamientos curativos de carácter no medicamentoso.

1398- ¿Cuál de las siguientes no es una constante vital?
A) Mareo.
B) Temperatura.
C) Pulso.
D) Tensión arterial.

1399- El autismo debido a una disfunción cerebral de tipo orgánico hace su aparición habitualmente:
A) Antes de los 3 años.
B) En la adolescencia.
C) Después de la pubertad.

D) Ninguna de las respuestas anteriores es correcta.

1400- El consentimiento informado consiste en:
A) La explicación a un paciente atento y mentalmente competente de la naturaleza de su enfermedad, así como el balance entre los efectos de la misma y los riesgos y beneficios de los procedimientos terapéuticos recomendados, para a continuación solicitarle su aprobación para ser sometido a esos procedimientos.
B) La explicación a un paciente menor de edad, mentalmente incompetente, de los procedimientos terapéuticos recomendados para su enfermedad, y a continuación solicitarle su aprobación para ser sometido a esos procedimientos.
C) La explicación a un paciente atento y mentalmente competente de la naturaleza de su enfermedad y de toda la información sobre el proceso que se va a seguir para su recuperación.
D) La explicación a los familiares del paciente cuando éste no esté capacitado, sobre el proceso que se va a seguir para su recuperación.

1401- Una desinfección que elimina bacterias patógenas en su forma vegetativa y algunos hongos es:
A) Desinfección de alto nivel.
B) Desinfección de nivel intermedio.
C) Desinfección de bajo nivel.
D) Esterilización.

1402- De las siguientes opciones, señale cuál no es un requisito para establecer una buena comunicación entre el personal terapéutico, el paciente y su familia:
A) Comunicación no verbal.
B) Empatía.
C) Uso del lenguaje adecuado.
D) Estado de ambivalencia.

1403- Para prevenir las hemorragias en el recién nacido, se le administra:
A) Vitamina D, por vía intramuscular.
B) Vitamina K, por vía intramuscular.
C) Vitamina A, por vía intramuscular.
D) Vitamina C, por vía intramuscular.

1404- ¿A qué grupo o tipo de residuos corresponde el contenedor donde depositariamos un equipo de perfusión endovenosa utilizado en un tratamiento antibiótico?
A) Grupo o tipo II.
B) Grupo o tipo III.
C) Grupo o tipo IV.
D) Grupo o tipo V.

1405- Los principales dispositivos para la administración de oxígeno son:
A) Tienda de oxígeno, gafa o cánula nasal, mascarilla y sonda nasal.
B) Mascarilla, cepillo de limpieza y tienda de oxígeno.
C) Tienda de oxígeno, cánula de Guedel, sonda nasal.
D) Todas son correctas.

1406- Anciana encamada. El aseo perineal debe hacerse en posición de:
A) Piernas separadas y flexionadas.
B) Decúbito supino.
C) Decúbito lateral.
D) Sedestación.

1407- ¿Qué es la hematuria?
A) Infección bacteriana e inflamación de la pelvis renal.
B) Presencia de hematíes en orina.
C) Dolor al orinar.
D) Inflamación de la vejiga.

1408- ¿La carencia de qué vitamina, produce raquitismo en los lactantes?
A) Vitamina A.
B) Vitamina D.
C) Vitamina C.
D) Vitamina B.

1409- Para realizar las biopsias de cuello, útero, vagina y vulva, se utiliza una pinza cortante llamada:

TEST 10 - PREGUNTAS

    A) Pinza de Collins.
    B) Pinza de Novak.
    C) Pinza de Cusco.
    D) Pinz de Péan.

1410- En qué casos el uso de guantes sustituye al lavado de manos:
    A) Cuando no se dispone de un lavabo cerca.
    B) Sólo en el caso del lavado antiséptico.
    C) Nunca.
    D) En el aseo de los pacientes.

1411- En la gasometría arterial, podemos determinar:
    A) Presión parcial de oxígeno, presión parcial de dióxido de carbono, PH, bicarbonato y exceso de bases.
    B) Presión total de oxígeno, presión total de dióxido de carbono, PH y bicarbonato.
    C) El oxígeno arterial, dióxido de carbono y la temperatura del paciente.
    D) La hemoglobina, PH, PO2, PCO2, bicarbonato y glucemia.

1412- ¿Qué alimentos NO se consideran Orgánicos?
    A) Proteínas.
    B) Glúcidos.
    C) Lípidos.
    D) Oligoelementos.

1413- El término HIPOPNEA hacer referencia a:
    A) Respiración con un ritmo o frecuencia más rápido de lo normal.
    B) Respiración más superficial de lo normal.
    C) Ausencia de respiración.
    D) Dificultad en la respiración.

1414- ¿Para qué se utiliza el catéter de Hickman/Broviac?
    A) Alimentación enteral continua.
    B) Alimentación endovenosa permanente.
    C) Preparación de nutrientes.
    D) Todas

1415- El estudio de la evolución de un fármaco en el organismo se denomina:
    A) Liberación.
    B) Biotransformación.
    C) Farmacodinámica.
    D) Farmacocinética.

1416- La pared del corazón está constituida desde dentro afuera, por las siguientes capas:
    A) Pericardio, miocardio, endocardio.
    B) Miocardio, endocardio, pericardio.
    C) Endocardio, miocardio, pericardio.
    D) Pericardio, endocardio, miocardio.

1417- En la higiene del paciente, comprobaremos que la temperatura del agua esté entre:
    A) 36 y 37º C.
    B) 38 y 40º C.
    C) 34 y 35º C.
    D) 41 y 42º C.

1418- Si un desinfectante no ejerce acción letal pero inhibe el crecimiento de las bacterias, recibe el nombre de:
    A) Bactericida.
    B) Fungicida.
    C) Bacteriostático.
    D) Viricida.

1419- Entre los objetivos de la estrategia global de Salud para todos en el año 2000 en europa que publicó la O.M.S. en 1981, se considera esencial:
    A) El desarrollo de una atención primaria accesible a todos los ciudadanos.
    B) La promoción de estilos de vida saludables.
    C) La realización de actividades sanitarias, educativas y sociales para prevenir enfermedades.

TEST 10 - PREGUNTAS

D) Todas son ciertas.

1420- El auxiliar de enfermería se comportará con el enfermo de la siguiente manera:
A) Dando poca información sobre los procedimientos a seguir. Es lo mejor para el paciente.
B) Con educación, simpatía y respeto. Se le informará del procedimiento a realizar.
C) Dando información únicamente a los familiares, seguir los protocolos de actuación y no hablar con el paciente.
D) Con educación, simpatía y respeto. No se le dará información de los procedimientos a seguir para no generar ansiedad en elpaciente.

1421- El instrumento utilizado para medir la humedad de una incubadora se denomina:
A) Hidrómetro.
B) Termómetro.
C) Caudalímetro.
D) Gasómetro.

1422- Es una vitamina hidrosoluble:
A) El calciferol.
B) El retinol.
C) La filoquinona.
D) El ácido fólico.

1423- La obligación de guardar secreto profesional, afecta a:
A) A todo el personal del ámbito sanitario.
B) A médicos y diplomados de enfermería.
C) Al médico.
D) Solamente al equipo de enfermería.

1424- ¿A qué se llama "Periodo de Prodrómico" en una enfermedad?
A) Se caracteriza por la aparición de signos inespecíficos y de carácter general.
B) Se caracteriza por la aparición de los síntomas y signos que definen la enfermedad y permiten llegar a un diagnóstico.
C) Es el intervalo comprendido entre la entrada del microorganismo en un huésped y la aparición de los primeros síntomas de la enfermedad.
D) Ninguna de las respuestas anteriores es correcta.

1425- La alimentación del recién nacido, se iniciará:
A) A las tres horas de su nacimiento.
B) A las cuatro horas de su nacimiento.
C) A las seis horas de su nacimiento.
D) Justo después de su nacimiento, en la sala de partos.

1426- ¿Dónde se encuentra situado el estómago?
A) Hipocondrio derecho.
B) Hipocondrio izquierdo.
C) Región infradiafragmática derecha.
D) Región Supradiafragmática.

1427- Maite, que es una Auxiliar de Enfermería, que cuida a José Martínez (paciente en situación terminal en fase de depresión), se lo encuentra llorando cuando llega a su habitación. Como medidas generales tendrá cuidado con:
A) Aceptar el llanto y no interrumpirlo, evitando paternalismo.
B) Mantener una actitud de escucha activa y fomentar la expresión de sus sentimientos.
C) A y B son respuestas correctas.
D) A y B no son respuestas correctas.

1428- El Artículo 2 de la Ley orgánica 15/1999, de 13 de diciembre, de protección de datos de carácter personal, establece que se regirán por la presente Ley orgánica todo tratamiento de datos de carácter personal:
A) Cuando el tratamiento sea efectuado en territorio español, en el marco de las actividades de un establecimiento del responsable del tratamiento y cuando al responsable del tratamiento no establecido en territorio español le sea de aplicación la legislación española en aplicación de normas de derecho internacional público.
B) Cuando el tratamiento sea efectuado en territorio español, en el marco de las actividades de un establecimiento del responsable del tratamiento y cuando al responsable del tratamiento no

establecido en territorio de la Unión Europea, le sea de aplicación la legislación de su país de origen en aplicación de normas de derecho internacional.

C) Cuando al responsable del tratamiento no establecido en territorio de la Unión Europea, le sea de aplicación la legislación de su país de origen en aplicación de normas de derecho internacional privado.

D) Cuando al responsable del tratamiento no establecido en territorio de la Unión Europea, le sea de aplicación la legislación de su país de origen en aplicación de normas de derecho internacional privado y cuando el tratamiento sea efectuado en territorios colindantes con España.

1429- En el trayecto de tu casa al Hospital, eres testigo de un atropello de una persona por un coche. ¿Cuál de las siguientes secuencias de actuación sería la más adecuada según el protocolo P.A.S.?
 A) 1.- llamar al 112 e informar de lo ocurrido; 2.- parar el tráfico delimitando la zona; 3.- aplicar primeros auxilios a la víctima.
 B) 1.- parar el tráfico delimitando la zona; 2.- llamar al 112 e informar de lo ocurrido; 3.- aplicar primeros auxilios a la víctima.
 C) 1.- aplicar primeros auxilios a la víctima; 2.- llamar al 112 e informar de lo ocurrido; 3.- parar el tráfico delimitando la zona.
 D) 1.- aplicar primeros auxilios a la víctima; 2.- parar el tráfico delimitando la zona; 3.- llamar al 112 e informar de lo ocurrido.

1430- Señale cuál de las siguientes posiciones anatómicas NO es correcta:
 A) Decúbito supino.
 B) Decúbito prono.
 C) Decúbito Fowler.
 D) Decúbito lateral.

1431- Al intercambio de información a través de la palabra utilizando medios que permitan la escritura y los receptores se denomina:
 A) Canal comunicativo.
 B) Comunicación escrita.
 C) Lenguaje escrito.
 D) Escritura.

1432- La laringe consta de:
 A) 9 cartílagos, 3 pares y 3 impares.
 B) 8 cartílagos, 2 pares y 4 impares.
 C) 6 cartílagos, 2 pares y 2 impares.
 D) 7 cartílagos, 2 pares y 3 impares.

1433- Según los Art.culos 4 y 9 de la Ley 41/2002, de 14 de noviembre, básica reguladora de la autonomía del paciente y de derechos y obligaciones en materia de información y documentación clínica, cuál de estas afirmaciones en relación a la información sanitaria no es correcta:
 A) Los pacientes tienen derecho a conocer, con motivo de cualquier actuación en el ámbito de su salud, toda la información disponible sobre la misma, salvando los supuestos exceptuados por la Ley.
 B) La información, que como regla general se proporcionará de forma escrita dejando constancia en la historia clínica, comprende, como mínimo, la finalidad y la naturaleza de cada intervención, sus riesgos y sus consecuencias.
 C) Cuando el paciente manifieste expresamente su deseo de no ser informado, se respetará su voluntad haciendo constar su renuncia documentalmente.
 D) La renuncia del paciente a recibir información está limitada por el interés de la salud del propio paciente, de terceros, de la colectividad y por las exigencias terapéuticas del caso.

1434- ¿Dónde se realiza el intercambio gaseoso?
 A) Bronquiolos.
 B) Alvéolos pulmonares.
 C) Bronquios.
 D) En todo el aparato respiratorio.

1435- ¿Cómo se le llama tambien al "sindrome del quemado o del agotamiento profesional"?
 A) Mobbing.
 B) Burn out.

C) Eutrés.
D) Distrés.

1436- La sigla PAS, ¿qué significa en relación a los primeros auxilios?
A) Proteger, Actuar, Socorrer.
B) Peligro, Alerta, Solución.
C) Proteger, Avisar, Socorrer.
D) Prevenir, Auxiliar, Salvar.

1437- ¿Cuál de las siguientes modificaciones está ligada al proceso de envejecimiento?
A) Disminución de la talla.
B) Aumento paulatino del peso a partir de los 60 años.
C) Descalcificación progresiva más frecuente en el varón.
D) Aumento del sentido del gusto, especialmente de lo salado y lo dulce.

1438- Entre los factores fisiológicos que modifican los planteamientos dietéticos en los ancianos se encuentran:
A) La Minusvalía.
B) Los malos hábitos alimenticios.
C) Dificultad de la absorción de principios inmediatos.
D) Pobreza.

1439- La tranquilidad, la luz y el calor son elementos del modelo de:
A) Virginia Henderson.
B) Florence Nightingale.
C) Sor Callista Roy.
D) Dorothea Orem.

1440- ¿Qué vacuna está contraindicada durante el embarazo?:
A) Vacuna de la gripe inactivada durante toda la gestación.
B) Vacuna antirubeola.
C) Vacuna antitetánica.
D) Vacuna antitosferina.

1441- En una pelea, una persona recibe un golpe muy fuerte en la cabeza y cae al suelo, con otorragia. el traumatismo craneal y el hecho de que mezclado con la sangre aparece un líquido acuoso (cefalorraquídeo), hacen sospechar la fractura de la base del cráneo. ¿cuál debe ser la actuación correcta con el herido?
A) Colocar al accidentado en posición de recuperación sobre el oído opuesto al que sangra.
B) No taponar el oído sangrante.
C) Levantar al herido despacio, pues una otorragia no reviste gravedad.
D) Colocar al herido en posición genupectoral.

1442- Cualquier crecimiento de la capa cornea de la piel, como una verruga o callosidad, se conoce como:
A) Queratosis.
B) Hipertricosis.
C) Onicólisis.
D) Paroniquia.

1443- Existe en las respuestas un canal básico de comunicación. Señale cual es:
A) Son instrumentos de que disponemos para relacionarnos.
B) Es el medio que tenemos para transmitir.
C) Es el medio auditivo que transmite el contenido del mensaje por medio de palabras.
D) El modo por el que mantenemos una relación interpersonal.

1444- Entre las medidas preventivas en las úlceras por presión se encuentran:
A) Dar un masaje donde haya lesión.
B) Emplear colonias y soluciones alcohólicas.
C) Realizar cambios posturales cada 2-3 horas.
D) Arrastrar al paciente en las movilizaciones.

1445- La función sensitiva de la piel:
A) Protege al organismo de traumatismos.
B) Comunica al individuo con el mundo exterior.
C) Regula la temperatura del cuerpo.

D) Elimina sustancias de desecho.

1446- No es un factor de riesgo en las infecciones de heridas quirúrgicas:
A) La forma de eliminación del vello.
B) La duración de la intervención.
C) La cirugía contaminada o infectada.
D) La edad del paciente.

1447- Entre los signos clínicos de la agonía, NO se encuentra:
A) Debilidad del pulso.
B) Midriasis arreactiva.
C) Hipotensión.
D) Disnea respiratoria.

1448- La mayor cantidad de agua de nuestro organismo, se encuentra en:
A) Espacio intersticial.
B) Espacio intravascular.
C) Espacio intracelular.
D) Liquido cefaloraquideo.

1449- La irrigación por colostomía está contraindicada en:
A) Colostomía ascendente.
B) Colostomía transversa.
C) Colostomía descendente.
D) No está contraindicada en ninguna de las anteriores.

1450- En relación a los grados de dependencia de la Ley 39/2006, de 14 de diciembre, de promoción de la autonomía personal y atención a las personas en situación de dependencia, ¿qué afirmación es incorrecta?
A) Una persona con Grado III necesita apoyo indispensable y continuo de otra persona.
B) Una persona con Grado II no requiere el apoyo permanente del cuidador.
C) Una persona con Grado III se corresponde a una dependencia severa.
D) Una persona con Grado I tiene necesidades de apoyo intermitente y equivale a una dependencia moderada.

1451- Mantener y/o mejorar las habilidades cognitivas potenciando las capacidades preservadas, forma parte de:
A) Las reminiscencias.
B) La psicoestimulación.
C) La ludoterapia.
D) Los paseos en transporte adaptado.

1452- Cuando cambiemos una bolsa de diuresis, debemos tener en cuenta:
A) Intentar causar las mínimas molestias al paciente.
B) Pinzar la sonda antes de cambiarla.
C) Evitar derramar la orina de la sonda.
D) Todas las anteriores son correctas.

1453- Señale las medidas de prevención sobre los mecanismos de transmisión:
A) Saneamiento.
B) Desinfección.
C) Desinsectación y desratización.
D) Todas son correctas.

1454- Llamamos hipoxemia:
A) Al aumento del contenido de CO2 en sangre por encima de los valores normales.
B) A la disminución de la cantidad de oxígenos por debajo de los valores normales.
C) Al valor que nos indica el grado de acidez de la sangre.
D) Al color azulado o lívido de la piel y mucosas.

1455- ¿Cuál es el orden correcto de colocación de las prendas de aislamiento?
A) Bata, gorro, guantes y mascarilla.
B) Gorro, mascarilla, bata y guantes.
C) Gorro, bata, guantes y mascarilla.
D) Bata, mascarilla, gorro y guantes.

TEST 10 - PREGUNTAS

1456- En la terapia ocupacional, ¿cuál de las siguientes opciones es una acción de prevención secundaria?:
   A) Movilización precoz de la zona afectada.
   B) Evitar el sedentarismo.
   C) Tratar la incapacidad una vez instaurada para evitar otras consecuencias.
   D) Evitar la soledad.

1457- Entendemos por comunicación:
   A) La información trasmitida desde un sujeto emisor aunque carezca de contenido.
   B) Para que exista comunicación efectiva han de encontrarse presentes receptor y emisor.
   C) Acción consciente de intercambiar información entre dos o más personas.
   D) La comunicación no verbal es la utilizada en el medio sanitario en los Sº de Coordinación.

1458- El profesional que, con incumplimiento de su obligación de sigilo o reserva, divulgue los secretos de otra persona, será castigado con una pena de prisión de:
   A) Uno a cuatro años.
   B) Uno cinco años.
   C) Seis meses a tres años.
   D) De dos a cuatro años.

1459- Respecto al trabajo en equipo, indica la respuesta incorrecta:
   A) Es importante no crear un ambiente de colegas para que todas las ideas se respeten.
   B) La comunicación ha de ser abierta.
   C) Para que tenga éxito es necesaria cierta autonomía pero a su vez apoyo interno de la empresa.
   D) Todos los miembros han de tener claras las metas.

1460- La colostomía es la exteriorización de un tramo del colon a la piel. Según la porción abocada ¿puede ser?:
   A) Ascendente, transversa y convexa.
   B) Transversa, sigmoide, ascendente y gastrostomizada.
   C) Sigmoide o descendente, trasnversa y ascendente.
   D) Ascendente, yeyunostomizada, transversa y sigmoide.

1461- Los ventrículos son:
   A) Dos cavidades laterales del corazón, una superior y otra inferior, separadas entre sí por el tabique interventricular.
   B) Dos cavidades inferiores del corazón, una derecha y otra izquierda, separadas entre sí por el tabique interventricular.
   C) Dos cavidades inferiores del corazón, una superior y otra inferior, separadas entre sí por el tabique interventricular.
   D) Dos cavidades inferiores del corazón, una derecha y otra izquierda, separadas entre sí por el tabique interauricular.

1462- En la enfermedad de CROHN:
   A) Es importante que el paciente tome una cantidad restringida de hidratos de carbono.
   B) Es importante que el paciente tome una cantidad elevada de hidratos de carbono.
   C) Es importante que el paciente tome una cantidad elevada de proteínas.
   D) Es importante que el paciente tome una cantidad restringida de proteínas.

1463- Señala la respuesta correcta en cuanto a los factores situacionales de las ulceras por presión:
   A) Alteración del estado de conciencia.
   B) Arrugas en ropa de cama, camisones, pijamas.
   C) Lesiones cutáneas: envejecimiento y patológicas.
   D) Falta o mala utilización de material de prevención.

1464- El conjunto de comprobaciones que se deben hacer al administrar un medicamento se denomina:
   A) Regla de los 4 yo.
   B) Regla de los 4 correctos.
   C) Regla de los 5 correctos.
   D) Regla de los 5 yo.

1465- ¿Cuál de las siguientes respuestas es la correcta?
   A) Los fomentos se utilizan como analgésicos.
   B) Las compresas calientes se utilizan como antihemorrágicas.
   C) La lámpara eléctrica es un método antiinflamatorio.

151

D) Ninguna de las respuestas anteriores es correcta.

1466- ¿Cuál de estos factores NO se considera de riesgo para la aparición de ulceras de presión?
A) Alteraciones circulatorias.
B) Definición de estado nutricional.
C) Edad del paciente.
D) Inmovilidad.

1467- La bolsa de orina en un encamado debe estar:
A) Siempre 20 centímetros por encima del abdomen.
B) Siempre a los pies de la cama.
C) Sobre la cama sin que la sonda esté tirante.
D) Siempre sobre su soporte y por debajo del nivel vesical.

1468- Las temperaturas orales suelen ser:
A) Mayores que las rectales.
B) Menores que las rectales y mayores que las axilares.
C) Menores que las axilares.
D) Igual que todas.

1469- En un enema de limpieza, ¿qué no se emplea habitualmente?
A) Un irrigador.
B) Un lubricante.
C) Un jabón antiséptico.
D) Unos guantes.

1470- El oxígeno se transporta en sangre unido a:
A) La carboxihemoglobina.
B) Las plaquetas.
C) Los eritrocitos.
D) La hemoglobina.

1471- ¿A qué grupo de residuos pertenecen las pilas y baterías, utilizadas en el ámbito sanitario?
A) Subgrupo III A.
B) Grupo III Subgrupo III C.
C) Grupo III residuos de origen sanitario.
D) Grupo IV residuos peligrosos de origen no sanitario.

1472- No es una aplicación de calor seco:
A) Microondas.
B) Parafina.
C) Bolsas de agua.
D) Ultrasonidos.

1473- ¿Qué autor describe esta serie de estadios en la evolución de la infancia: impulsivo puro, emocional, sensomotor?
A) Sigmund Freud.
B) Alber Bandura.
C) Jean Piaget.
D) Henry Wallon.

1474- Mecanismo de acción de desinfectantes y antisépticos. el cloro es un agente que actúa:
A) Sobre la membrana citoplasmática.
B) Sobre la pared celular.
C) Sobre el núcleo.
D) Sobre las proteínas y enzimas.

1475- Para la realización del Balance Hídrico en un paciente con ostomía, cuál de las siguientes se considera una vía de salida:
A) Gastronomía.
B) Ileostomía.
C) Yeyunostomía.
D) Ninguna respuesta es correcta.

1476- En las Técnicas y Habilidades de la Comunicación, las relaciones interpersonales son eficientes cuando producen:
A) Enojo.

TEST 10 - PREGUNTAS

B) Deserción.
C) Empatía.
D) Desacuerdo.

1477- En cuanto el dolor y el sufrimiento humano, se puede decir que:
A) Van asociados. Aparecen los dos síntomas siempre que hay enfermedad.
B) Muchas enfermedades no conllevan dolor pero si algún nivel de sufrimiento.
C) Significan lo mismo en la enfermedad.
D) El concepto de dolor abarca más elementos que el sufrimiento, ya que depende de la actitud emocional del sujeto.

1478- Un paciente con dieta hídrica debe tomar:
A) Agua, infusiones, leche y zumos.
B) Agua, infusiones y leche.
C) Agua e infusiones.
D) Agua.

1479- Si decimos frecuencia, ritmo y amplitud o volumen, hablamos de características de:
A) Pulso.
B) Respiración.
C) Tensión arterial.
D) Temperatura.

1480- ¿Cuáles son los valores de una respiración normal?
A) Entre 12 y 20 rpm.
B) Entre 20 y 25 rpm.
C) Entre 18 y 30 rpm.
D) Entre 22 y 35 rpm.

1481- ¿Qué se quiere producir en un adulto consciente con la maniobra de Heimlich?
A) Dolor.
B) Tos artificial.
C) Llanto.
D) Vómito.

1482- ¿Qué es una dieta terapéutica?:
A) Es la administración razonada y adaptada al estado del enfermo de determinados alimentos, con el fin de obtener una curación o mejoría de su enfermedad.
B) Es la alimentación que no necesita ninguna modificación y proporciona a la persona todos los componentes básicos de la nutrición.
C) Es la alimentación adaptada al lactante.
D) En algunos hospitales se la llama dieta basal.

1483- ¿En cuál de estas posiciones debe colocarse al paciente encamado para la higiene del cabello?
A) Roser.
B) Morestin.
C) Fowler.
D) Litotomía.

1484- El principal objetivo de los cuidados de Enfermería en las unidades de cuidados paliativos a los pacientes terminales es:
A) Prevenir las complicaciones.
B) Establecer una relación de confianza con el paciente.
C) Mejorarla calidad de vida del paciente.
D) Valorar el estado de disconfort del paciente.

1485- Para administrar un fármaco vía ótica en adultos, debemos:
A) Tirar de la oreja suavemente hacia arriba y hacia delante.
B) Tirar de la oreja suavemente hacia abajo y hacia delante.
C) Tirar de la oreja suavemente hacia arriba y hacia atrás.
D) Tirar de la oreja suavemente hacia abajo y hacia atrás.

1486- Los centros sanitarios tienen la obligación de conservar la documentación clínica en condiciones que garanticen su correcto mantenimiento y seguridad, como mínimo:
A) Un año contado desde la fecha del alta de cada proceso asistencial.
B) Cinco años contados desde la fecha del alta de cada proceso asistencial.

C) Un mes por seguridad.
D) Diez años en todos los casos.

1487- ¿Cuál de los siguientes conceptos se corresponde con la definición de promoción de la salud?
A) Ciencia y arte de promover la salud, prevenir la enfermedad y prolongar la vida.
B) Conjunto de actividades que abarcan el fomento de estilos de vida y de otros factores que favorecen la salud.
C) Especialidad de la práctica médica dedicada a la salud de los individuos y poblaciones para proteger, promover y mantener la salud y prevenir la enfermedad.
D) Ninguna de las anteriores.

1488- Cuando una persona no expresa sus verdaderos sentimientos y opiniones, aceptando los criterios de los demás, hablamos de un estilo de relación – comunicación:
A) Sumiso.
B) Agresivo.
C) Asertivo.
D) Directo.

1489- Una mascarilla de tipo FFP1:
A) Filtra el 68% de partículas menores de 1mm.
B) Filtra el 78% de partículas menores de 1mm.
C) Filtra el 92% de partículas menores de 1mm.
D) Filtra el 98% de partículas menores de 1mm.

1490- La responsabilidad de detectar la necesidad del examen de Salud inicial es de:
A) Dirección médica.
B) Dirección de Enfermería.
C) Dirección de Recursos Humanos.
D) Gerencia.

1491- Pablo, que ha llegado hace unas horas a la sala de reanimación tras una intervención quirúrgica, se muestra inquieto, con pulso rápido e irregular, pálido, ansioso y, además, hace repetidos intentos de incorporarse. ¿Qué nos indican todos estos signos?
A) Son normales durante la recuperación de la anestesia.
B) Una intolerancia a alguna medicación.
C) Una hemorragia o shock.
D) Una obstrucción respiratoria.

1492- Señale la respuesta incorrecta:
A) El derrame pleural es el acúmulo anormal de líquido en el espacio pleural.
B) Un Hemotórax es un derrame purulento.
C) La presencia de aire o gas en la cavidad pleural es un Neumotórax.
D) Un Neumotórax espontáneo es una urgencia torácica.

1493- Mateo, paciente en situación terminal y con una infección oral en la cavidad bucal, debido a las deficiencias nutricionales y al compromiso del sistema inmunitario por el tratamiento con quimioterapia, necesita de la ayuda de María Antonia, Auxiliar de Enfermería de la Unidad, en los cuidados de su higiene bucal. María Antonia hace lo siguiente:
A) Enjuagues bucales con Povidona yodada oral.
B) Enjuagues con antisépticos como la Hexetidina.
C) Enjuagues de manzanilla con limón.
D) Enjuagues de agua oxigenada diluida con suero salino.

1494- ¿Qué colchón se ha de utilizar para la prevención de úlceras por decúbito?
A) Colchón de agua.
B) Colchón de esferas fluidificado.
C) Colchón alternante o antiescaras.
D) Todas las respuestas anteriores son correctas.

1495- Indica la respuesta falsa respecto al procedimiento del manejo del colector urinario:
A) Vigilar signos de retención urinaria.
B) Puede utilizarse durante largos periodos de tiempo.
C) No está recomendado en pacientes con obstrucción crónica.
D) Debemos retirar el vello del pene hacia la base.

1496- ¿Cómo se denomina en un enfermo de Alzheimer la incapacidad de reconocer personas, objetos o situaciones?
 A) Afasia.
 B) Agnosia.
 C) Apraxia.
 D) Amnesia.

1497- La parte de la farmacología que estudia los mecanismos de acción y los efectos de los fármacos sobre el organismo se denomina:
 A) Farmacoterapia.
 B) Farmacodinámica.
 C) Farmacopea.
 D) Farmacocinética.

1498- La reducción de la temperatura de los tejidos cuando el frío es mantenido y constante no provoca:
 A) Vasodilatación.
 B) Vasoconstricción.
 C) Hiperemia reactiva.
 D) Ninguna es correcta.

1499- ¿Cuánto tiempo aproximadamente soporta el cerebro una hipoxia intensa antes de que se produzcan lesiones permanentes e irreparables?
 A) 1 minuto.
 B) 4 minutos.
 C) 8 minutos.
 D) 20 minutos.

1500- Señale la respuesta correcta. en diástole cardiaca:
 A) Los ventrículos están relajados y las válvulas aurículoventriculares abiertas.
 B) Los ventrículos están relajados y las válvulas aurículoventriculares cerradas.
 C) Los ventrículos están cerrados y las válvulas aurículoventriculares abiertas.
 D) Los ventrículos están cerrados y las válvulas aurículoventriculares cerradas.

TEST 10 - PREGUNTAS

RESPUESTAS TEST 10

1351 C	1376 B	1401 C	1426 B	1451 B	1476 C
1352 C	1377 C	1402 D	1427 C	1452 D	1477 B
1353 C	1378 B	1403 B	1428 A	1453 D	1478 D
1354 A	1379 A	1404 A	1429 B	1454 B	1479 A
1355 C	1380 A	1405 A	1430 C	1455 D	1480 A
1356 D	1381 D	1406 A	1431 B	1456 A	1481 B
1357 C	1382 C	1407 B	1432 A	1457 C	1482 A
1358 B	1383 C	1408 B	1433 B	1458 A	1483 A
1359 A	1384 B	1409 B	1434 B	1459 A	1484 C
1360 C	1385 C	1410 C	1435 B	1460 C	1485 C
1361 C	1386 B	1411 A	1436 C	1461 B	1486 B
1362 B	1387 B	1412 D	1437 A	1462 A	1487 B
1363 B	1388 C	1413 B	1438 C	1463 B	1488 A
1364 A	1389 C	1414 B	1439 B	1464 C	1489 B
1365 A	1390 D	1415 D	1440 B	1465 D	1490 C
1366 C	1391 C	1416 C	1441 B	1466 C	1491 D
1367 D	1392 D	1417 B	1442 A	1467 D	1492 B
1368 D	1393 B	1418 C	1443 C	1468 B	1493 B
1369 B	1394 C	1419 D	1444 C	1469 C	1494 D
1370 D	1395 B	1420 B	1445 B	1470 D	1495 B
1371 D	1396 D	1421 A	1446 D	1471 D	1496 B
1372 B	1397 D	1422 D	1447 B	1472 B	1497 B
1373 A	1398 A	1423 A	1448 C	1473 D	1498 B
1374 C	1399 A	1424 A	1449 A	1474 D	1499 B
1375 C	1400 A	1425 D	1450 C	1475 B	1500 A

Fallos:

TEST 11

1501- ¿Qué es la disuria?
   A) Cuando la persona orina muy frecuentemente, no aumentando la cantidad normal.
   B) Sensación de orinar pero no orina; frustración de la micción.
   C) Significa micción dificultosa.
   D) Cuando la persona orina, luego cesa e inmediatamente después vuelve a orinar.

1502- La secuencia correcta del lavado del paciente será:
   A) Enjabonar, enjuagar, aclarar y secar.
   B) Aclarar, enjabonar y secar.
   C) Enjuagar, aclarar y secar.
   D) Aclarar, enjuagar y secar.

1503- Aurelio ingresa en el hospital para ser intervenido de una cirugía de abdomen. Entre las pautas a seguir hay que ponerle un enema de limpieza. ¿En qué postura debes colocar a Aurelio para dicho enema?
   A) Posición de Fowler.
   B) Posición de SIMS izquierdo.
   C) Posición de Morestín.
   D) Posición de Roser.

1504- ¿Cuál de las siguientes vías de administración de fármacos es más rápida?
   A) La vía oral, por eso se toman la mayoría de los fármacos por ella.
   B) La tópica, por que atraviesa enseguida la piel y mucosas.
   C) La sublingual, por estar muy vascularizada.
   D) La rectal, por penetrar directamente en el intestino absortivo.

1505- Las radiaciones ionizantes constituyen un riesgo biológico importante. éstas son de origen:
   A) Físico.
   B) Químico.
   C) Biológico.
   D) Idiomático.

1506- Según la Ley 55/2003, de 16 de diciembre, del Estatuto Marco del personal estatutario de los servicios de Salud, supondrá la pérdida de la condición de personal estatutario la pena de inhabilitación especial para la correspondiente profesión, siempre que ésta exceda de:
   A) 3 años.
   B) 5 años.
   C) 6 años.
   D) Todas las respuestas son incorrectas.

1507- ¿Cuál de estas acciones realiza el músculo trapecio?
   A) Elevar el hombro.
   B) Flexionar la cabeza hacia adelante.
   C) Abducir el miembro superior.
   D) A y B son correctas.

1508- Cuando orientamos a la familia de la persona drogodependiente que no quiere tratarse, estamos haciendo:
   A) Prevención primaria.
   B) Prevención secundaria.
   C) Prevención terciaria.
   D) Ninguna es correcta.

1509- Ante una hemorragia externa, cuando se comprime sobre la ingle para disminuir el flujo de sangre que llega a la herida y facilitar el tratamiento de la hemorragia, ¿sobre qué arteria se ha aplicado la presión?
   A) Tibial anterior.
   B) Femoral.
   C) Poplítea.
   D) Pedia.

TEST 11 - PREGUNTAS

1510- El modelo FQM-modelo de excelencia de la fundación europea, para la gestión de calidad, se fundamenta:
- A) En un sistema de autoevaluación, completado por un proceso de revisión dirigido a confirmar los resultados de la evaluación.
- B) En un sistema de autoevaluación, completado por un proceso de inspección dirigido a aprobar o no, los resultados de la evaluación.
- C) En un sistema de revisión externa de las actuaciones desarrolladas, dirigido a confirmar los resultados de la evaluación.
- D) En un sistema de revisión de los procesos implantados, con la posterior evaluación de los superiores jerárquicos, dirigido a detectar fallos en las actuaciones.

1511- ¿Qué efecto produce en el cuerpo la aplicación de calor?:
- A) Escalofríos.
- B) Piloerección.
- C) Hiperemia.
- D) Vasoconstricción.

1512- La disminución de la temperatura corporal tras la muerte del paciente se conoce como:
- A) Livor mortis.
- B) Algor mortis.
- C) Rigor mortis.
- D) Ninguna de las anteriores.

1513- El paciente que permanece tumbado en decúbito supino sobre la cama, en un plano oblicuo de 45° respecto al suelo, con la cabeza más baja que los pies, está en posición de:
- A) Morestin.
- B) Trendelenburg.
- C) Litotomía.
- D) Rose.

1514- Entre los efectos de la aplicación del frío local:
- A) Aumenta el flujo sanguíneo.
- B) Aumenta la actividad metabólica.
- C) El tejido sobrevive a la hipoxia durante más tiempo.
- D) Todas las respuestas son correctas.

1515- En el contexto de drogodependencia se denomina Dependencia a:
- A) La capacidad del organismo de soportar dosis cada vez mayores del consumo de una droga.
- B) Impulso que lleva a actos, en relación con ideas obsesivas, contrarias a los deseos conscientes del individuo.
- C) Consumo habitual de drogas.
- D) Estado mental y físico patológico en que la persona necesita la ingesta de drogas para lograr la sensación de bienestar.

1516- Las hormonas son fármacos que actúan sobre:
- A) Sistema endocrino.
- B) Sistema nervioso.
- C) Aparato digestivo.
- D) Aparato respiratorio.

1517- Cuando administramos un enema o medicación por vía rectal ¿en qué posición debemos colocar al paciente?
- A) Posición de Fowler.
- B) Posición de Morestin.
- C) Posición de Sims.
- D) Posición de Litotomía.

1518- Entre los signos del Síndrome de abstinencia NO se encuentra:
- A) HTA.
- B) Disnea.
- C) Bradicardia.
- D) Agitación Psicomotriz.

1519- ¿Cómo se deben cortar las uñas?
- A) En línea recta en las manos y ovaladas en los pies.

B) En linea recta en los pies y con corte curvo en las manos.
C) Ovaladas en manos y pies.
D) En línea recta en manos y pies.

1520- No es una fase del periodo patogénico de la historia natural de la enfermedad:
A) Fase subclínica.
B) Fase de resolución.
C) Fase clínica.
D) Fase preclínica.

1521- Es un objetivo estratégico de la seguridad del paciente:
A) Minimizar el riesgo de eventos adversos vinculados a la asistencia sanitaria en todos los niveles asistenciales.
B) Aprovechar el impulso de las nuevas tecnologías para disminuir los posibles agujeros de seguridad, minimizando los posibles riesgos asociados a la atención sanitaria.
C) Convertir la seguridad del paciente en uno de los pilares básicos en la atención sanitaria, contribuyendo al mantenimiento de la cultura de seguridad.
D) Todos son objetivos estratégicos de la seguridad del paciente.

1522- ¿Cuál es la tasa normal de oxígeno en el aire atmosférico?
A) 10%.
B) 21%.
C) 50%.
D) 80%.

1523- ¿Qué instrumental necesitamos para la alimentación por sonda nasogástrica?
A) Jeringa, guantes reutilizables, alimento preparado, un vaso de agua caliente, sonda Levin, gasas, toalla, Kocher y tapón para SNG.
B) Jeringa de 50 cc. estéril, guantes de un solo uso no estériles, alimento preparado según fórmula, un vaso de agua caliente, sonda gástrica (Levin), gasas, toalla, Kocher y tapón para S.N.G.
C) Jeringa de 50 cc. reutilizable, guantes estériles, alimento preparado, un vaso de agua caliente, algodón y esparadrapo.
D) Depende del tipo de paciente.

1524- La presión capilar normal oscila entre:
A) 25 y 47 mm Hg.
B) 16 y 32 mm Hg.
C) 80 y 90 mm Hg.
D) 50 y 70 mm Hg.

1525- Dentro de las posiciones anatómicas, la de SIMS se usa en:
A) Cirugía del cóccix.
B) Cirugía de cráneo.
C) Cirugía de piernas.
D) Cirugía de riñón, uréteres y pulmón.

1526- El intestino delgado está formado por 4 capas. ¿cuál de ellas contiene los vasos y formaciones linfáticas o placas de peyer?
A) Serosa peritoneal.
B) Capa muscular.
C) Submucosa.
D) Mucosa corion.

1527- Entre las acciones y procedimientos para prevenir las infecciones nosocomiales, ¿cuál es de eficacia probada?
A) Quimioprofilaxis en cirugía limpia.
B) Drenaje urinario cerrado.
C) Desinfección de suelos y paredes.
D) Fumigación ambiental.

1528- En actividades instrumentales de la vida diaria (AIVD), se emplea:
A) El índice de Katz.
B) La escala de incapacidad física de la Cruz Roja.
C) La escala del Centro Geriátrico de Filadelfia de Lawton.
D) El índice de Barthel.

TEST 11 - PREGUNTAS

1529- La escala de Barthel es utilizada en geriatría para:
  A) Valorar el estado de conciencia de la persona anciana.
  B) Valorar su estado afectivo.
  C) Medir la capacidad individual de realizar las actividades básicas de la vida diaria.
  D) Medir la capacidad de realizar las actividades instrumentales de la vida diaria.

1530- De los siguientes, ¿qué punto es menos susceptible de aparición de úlceras?
  A) Sacro.
  B) Maléolo interno.
  C) Talón.
  D) Glúteos.

1531- ¿Qué es una fractura en tallo verde?
  A) Una fractura completa conminuta.
  B) Una fractura incompleta.
  C) Una fractura completa con desplazamiento.
  D) Ninguna respuesta es correcta.

1532- Los fármacos que actúan inhibiendo, se denominan:
  A) Fármacos estimulantes.
  B) Fármacos receptores.
  C) Fármacos depresores.
  D) Fármacos locales.

1533- Debilidad muscular. Déficit de la marcha y equilibrio. Deterioro cognitivo. Polimedicación. Disminución de la visión. Patologías crónicas y/o agudas. Antecedentes de caídas:
  A) Son signos que generan miedo, ansiedad y dolor en la población anciana.
  B) Son signos de alarma considerados en la valoración de enfermería que favorecen la aparición de caídas dentro de la población anciana.
  C) Son signos que aparecen después de una caída, en la población anciana.
  D) Ninguna respuesta es correcta.

1534- ¿Cual no es un mecanismo de defensa del individuo cuando enferma?
  A) Negación.
  B) Aceptación.
  C) Evasión.
  D) Inculpación.

1535- Residuos sanitarios; ¿cuál no es del grupo III?
  A) Sangre y hemoderivados.
  B) Material punzante y cortante.
  C) Residuos anatómicos.
  D) Residuos infecciosos.

1536- El nódulo sino-auricular está localizado en:
  A) En la pared superior de la aurícula derecha.
  B) En el suelo de la aurícula derecha.
  C) En la pared superior de la aurícula izquierda.
  D) En el suelo de la aurícula izquierda.

1537- Entre los síntomas característicos del síndrome de abstinencia de la cocaína se encuentra:
  A) Paranoia.
  B) Psicosis aguda.
  C) Aumento de apetito.
  D) A y B son ciertas.

1538- Las teorías conductistas del desarrollo, parten de las ideas de:
  A) Freud.
  B) Piaget.
  C) Vygotsky y Wallon.
  D) Watson, Pavlov, y Skinner.

1539- Es una manifestación de independencia:
  A) Tener un problema asociado a la movilidad.
  B) Saber los hábitos de eliminación.
  C) Mantenimiento del apetito.

D) Dar una dieta de alto contenido en fibra para la prevención del estreñimiento.

1540- De entre las respuestas propuestas, señale la correcta en relación con la enfermedad de Alzheimer:
A) Existen múltiples fármacos para el tratamiento y la cura total en pocos meses.
B) En sus fases más avanzadas puede aparecer pérdida de apetito y dificultad para la deglución.
C) Aparecerán episodios de pérdida de conciencia del paciente.
D) En algunos casos el tratamiento quirúrgico puede estar indicado.

1541- El proceso que sufre un medicamento desde que entra en el organismo es, señale la respuesta correcta:
A) Liberación y metabolización.
B) No sufre ningún proceso de transformación.
C) Liberación, absorción, distribución, metabolización y excreción o eliminación.
D) Todas las respuestas son falsas.

1542- Por su riqueza en calcio el agua se divide en:
A) Blandas.
B) Yodadas.
C) Duras.
D) A y C son correctas.

1543- ¿A qué distancia de la zona a tratar, se debe colocar una lámpara de infrarrojos?
A) 10 centímetros.
B) 80 centímetros.
C) 60 centímetros.
D) 40 centímetros.

1544- Al aumento en el número de micciones sin aumentar el volumen de las mismas se le denomina:
A) Poliuria.
B) Polifagia.
C) Polaquiuria.
D) Tenesmo vesical.

1545- De los siguientes enunciados, indique cuáles son prácticas seguras de evidencia demostrada en relación con el cuidado del paciente:
A) Higiene de manos.
B) Identificación inequívoca del paciente.
C) La prevención de las infecciones.
D) Todas son prácticas seguras.

1546- La escala de Glasgow evalúa:
A) El estado neurológico.
B) El estado cardiovascular.
C) El estado músculo-esquelético.
D) El balance hídrico.

1547- Decimos que un anciano tiene incontinencia urinaria cuando:
A) Tiene hemorragia digestiva.
B) No controla sus micciones.
C) No tiene apetito.
D) Tiene líquido en cavidad pleural.

1548- La profilaxis ocular se administra:
A) En el recién nacido mediante parto por cesárea.
B) En el recién nacido mediante parto por vía vaginal.
C) A todos los recién nacidos independientemente del tipo de parto.
D) Sólo a los recién nacidos que presentan secreción ocular.

1549- El cargo de Inspector General de Sanidad de la defensa es desempeñado por un:
A) General de Brigada del Cuerpo Militar de Sanidad.
B) General de División del Cuerpo Militar de Sanidad.
C) Teniente General del Cuerpo Militar de Sanidad.
D) Coronel del Cuerpo General Militar de Sanidad.

1550- La frecuencia respiratoria disminuye en situación de:
A) Neumonía.

B) Septicemia.
C) Lesión cervical.
D) Fractura de costillas.

1551- La mascarilla debidamente colocada debe cubrir:
A) La nariz y la boca.
B) El mentón y la boca.
C) La nariz, la boca y el mentón.
D) Ninguna es correcta.

1552- La escala de Doreen Norton valora parámetros como... señale la respuesta incorrecta:
A) El estado mental.
B) La actividad.
C) La humedad.
D) El estado físico general.

1553- Para realizar un sondaje nasogástrico se debe colocar al paciente en posición de:
A) Trendelemburg inverso.
B) Decúbito supino.
C) Roser o Proetz.
D) Fowler alto.

1554- Indique cómo es el bronquio derecho:
A) Largo y estrecho.
B) Corto y vertical.
C) Corto, ancho y vertical.
D) Vertical, largo y estrecho.

1555- El conjunto de signos y síntomas que caracterizan y definen a una determinada enfermedad o entidad nosológica se le denomina:
A) Signos.
B) Síndrome.
C) Síntomas.
D) Enfermedad constitucional.

1556- Son hospitales monográficos:
A) Todos los hospitales.
B) Los hospitales privados.
C) Los hospitales dedicados a enfermos con una patología aguda.
D) Los dedicados a una especialidad médica o quirúrgica concreta.

1557- Indique que sustancias están presentes en la composición de la leche materna:
A) Proteínas, hidratos de carbono, grasas, sales minerales, hormonas, anticuerpos, vitaminas, enzimas y agua.
B) Proteínas, hidratos de carbono, grasas, sales minerales, hormonas, vitaminas y agua.
C) Proteínas, hidratos de carbono, grasas, sales minerales, anticuerpos, vitaminas y agua.
D) Proteínas, hidratos de carbono, grasas, sales minerales, enzimas, vitaminas y agua.

1558- ¿Qué energía proporciona 1 gramo de lípidos?:
A) 4 Kilocalorías.
B) 7 Kilocalorías.
C) 9 Kilocalorías.
D) 11 Kilocalorías.

1559- La obtención de muestras de derrames en la cavidad abdominal de denomina:
A) Toracocentesis.
B) Pleurocentesis.
C) Paracentesis.
D) Exudado.

1560- En la prevención de úlceras por presión NO es una medida para aliviar/disminuir la presión:
A) Uso de almohadas y cojines.
B) Superficies de apoyo de aire alternante.
C) Colchones de espuma de alta especificidad.
D) Uso de sabanas bajeras con buen ajuste y evitar las arrugas.

1561- ¿Cuál de las siguientes respuestas no es cierta con el envejecimiento fisiológico?

TEST 11 - PREGUNTAS

   A) Disminución de la altura de los discos intervertebrales.
   B) Disminución de la grasa corporal.
   C) Disminución del braceo con la marcha.
   D) Aumento de la base de sustentación.

1562- Indique qué requisito se considera como bueno en un antiséptico:
   A) Tintado para que destaque la evolución de las heridas.
   B) No irritante, tóxico para los tejidos y que no produzca reacciones de sensibilidad.
   C) No corrosivo, alterando los objetos sobre los que actúa.
   D) Económico o de bajo coste.

1563- Se denomina árbol bronquial al conjunto formado por ...
   A) Pulmones, laringe y tráquea.
   B) Bronquios, tráquea y laringe.
   C) Tráquea, bronquios y bronquiolos.
   D) Laringe, pulmones y bronquiolos.

1564- El adulto medio tiene un requerimiento aproximado de líquidos en un periodo de 24 horas de:
   A) 1200 a 1500 ml.
   B) 1500 a 1800 ml.
   C) 1800 a 2200 ml.
   D) 2300 a 2600 ml.

1565- El aparato que mantiene una cantidad de agua en su fondo y precisa que ésta se evapore para ser funcional, se trata de:
   A) Un horno de Pasteur.
   B) Un horno Crematorio-Incinerador.
   C) Una Estufa-Autoclave.
   D) Un esterilizador de Gross.

1566- Señale la frase incorrecta:
   A) La luxación es una dislocación o desplazamiento de los extremos óseos de una articulación.
   B) El lugar del hueso donde se produce una fractura se llama foco de impacto.
   C) Una fractura espontánea es aquella que se produce por debilitamiento de la estructura ósea del hueso.
   D) Las zonas más frecuentemente afectadas por los esguinces son las articulaciones que soportan un mayor peso corporal.

1567- ¿Cómo se define el algor mortis?:
   A) Presencia de manchas cutáneas de color violáceo.
   B) Enfriamiento cadavérico.
   C) Rigidez corporal a consecuencia de un cambio en el metabolismo del tejido muscular.
   D) Dilatación de las pupilas.

1568- ¿Cuál sería el estado de evolución de las úlceras por presión?:
   A) Vesícula, eritema, escara.
   B) Escara, vesícula, eritema.
   C) Eritema, vesícula, escara.
   D) Es indiferente el orden.

1569- ¿Cómo se llama el lugar donde los microorganismos viven, se desarrollan y se multiplican?
   A) Vector.
   B) Fuente susceptible.
   C) Reservorio.
   D) Infestación.

1570- Como en la unidad de agudos del hospital no hay cama, Maxilofacial recibe un ingreso de un enfermo psiquiátrico. ¿Quién realiza su seguimiento?
   A) Unidad de salud comunitaria.
   B) Unidad de rehabilitación de salud mental.
   C) Unidad de hospitalización de salud mental.
   D) Médico del servicio donde está ingresado.

1571- Un fármaco es lo mismo que:
   A) Un medicamento.
   B) Un medicamento más excipiente.

TEST 11 - PREGUNTAS

C) Principio activo más excipiente.
D) Ninguna respuesta es correcta.

1572- ¿En qué posición se coloca a un paciente encamado para el lavado de la cabeza? Indique la respuesta correcta:
A) Fowler.
B) Trendelenburg.
C) Rose.
D) Sims.

1573- Indique el método más rápido y eficaz de desbridamiento en las úlceras por presión:
A) Cortante/Quirúrgico.
B) Enzimático.
C) Autolítico.
D) Antiálgico.

1574- En un niño de seis meses, el pulso central se debe tomar:
A) En la arteria braquial.
B) En la arteria carótida.
C) En la planta de los pies.
D) En las muñecas.

1575- Cuando se tiene dependencia al alcohol:
A) La persona bebe cada vez más y si se deja bruscamente, pueden aparecer alteraciones físicas y psíquicas como temblor, nauseas, ansiedad o irritabilidad. En algunas ocasiones puede derivar en Delirium Tremens.
B) La persona bebe cada vez menos y si tiene que dejar bruscamente para que no le aparezcan alteraciones como nauseas, ansiedad o irritabilidad.
C) En esta fase, el organismo no ha generado gran tolerancia y se les nota enseguida el efecto de embriaguez.
D) En esta fase, si se deja bruscamente el alcohol, en algunas ocasiones puede derivar en Alcoholismo Extremis.

1576- En relación con el aseo del paciente, señale la respuesta incorrecta:
A) Sólo se expondrá la zona que se está lavando.
B) El secado de la piel no deberá hacerse inmediatamente después de finalizar el lavado, conviene esperar al menos 20 minutos.
C) Tras el aseo se realizará el cambio de apósito, curas, etc.
D) Deberán secarse bien los pliegues cutáneos.

1577- Humanizar la atención sanitaria consiste en:
A) Reducir e identificar a la persona enferma exclusivamente con su enfermedad.
B) Considerar a la persona con sus preferencias, sus expectativas, su historia a la que debemos restituir su dimensión personal y relacional.
C) En la atención sanitaria importa lo que se hace.
D) En la atención sanitaria, importa lo que se hace y no la forma en que se hace.

1578- Localizamos la fontanela mayor en el recién nacido en:
A) La unión entre el occipital y los parietales.
B) La confluencia del parietal y el temporal.
C) La confluencia del frontal y los parietales.
D) La unión del occipital y el temporal.

1579- Se considera una característica en la enfermedad terminal:
A) Garantía de respuesta al tratamiento.
B) Presencia de síntomas constantes.
C) Gran impacto emocional en paciente, familia y equipo terapéutico, muy relacionado con la presencia, explícita o no, de la muerte.
D) Pronóstico de vida ilimitado.

1580- Señale cual de estos efectos no produce la aplicación de calor:
A) Sudoración.
B) Relajación muscular.
C) Antihemorrágico.
D) Analgésico.

TEST 11 - PREGUNTAS

1581- Según la clasificación de residuos sanitarios no específicos, ¿cuáles son los que pertenecen al tipo II?
A) Residuos anatómicos.
B) Material de un solo uso sucio contaminado con sangre, secreciones y o excreciones.
C) Material cortante y punzante.
D) Residuos infecciosos.

1582- Indique qué factores patológicos influyen en la absorción de los fármacos:
A) Edad.
B) Peso.
C) Insuficiencia renal o hepática.
D) Sexo.

1583- Cuando se curan varias úlceras por presión, se debe comenzar por:
A) La más grande.
B) La más pequeña.
C) La más sucia.
D) La más limpia.

1584- Los controles biológicos:
A) Indican que un paquete ha sido sometido a un proceso determinado de esterilización.
B) Son dispositivos que contienen reactivos químicos.
C) Son dispositivos que contienen dispositivos biológicos.
D) Son dispositivos inoculados con esporas altamente resistentes al tipo de esterilización.

1585- En un accidentado que presenta signos de congelación no se debe hacer:
A) Dar de beber líquidos azucarados, si está consciente.
B) Realizar un baño local, en agua tibia, si las lesiones son de primer grado.
C) Frotar la zona.
D) Dejar el calzado, si las lesiones de los pies son de primer o segundo grado.

1586- El masaje cardiaco externo en adultos, ¿con qué frecuencia debe de realizarse?
A) Al menos 100 compresiones por minuto.
B) Al menos 40 compresiones por minuto.
C) Al menos 50 compresiones por minuto.
D) Al menos 60 compresiones por minuto.

1587- ¿Cuál de los siguientes apartados no está implícito en un informe de alta de enfermería?
A) Problemas no resueltos al alta.
B) Observaciones.
C) Problemas que pueden aparecer posteriormente.
D) Motivos de ingreso.

1588- Si un bebé presenta flacidez, ¿qué puntuación obtendría en el test de Apgar?
A) 0.
B) 2.
C) 1.
D) La flacidez no es un parámetro que valore el test de Apgar.

1589- ¿Cuándo no está indicada la aplicación de frío como medida terapéutica?
A) En pequeñas hemorragias.
B) En esguinces.
C) En trastornos vasculares, tipo Raynaud.
D) En procesos inflamatorios agudos.

1590- Señale la respuesta correcta:
A) El escorbuto es una consecuencia de déficit de vitamina A.
B) El beri-beri está provocado por un déficit de vitamina B1.
C) La deficiencia de vitamina A provoca raquitismo.
D) La pelagra está provocada por déficit de vitamina D.

1591- Según la normativa, a partir de qué intensidad sonora se proporcionarán protectores auditivos a los trabajadores que los soliciten:
A) A partir de 65 dB.
B) A partir de 70 dB.
C) A partir de 75 dB.

D) A partir de 80 dB.

1592- Dentro de los síntomas sistémicos del paciente terminal podemos hablar de anorexia y caquexia, pero a qué se refiere el término sarcopenia:
A) Pura ausencia calórica, por lo que el organismo se adapta metabólicamente para conservar la masa corporal.
B) Pérdida acelerada de la musculatura esquelética debido a una respuesta fisiológica.
C) Pérdida de músculo esquelético en ausencia de pérdida de peso, hay una atrofia de las fibras musculares.
D) Ninguna es correcta.

1593- El enema opaco se utiliza con fines:
A) Evacuatorios.
B) Alimenticios.
C) Higiénicos.
D) Diagnósticos.

1594- ¿Contra qué principio atenta más claramente la obstinación o encarnizamiento terapéutico?
A) Principio de Autonomía.
B) Principio de Beneficencia.
C) Principio de Justicia.
D) Principio de no maleficencia.

1595- Indique la respuesta Correcta en la Aplicación de la Helioterapia:
A) Si se tiene sensación de cansancio es signo de una exposición mínima.
B) Aplicarlo en horas de mayor intensidad solar.
C) Comenzar la exposición de manera progresiva.
D) No es necesario proteger cabeza y ojos.

1596- A la hora de realizar una valoración y determinación de los movimientos respiratorios de un paciente, ¿qué es lo que no debemos tener en cuenta?
A) Procurar intimidad.
B) Procurar comodidad.
C) Tener asepsia.
D) Informar al paciente de que vamos a realizar una lectura.

1597- ¿Qué procedimiento utilizaremos en la aplicación de un colirio?
A) No es necesario desechar la primera gota antes de instilar el medicamento.
B) Se instalará el número de gotas prescrito en el saco conjuntival, evitando la córnea.
C) Indicar al paciente que parpadee con vigor los ojos.
D) Aplicaremos las gotas en el ángulo externo del ojo.

1598- ¿Cuántas vías de entrada tiene una sonda de Malecot?
A) Una.
B) Dos.
C) Tres.
D) Cuatro.

1599- La termoterapia superficial está contraindicada en:
A) Contracturas musculares.
B) Inflamaciones agudas.
C) Neuralgias y neuritis.
D) Reumatismos crónicos.

1600- La R.C.P. se inicia:
A) Con el masaje cardiaco.
B) Insuflando aire a los pulmones.
C) Colocando al paciente en decúbito prono.
D) Todas son falsas.

1601- El arco de movimiento consiste en:
A) Las modificaciones realizadas en la postura corporal del paciente encamado, que forman parte de la enfermería preventiva.
B) Las modificaciones que realiza la terapeuta sobre los distintos segmentos corporales del paciente.
C) El grado de movilidad que permite una articulación del cuerpo.

TEST 11 - PREGUNTAS

D) El tipo de movimiento que realiza el paciente bajo la supervisión de un profesional.

1602- En una gráfica de constantes vitales encontramos una línea vertical en forma de flecha que une dos puntos y de color azul, ¿Qué indica?
A) La frecuencia respiratoria.
B) La tensión arterial.
C) La temperatura.
D) El pulso.

1603- ¿A qué grupo de residuos pertenecen los cultivos microbiológicos y muestras de pacientes infecciosos?:
A) Grupo I.
B) Grupo II.
C) Grupo III.
D) Grupo IV.

1604- Si un paciente presenta úlcera por presión en zona escapular, sacro y talones, estará en posición:
A) Decúbito supino.
B) Decúbito lateral.
C) Decúbito prono.
D) Sedestación.

1605- Indique cuáles son las fases del lavado automático:
A) Prelavado, lavado, aclarado, termodesinfección y secado.
B) Prelavado, lavado, termodesinfección, aclarado y secado.
C) Prelavado, lavado, aclarado, secado y termodesinfección.
D) Prelavado, termodesinfección, lavado, aclarado y secado.

1606- Los cuidados post mortem deben realizarse:
A) Después de que aparezca el "rigor mortis".
B) Antes de la certificación de la muerte.
C) Solo después de que el médico haya certificado la muerte.
D) Preferentemente delante de los familiares.

1607- En la recogida de muestras de heces para estudio de parásitos es verdadero que:
A) Se recogen tres muestras diferentes de la misma deposición.
B) Se recogen durante tres días.
C) Se conservan en estufa hasta su envío.
D) Todas son correctas.

1608- Diga cuál de las respuestas son características de las normas éticas:
A) Carece de repercusión jurídica.
B) No son exigidas por organización colegial o asociación profesional.
C) Deben cumplirse obligatoriamente.
D) Tienen repercusión social.

1609- Respecto al efecto sobre el metabolismo de la hormona insulina, señale la respuesta incorrecta:
A) Aumenta la captación celular de glucosa.
B) Aumenta la síntesis de proteínas.
C) Aumenta la lipólisis.
D) Aumenta la captación de aminoácidos.

1610- En cuál de las escalas para valorar el riesgo de UPP (úlceras por presión), a menor puntuación= mayor riesgo:
A) Escala de Norton.
B) Escala de Glasgow.
C) Escala de Braden.
D) Escala de Bayley.

1611- Tiene mayor resistencia que un virus pequeño, frente a los medios de esterilización:
A) Bacterias vegetativas.
B) Priones.
C) Virus medianos.
D) Hongos.

1612- Sólo se pueden usar con las balas de Oxigeno, los sistemas de aporte de Oxigeno:
A) A bajo flujo de Oxigeno.

TEST 11 - PREGUNTAS

  B) Mascarillas reservorio.
  C) A alto flujo de oxigeno.
  D) Cualquier sistema.

1613- ¿Qué tipo de muestras pueden ser recogidas por el auxiliar sanitario?
  A) Muestras de exudados.
  B) Muestras de heces.
  C) Muestras de esputo si el paciente está inconsciente.
  D) Líquido seminal.

1614- Las actuaciones de prevención de una enfermedad a población considerada sana se denomina:
  A) Prevención primaria.
  B) Prevención secundaria.
  C) Prevención terciaria.
  D) No tiene prevención.

1615- Al tomar el pulso tendremos que valorar e interpretar:
  A) Solamente la frecuencia.
  B) El ritmo y la intensidad.
  C) La frecuencia, el ritmo y la intensidad.
  D) La frecuencia y el ritmo.

1616- Si el pulso periférico no es fiable, ¿cuál tomaremos como segunda opción?:
  A) Pulso pedio.
  B) Pulso apical.
  C) Pulso carotídeo.
  D) Pulso femoral.

1617- En los drenajes simples, los líquidos salen al exterior:
  A) Por la acción de la gravedad (declive).
  B) No salen por la acción de la gravedad.
  C) Conectando un evacuador.
  D) Ninguna es correcta.

1618- Cuando realizamos la respiración boca a boca, ¿durante cuántos segundos insuflamos aire?
  A) Durante aproximadamente 6 segundos.
  B) Durante aproximadamente 1 segundo.
  C) Durante aproximadamente 10 segundos.
  D) Durante aproximadamente 1 minuto.

1619- ¿Qué longitud aproximada tiene el intestino delgado?
  A) 10 metros.
  B) 8 metros.
  C) 6 metros.
  D) 4 metros.

1620- ¿Cúal es la posición anatómica Kraske ó Jacnnife?
  A) En decúbito Prono pero con las caderas levantadas un poco más que los hombros.
  B) En decúbito supino sobre la cama o camilla, con una inclinación de 45º, con la cabeza más baja que lospies.
  C) En decúbito supino, con la pelvis apoyada en el borde de la mesa.
  D) En decúbito supino sobre la cama o camilla, con una inclinación de 15º, con la cabeza más baja que los pies.

1621- Cuando realizamos un estudio de reflejos a un recién nacido y vemos la denominada posición de esgrimista, ¿cuál es el reflejo que estamos valorando?
  A) Reflejo tónico del cuello.
  B) Reflejo del moro.
  C) Reflejo de Babinski.
  D) Reflejo de prensión.

1622- Los receptores nerviosos de la piel que transmiten la sensación de presión son:
  A) Los corpúsculos de Pacini.
  B) Los corpúsculos de Meissner.
  C) Los corpúsculos de Ruffini.
  D) Los corpúsculos de Krause.

TEST 11 - PREGUNTAS

1623- El centro termorregulador se encuentra en:
A) Hipotálamo.
B) Cerebelo.
C) Bulbo raquídeo.
D) Ninguna respuesta es correcta.

1624- ¿En qué órgano se establecen los planes de salud conjuntos entre el Estado y las Comunidades Autónomas, cuando éstos planes implican a todas las Comunidades?
A) En el Consejo de Estado.
B) En el Consejo Interterritorial del SNS.
C) En la Comisión de Sanidad del Congreso de los Diputados.
D) En el Consejo Superior de Actividades Saludables.

1625- La estructura de dos cadenas ligeras y dos cadenas pesadas corresponde a:
A) Sistema de Complemento.
B) Antígeno.
C) Inmunoglobulinas.
D) Órganos linfoides.

1626- La fase en la que aparece un eritema que no cede al retirar el estímulo de presión en la piel intacta, afectando principalmente la epidermis, sería un estadio de la úlcera por presión:
A) Estadio I.
B) Estadio II.
C) Estadio III.
D) Estadio IV.

1627- El área quirúrgica se divide en varias zonas, en cuál de ellas se encuentran ubicados los antequirófanos:
A) Zona sin limitaciones de acceso.
B) Zona limitada.
C) Zona cero.
D) Zona semilimitada.

1628- Al colaborar en la realización de un Electrocardiograma, deberemos saber que al miembro superior izquierdo le corresponde el color:
A) Rojo.
B) Negro.
C) Verde.
D) Amarillo.

1629- Señale la respuesta que no es correcta:
A) Para realizar un vendaje debemos colocarnos delante de la víctima.
B) Debe colocarse la zona que se va a vendar en posición anatómica.
C) Siempre se coloca la parte interna de la venda sobre la zona a vendar.
D) No deben utilizarse vendas húmedas en la realización de un vendaje.

1630- El medio físico a través del cual se transmite el mensaje desde el emisor al receptor es:
A) Mensaje.
B) Canal.
C) Código.
D) Fuente.

1631- La Organización Mundial para la Salud nos indica que el tiempo ideal de la lactancia materna de forma exclusiva, es de:
A) 2 meses.
B) 4 meses.
C) 6 meses.
D) 8 meses.

1632- Señale la respuesta incorrecta respecto a los elementos de la comunicación:
A) MENSAJE: hace referencia a la información enviada; se trata del contenido propiamente dicho.
B) CANAL: hace referencia al entorno lingüístico y sociocultural que rodea al proceso comunicativo.
C) CONTEXTO: es la situación espacial y temporal en la que tiene lugar la comunicación.

D) CÓDIGO: hace referencia al sistema de signos, símbolos y reglas del lenguaje utilizado por el emisor para transmitir su mensaje de forma que pueda ser comprendido por el receptor.

1633- ¿Cuál es la posición correcta que se emplea para la aplicación de enemas?
A) Sims.
B) Fowler.
C) Ginecológica.
D) Semifowler.

1634- No es medicamento fotosensible:
A) Haloperidol.
B) Atropina.
C) Levomepromazina.
D) Todas las respuestas anteriores son correctas.

1635- El número de nacidos vivos, fallecidos antes del año de vida en un determinado período, dividido por el número total de nacidos vivos en dicho período es:
A) Tasa de mortalidad neonatal.
B) Tasa de mortalidad infantil.
C) Tasa de mortalidad postneonatal.
D) Tasa de mortalidad precoz.

1636- ¿Cuál de los siguientes es un procedimiento de desinfección del material sanitario?
A) Uperización.
B) Rayos laminares.
C) Óxido de etileno.
D) Aspirado microbiano.

1637- Un paciente con las siguientes cifras de tensión arterial y pulso: T.A. 180/150; Pulso 105 tiene:
A) Hipertensión y bradicardia.
B) Hipertensión y pulso normal.
C) Hipertensión y taquicardia.
D) Normotensión y taquicardia.

1638- Refiriéndose a las balas de Oxigenoterapia señale lo incorrecto:
A) No necesitan caudalímetro.
B) Necesitan manorreductor.
C) Su tamaño es variable.
D) Se utilizan en los traslados de los pacientes y en lugares donde no hay toma de oxígeno.

1639- ¿Cuál de las siguientes lesiones se encuentra producida por un traumatismo mecánico?
A) Luxaciones.
B) Congelaciones.
C) Quemaduras.
D) Úlceras por decúbito.

1640- Respetar la libertad y la capacidad de decisión del anciano, como agente moral, es:
A) Principio de beneficencia.
B) Principio de no maleficencia.
C) Principio de autonomía.
D) Principio de justicia.

1641- Los productos químicos utilizados para la desinfección de la piel, heridas y cavidades del organismo (tejidos vivos), se denominan:
A) Desinfectantes.
B) Antisépticos.
C) Detergentes.
D) Ninguna es cierta.

1642- ¿Cuál de los siguientes factores de riesgo de aparición de úlceras por presión es un riesgo intrínseco?
A) Tratamiento con corticoides.
B) Inadecuadas condiciones de humedad.
C) Inadecuadas condiciones de temperatura en la estancia.
D) Imposibilidad de cambios posturales.

1643- ¿A quién se le atribuye el concepto "alivia si no puedes curar"?

A) Platón.
B) Aristóteles.
C) Hipócrates.
D) Newton.

1644- La actuación sanitaria en el ámbito de la salud laboral, se desarrolla de forma coordinada con:
A) Los empresarios y los representantes de los trabajadores.
B) Los representantes de los trabajadores y los propios trabajadores.
C) Los empresarios y los trabajadores.
D) La autoridad sanitaria y la autoridad laboral.

1645- El trastorno de Pica se caracteriza por:
A) Tricofagia.
B) Coprofagia.
C) Geofagia.
D) Geomelofagia.

1646- No es un cuidado del cordón umbilical:
A) Mantenerlo limpio y seco.
B) Aplicar alcohol al 70%.
C) Aplicar pomada cicatrizante.
D) Limpiar alrededor de la pinza.

1647- Respecto al aseo en ducha o en bañera de los pacientes, señale la correcta:
A) Está indicado para los pacientes que no pueden levantarse.
B) La ducha tiene una duración menor y realiza una limpieza por arrastre.
C) El paciente debe cerrar la puerta por dentro para no ser molestado.
D) No son necesarios los apoyos materiales para ancianos o pacientes con movilidad limitada.

1648- ¿En qué consiste la inmovilización provisional de una fractura de húmero?
A) Se coloca una férula desde el hombro hasta los dedos.
B) Se coloca una especie de rodillo de algodón o tela debajo de la axila del lado afectado.
C) Se debe impedir el movimiento del brazo entre el hombro y el codo.
D) Se coloca una férula desde el codo hasta los dedos.

1649- Para realizar la higiene y/o aseo de un paciente, la temperatura del agua debe oscilar entre los:
A) 4 y los 10ºC.
B) 10 y los 20ºC.
C) 38 y los 40ºC.
D) 45 y los 50ºC.

1650- Según la Ley 55/2003, de 16 de diciembre, del Estatuto Marco del personal estatutario de los Servicios de Salud, se acordará el cese del personal estatutario sustituto cuando:
A) Se reincorpore la persona a la que sustituya.
B) Se suspendan las funciones que en su día lo motivaron.
C) Se incorpore personal temporal, por el procedimiento legal, por el procedimiento legal o reglamentariamente establecido, a la plaza que desempeñe.
D) Se produzca la causa o venza el plazo que expresamente se determine en su nombramiento.

RESPUESTAS TEST 11

1501 C	1526 C	1551 C	1576 B	1601 C	1626 A
1502 A	1527 B	1552 C	1577 B	1602 B	1627 B
1503 B	1528 C	1553 D	1578 C	1603 C	1628 D
1504 C	1529 C	1554 C	1579 C	1604 A	1629 C
1505 A	1530 B	1555 B	1580 C	1605 A	1630 B
1506 C	1531 B	1556 D	1581 B	1606 C	1631 C
1507 A	1532 C	1557 A	1582 C	1607 B	1632 B
1508 B	1533 B	1558 C	1583 D	1608 A	1633 A
1509 B	1534 B	1559 C	1584 D	1609 C	1634 D
1510 A	1535 C	1560 D	1585 C	1610 C	1635 B
1511 C	1536 A	1561 B	1586 A	1611 B	1636 C
1512 B	1537 D	1562 D	1587 C	1612 D	1637 C
1513 B	1538 D	1563 C	1588 A	1613 B	1638 A
1514 C	1539 C	1564 D	1589 C	1614 A	1639 A
1515 D	1540 B	1565 C	1590 B	1615 C	1640 C
1516 A	1541 C	1566 B	1591 D	1616 B	1641 B
1517 C	1542 D	1567 B	1592 C	1617 A	1642 A
1518 C	1543 D	1568 C	1593 D	1618 B	1643 C
1519 B	1544 C	1569 C	1594 D	1619 C	1644 A
1520 D	1545 D	1570 C	1595 C	1620 A	1645 C
1521 D	1546 A	1571 D	1596 D	1621 A	1646 B
1522 B	1547 B	1572 C	1597 B	1622 A	1647 B
1523 B	1548 C	1573 A	1598 A	1623 A	1648 C
1524 B	1549 B	1574 A	1599 B	1624 B	1649 C
1525 D	1550 C	1575 A	1600 B	1625 C	1650 A

Fallos:					

TEST 12

1651- Respecto a la uretra es cierto que:
A) La de la mujer mide aproximadamente 6 cm.
B) La del hombre mide aproximadamente 15 cm.
C) Comunica la vejiga con el exterior.
D) La del hombre presenta un trayecto en forma de V al salir de la vejiga.

1652- Cien unidades de insulina (estandar u100) equivalen a:
A) 1 ml.
B) 0.1 ml.
C) 10 ml.
D) 0.5 ml.

1653- La localización más frecuente de una úlcera por presión en un paciente en decúbito lateral será:
A) Tuberosidad isquiática.
B) Mejillas.
C) Costillas.
D) Sacro.

1654- ¿Cuál es un aminoácido?
A) Cisteína.
B) Hidroxiprosina.
C) Triptófano.
D) Alanina.

1655- Un paciente ileostomizado, suele utilizar en el cuidado de su ostomía:
A) La irrigación.
B) Un obturador.
C) Una bolsa cerrada.
D) Una bolsa abierta.

1656- Señalar lo correcto sobre la toma de temperatura en el oído:
A) Se necesita un termómetro timpánico.
B) Una temperatura de 37,5 ºC es normal.
C) Es conveniente tirar un poco de la oreja para enderezar el canal auditivo.
D) Todas las respuestas son correctas.

1657- Es una característica de los métodos directos de la educación para la salud:
A) Existe distancia entre el educador y el educando.
B) No se produce intercambio de información.
C) Mayor efectividad.
D) Alcanza a mayor número de personas.

1658- El consentimiento informado al paciente por regla general:
A) Será por escrito.
B) Será verbal.
C) Dependiendo del criterio médico será escrito o verbal.
D) Nunca podrá ser revocado.

1659- ¿Cómo se denomina la vía parenteral por la que el fármaco se administra a través de un catéter y que llega hasta la duramadre, pero sin traspasarla?
A) Vía intraarticular.
B) Vía intraperitoneal.
C) Vía epidural.
D) Vía intraarterial.

1660- Cuando estamos en decúbito supino de forma que la cabeza está más baja que los pies, la postura se denomina:
A) Sims.
B) Trendelenburg.
C) Antitrendelenburg.
D) Posición anatómica.

1661- Las actividades básicas de la vida diaria (ABVD) forman parte de la:

A) Valoración clínica.
B) Valoración funcional.
C) Valoración social.
D) Valoración mental.

1662- La Inmunización que transmite la madre al feto a través de la placenta, o al recién nacido a través de la lactancia se llama:
A) Inmunización adquirida natural.
B) Inmunización espontanea pasiva.
C) Inmunización adquirida espontanea.
D) Inmunización adquirida artificial.

1663- ¿A que nivel de la piel, se localizan los melanocitos?
A) En la dermis papilar.
B) En la epidermis.
C) En la dermis reticular.
D) En el estrato basal.

1664- Cuando persiste la ausencia total o casi total de eliminación de orina, se dice que el paciente presenta:
A) Disuria.
B) Anuria.
C) Poliuria.
D) Bacteriuria.

1665- En la aparición de úlceras por presión, ¿cuál es un factor extrínseco?
A) La pérdida de la función sensitiva y motora.
B) La disminución de la percepción.
C) El tiempo de inmovilidad.
D) El sobrepeso y la delgadez.

1666- Es un tipo de cama hospitalaria:
A) Cama de tracción.
B) Cama electrocircular o de Striker.
C) Cama plisada.
D) Cama elástica.

1667- La unidad estructural y funcional del riñón es:
A) El glomérulo.
B) La nefrona.
C) El Asa de Henle.
D) Los túbulos contorneados.

1668- ¿Cuál de las siguientes formas farmacéuticas se administra por vía tópica?
A) Gotas nasales.
B) Grageas.
C) Suspensión.
D) Ninguna es cierta.

1669- Identifique el paso correcto para medir la Presión Venosa Central:
A) El paciente debe colocarse en decúbito prono.
B) El paciente será portador de un catéter colocado en aurícula derecha.
C) No es necesario medir la Presión Venosa Central actualmente.
D) El paciente será portador de un catéter colocado en aurícula izquierda.

1670- El material sanitario que tiene un sistema de cierre que lo deja fijo se dice que es:
A) Regulable.
B) Autorretentivo.
C) Ajustable.
D) Clamp Satinski.

1671- ¿Qué utilidad tienen los registros de actividades en Atención Primaria y Hospitalaria?
A) Registro de morbilidad.
B) Evaluación de la actividad.
C) Investigación.
D) Todas las respuestas anteriores son correctas.

TEST 12 - PREGUNTAS

1672- ¿Cuál no es una norma de actuación al realizar el aseo de un paciente?
　　A) Mantener una temperatura ambiente adecuada, 22ºC - 24ºC.
　　B) No mojar la cama innecesariamente.
　　C) Realizar un buen aseo, sin importar el orden.
　　D) Estimular la colaboración del paciente durante la realización del aseo, para favorecer su independencia.

1673- Respecto a la posición de Sims señale la respuesta incorrecta:
　　A) También se denomina Semiprona.
　　B) Se emplea en la administración de enemas.
　　C) Posición intermedia entre el decúbito prono y el decúbito supino.
　　D) A y B son correctas.

1674- ¿Cuál es el tercer momento para la higiene de manos según la Organización Mundial de la Salud (OMS)?
　　A) Antes de tocar al paciente.
　　B) Después del riesgo de exposición a líquidos corporales.
　　C) Después de tocar al paciente.
　　D) Después del contacto con el entorno del paciente.

1675- Cuando además de las metas u objetivos también se consigue su consecución óptima, se denomina:
　　A) Eficacia.
　　B) Eficiencia.
　　C) Competencia.
　　D) Todas las anteriores.

1676- De la inmadurez del hígado, sobre todo en los niños prematuros, todos los Recién Nacidos presentan un déficit de los factores de coagulación dependientes de la vitamina:
　　A) A.
　　B) D.
　　C) E.
　　D) K.

1677- ¿Cuál es el denominador común en todas las definiciones de educación para la salud?
　　A) Siempre es un proceso individual.
　　B) El objetivo es crear costumbres o hábitos en las personas en relación con la salud.
　　C) Lo más importante es utilizar bien los Servicios Sanitarios.
　　D) No todo el mundo puede llevar a cabo este proceso.

1678- El tratamiento farmacológico indicado en la intoxicación de opiáceos es:
　　A) Vitamina B.
　　B) Naloxona.
　　C) N-acetilcisteina.
　　D) Diazepam.

1679- ¿Cuándo comienza el postoperatorio de un paciente?
　　A) En el momento que llega a la sala de despertar o recuperación.
　　B) Cuando regresa a planta después de pasar por la REA.
　　C) En el momento que finaliza la intervención.
　　D) Ninguna es correcta.

1680- En la recogida de muestras de heces para estudio de parásitos es verdad que:
　　A) Se recogen tres muestras diferentes de la misma deposición.
　　B) Se recogen durante tres días.
　　C) Se conservan en estufa hasta su envío.
　　D) Todas son correctas.

1681- ¿Cuál de las siguientes vías de administración de medicamentos NO es parenteral?
　　A) Vía hipodérmica.
　　B) Vía inhalatoria.
　　C) Vía subcutanea.
　　D) Vía intramuscular.

1682- Los valores y principios de la bioética son:
　　A) Beneficencia, Autonomía, Justicia y No Maleficencia.

TEST 12 - PREGUNTAS

B) Beneficencia, Autonomía, Justicia y Seguridad.
C) Respeto, Autonomía, Justicia y No Maleficencia.
D) Beneficencia, Eficiencia, Justicia y No Maleficencia.

1683- No es una patología derivada de la alteración o deterioro de los órganos sensoriales, consecuencia del proceso de envejecimiento:
A) Presbiacusia o pérdida de la capacidad auditiva.
B) Hiposmia o disminución del olfato.
C) Hipoagensia o disminución del gusto.
D) Onicomicosis o pérdida del tacto por sobreinfección de las heridas.

1684- Al transportar una muestra infecciosa desde el centro de recogida hasta el centro de análisis, ¿dónde ve el transportista la etiqueta indicativa de "material infeccioso"?
A) En el contenedor secundario.
B) En el contenedor primario.
C) En el contenedor terciario.
D) No se pone en ninguno de ellos.

1685- Señale cuál de las siguientes es una actividad de prevención primaria:
A) Modificación de conductas insanas.
B) Cribaje o screening.
C) Autoexamen o quimioprofilaxis.
D) Procurar una mejor calidad de vida del paciente.

1686- Las glándulas gástricas que producen y secretan el jugo gástrico, se encuentran en:
A) La capa submucosa.
B) El peritoneo.
C) La capa mucosa.
D) La capa muscular.

1687- Señale la respuesta CORRECTA:
A) La tromboflebitis causa una inflamación de la pared arterial.
B) La trombosis es la formación de coágulos en los capilares.
C) La inflamación del pericardio cursa con dolor, fiebre y tos entre otros síntomas.
D) La arterioesclerosis es la inflamación de las articulaciones.

1688- Juan tiene años, vive solo y ha sufrido una caída. El proceso de envejecimiento es el responsable de una serie de cambios que le predisponen a sufrir caídas. Estos cambios son:
A) Disminuciones oculares.
B) Trastornos de la sensibilidad propioceptiva.
C) Trastornos del aparato locomotor.
D) Todas las respuestas son correctas.

1689- Los residuos tipo I se realiza su transporte en camiones compactadores hasta:
A) Vertedero controlado.
B) Planta incineradora.
C) Planta trituradora.
D) Almacén de residuos.

1690- La intubación endotraqueal las exploraciones faríngeas e intervenciones como el bocio son indicaciones de la posición de:
A) Trendelemburg.
B) Genupectorial.
C) Litotomía.
D) Roser.

1691- Cuando el tratamiento de un trastorno mental es con psicofármacos, se trata de un:
A) Tratamiento psicoterápico.
B) Tratamiento con psicoanálisis.
C) Tratamiento psicoconductual.
D) Tratamiento psiquiátrico.

1692- Sobre la utilización de la tarjeta sanitaria, señale la respuesta INCORRECTA:
A) Sólo se utiliza para la asistencia sanitaria pública.
B) Es un documento personal.
C) Acredita el derecho a la asistencia sanitaria.

D) Es un documento individualizado.

1693- ¿Cuál de las siguientes muestras biológicas deben ser conservadas refrigeradas, si no es posible el transporte inmediato al laboratorio?
A) Hemocultivos.
B) Exudados y muestras para anaerobios.
C) Muestras de sangre para estudios serológicos.
D) Líquido cefalorraquídeo para estudio bacteriológico.

1694- El conocimiento empírico se obtiene, señale la respuesta incorrecta:
A) Observación directa.
B) Experimentación.
C) Reflexión.
D) Ensayo clínico.

1695- En relación con la comunicación verbal a través de la expresión oral, ¿cuál de las siguientes afirmaciones es INCORRECTA?:
A) Se debe tener en cuenta el objetivo de la comunicación.
B) Se debe tener en cuenta el interés que despierta el mensaje que vamos a comunicar.
C) Se debe tener en cuenta a quién va dirigida la comunicación y qué actitud presenta el receptor.
D) No se debe tener en cuenta el tiempo del que disponemos.

1696- En la cadena epidemiológica, la fuente de infección más importante es:
A) El ser humano.
B) Los fómites.
C) El agua.
D) Los alimentos.

1697- Para la antisepsia de las mano en procedimientos quirúrgico, señala la afirmación correcta:
A) Se debe utilizar un jabón en cualquier proporción.
B) Se utiliza clorhexidina al 50%.
C) Se utiliza Yodopovidona al 50%.
D) No es necesario el tiempo largo de 10 minutos con Yodopovidona (8-10%).

1698- Los vestuarios de los centros de trabajo dispondrán de aseo, ¿estos deberán de estar dotados de duchas?
A) No solamente lavabos con agua corriente.
B) Si, cuando se realicen trabajos sucios, contaminantes o que originen elevada sudoración.
C) Solo de agua fría.
D) Ninguna de las respuestas es correcta.

1699- ¿Cual de los siguientes parámetros no valora la escala de Norton?
A) Movilidad.
B) Estado nutricional.
C) Actividad.
D) Estado mental.

1700- El derecho del paciente a no ser informado:
A) No está reconocido por la ley.
B) Podrá restringirse en cualquier momento.
C) Podrá restringirse cuando sea estrictamente necesario en beneficio del paciente.
D) Sólo podrá ejercitarse si el paciente designa a un familiar o a otra persona a la que se le facilite lainformación.

1701- A la infección que aparece durante la hospitalización del paciente y que no estaba en período de incubación en el momento del ingreso, se la denomina:
A) Infección nosocomial.
B) Infección parasitaria.
C) Infección vírica.
D) Infección por hacinamiento.

1702- La Auxiliar de Enfermería tiene que realizar el aseo de un paciente encamado para ello debe de:
A) Se realizara preferiblemente entre dos personas para favorecer la movilidad del paciente.
B) Se aprovechará el momento del aseo para masajear la piel y así favorecer la circulación.
C) Se aplicaran cremas hidratantes en aquella zonas donde haya des carnación.
D) Todas son correctas.

TEST 12 - PREGUNTAS

1703- El cérvix, es una parte de:
A) El útero.
B) La vagina.
C) Las trompas de Falopio.
D) Los labios menores.

1704- ¿Cuántas muestras de esputo tenemos que recoger para realizar un estudio Microbiológico?
A) Dos muestras en días alternos.
B) Tres muestras en días consecutivos.
C) Tres muestras en días alternos.
D) Tres muestras en un día.

1705- La pinza de Rochester es una pinza de:
A) Diéresis.
B) Talla o campo.
C) Hemostasia.
D) Aprehensión.

1706- La disminución gradual de la temperatura del cuerpo después de la muerte, se denomina:
A) Livor Mortis.
B) Algor Mortis.
C) Tigor Mortis.
D) Rigor Mortis.

1707- Los dientes están compuestos por cuatro tipos de tejidos. Indique cuál de ellos es el más blando:
A) El esmalte.
B) El cemento.
C) La pulpa.
D) La dentina.

1708- Indique lo falso con respecto al aislamiento estricto.
A) Todas las personas que entren en la habitación deberán llevar bata.
B) El enfermo estará en habitación individual con la puerta cerrada.
C) Se deberán lavar las manos al entrar y salir de la habitación.
D) No es necesario el uso de guantes.

1709- Según la clasificación de Spaulding, los artículos hospitalarios de atención directa a pacientes se clasifican en:
A) Fungibles o reutilizables.
B) De alto, de medio y de bajo riesgo.
C) Críticos, semicríticos y no críticos.
D) Ninguno de los anteriores.

1710- Respecto a la higiene genital en la mujer, se debe realizar:
A) De arriba abajo y de dentro hacia fuera.
B) De abajo arriba y de dentro hacia fuera.
C) De arriba abajo y de fuera hacia dentro.
D) Indistintamente.

1711- ¿Qué estudia la patocronía?
A) Las causas de la enfermedad.
B) El significado de las manifestaciones de la enfermedad.
C) Trata los síntomas y signos que pueden aparecer.
D) La forma de evolución de la enfermedad en el tiempo.

1712- ¿Cuál es el método de administración de la nutrición parenteral?
A) Boca.
B) Jeringa.
C) Bomba de perfusión volumétrica.
D) Sistema de goteo.

1713- Para limpiar la incubadora se emplea:
A) Autoclave.
B) Cloruro de benzalconio.
C) Flameado.
D) Inmersión.

TEST 12 - PREGUNTAS

1714- El hábitat ocasional, a partir del cual el agente etiológico pasa rápidamente al huésped, es la definición de:
- A) Fuente de infección.
- B) Persona enferma.
- C) Portador.
- D) Mecanismo de transmisión.

1715- En las úlceras por presión, el signo de la escara aparece:
- A) En el estadio I.
- B) En el estadio II.
- C) En el estadio III.
- D) En el estadio IV.

1716- Según las actividades de la vida diaria instrumentales, ¿qué actividades no medirían la capacidad de las personas?
- A) Hacer la comida.
- B) Manejar dinero.
- C) Control de esfínteres o bañarse.
- D) Usar el transporte Público.

1717- Uno de los siguientes preparados es una forma farmacéutica líquida:
- A) Hidrogel.
- B) Ovulo.
- C) Unguento.
- D) Enema.

1718- Señale cuál de estas afirmaciones NO es correcta en relación con el metabolismo y los nutrientes:
- A) El metabolismo basal se determina por calorimetría.
- B) El gasto energético total (GET) es la suma del gasto energético basal (GB) y el gasto energético según la actividad física (GAF).
- C) Las proteínas al descomponerse por hidrólisis dejan libres a los aminoácidos.
- D) Los oligoelementos son compuestos inorgánicos que no proporcionan energía.

1719- No es una zona de aplicación de los electrodos del DESA:
- A) Debajo de la clavícula izquierda.
- B) A unos diez centímetros por debajo dela axila izquierda.
- C) En el costado izquierdo.
- D) Debajo de la clavícula derecha.

1720- Para cualquier procedimiento de higiene que se vaya a realizar a un paciente NO es necesario:
- A) Mantener una adecuada temperatura ambiental en la habitación.
- B) Ventilar la habitación antes de proceder a la higiene.
- C) Aislar al paciente del entorno, utilizando un biombo, si es necesario.
- D) Evitar las corrientes de aire.

1721- ¿Qué es la asertividad?
- A) Elevar el tono de voz en comunicación, para apoyar lo que se dice.
- B) Capacidad de defender los propios pensamientos y sentimientos, sin vulnerar los derechos de los demás.
- C) Negar con la cabeza lo que el otro dice, cuando estamos seguros de que no es verdad.
- D) Dar siempre la razón al otro, para evitar conflictos.

1722- La desinfección que elimina formas vegetativas de bacterias, hongos y virus (pero no todos), en circunstancias especiales puede eliminar Mycobacterium Tuberculosis, es una desinfección:
- A) De bajo nivel.
- B) De nivel primario.
- C) De nivel intermedio.
- D) De alto nivel.

1723- La acción conseguida por la desinfección se denomina:
- A) Asepsia.
- B) Antisepsia.
- C) Esterilización.
- D) Ninguna de las afirmaciones anteriores es correcta.

1724- ¿Cuál de estas medicaciones NO estarian almacenadas en un carro de paradas?

TEST 12 - PREGUNTAS

A) Midazolam.
B) Propofol.
C) Dopamina.
D) Cloruro de Suxametonio.

1725- En relación con los ejercicios respiratorios, indica qué no es cierto:
A) Se aumenta la hipoxemia.
B) Se puede conseguir una respiración más profunda.
C) Se movilizan las secreciones bronquiales.
D) Se mejora la permeabilidad de las vías respiratorias.

1726- La escala Norton mide la movilidad para la actividad de la vida diaria, con una puntuación de 2, la movilidad es una persona es:
A) Muy limitada.
B) Inmóvil.
C) Total.
D) Disminuida.

1727- El protocolo de aislamiento para proteger a pacientes trasplantados o inmunodeprimidos se denomina:
A) Aislamiento estricto.
B) Aislamiento protector o inverso.
C) Aislamiento entérico.
D) Aislamiento respiratorio.

1728- No es material de reanimación cardiopulmonar:
A) Sonda Miller Abbott.
B) Tabla de RCP.
C) Pinzas de Magill.
D) Electrocardiógrafo.

1729- Las sustancias y preparados, que en contacto con los tejidos vivos pueden destruir sus células, se denominan:
A) Irritantes y nocivas.
B) Tóxicas.
C) Comburentes.
D) Corrosivas.

1730- El placebo es un preparado farmacéutico que se emplea para:
A) El dolor.
B) Complacer al paciente.
C) Bajar la temperatura.
D) Subir el ánimo.

1731- ¿Cuál es la primera acción que debe de llevarse a cabo en caso de accidente?. Señale la respuesta correcta:
A) Avisar al teléfono de emergencia para informar del tipo de accidente que se ha producido.
B) Socorrer e intentar tranquilizar a la victima para aplicar los protocolos de primeros auxilios.
C) Proteger, explorar el entorno y evitar el riesgo que ponga en peligro a la víctima o víctimas.
D) Ninguna de las afirmaciones anteriores es correcta como primera acción.

1732- ¿Quién fue la pionera mundial en la atención a los pacientes con enfermedades en fase terminal?:
A) Lorraine Sherr.
B) E. Kübler-Ross.
C) Cicely Saunders.
D) Patricia Kelley.

1733- La cama ocupada que vamos a hacer, pero que no se encuentra el paciente en el momento de hacerla, se denomina:
A) Cama quirúrgica.
B) Cama ocupada.
C) Cama abierta.
D) Cama cerrada.

1734- Indique cuál de las siguientes sondas no se utiliza para drenar orina:
A) Foley.

B) Levin.
C) Robinson.
D) Pezzer.

1735- Al realizar la higiene hay que tener en cuenta todos los siguientes aspectos excepto:
A) Mantener la intimidad del paciente.
B) Evitar corrientes de aire.
C) Mantenerla temperatura del agua 3 ºC por debajo de la temperatura corporal.
D) Descubrir únicamente la zona sobre la que estamos actuando.

1736- Indique el estadio de evolución de una úlcera limpia, con aspecto de cráter, dolorosa y con ligera presencia de exudado:
A) I.
B) II.
C) III.
D) IV.

1737- ¿Cuál es la capa de la piel que contiene vasos sanguíneos y linfáticos, terminaciones nerviosas y glándulas?
A) Epidermis.
B) Hipodermis.
C) Dermis.
D) Estrato basal.

1738- Con cuál de estos síntomas no está indicada la oxigenoterapia:
A) Disnea.
B) Ortopnea.
C) Eupnea.
D) Cianosis.

1739- En la alimentación del paciente, la bomba de infusión volumétrica se utiliza en la:
A) Alimentación por sonda nasogástrica.
B) Alimentación intermitente.
C) Alimentación por sonda nasoentérica.
D) Alimentación parenteral.

1740- La posición de Sims se conoce también como:
A) Posición de Semiprono.
B) Posición ginecológica.
C) Posición mahometana.
D) Posición de Kraske.

1741- El aclarado en el lavado de manos quirúrgico debe incluir los siguientes pasos:
A) Enjuagarse los codos durante un minuto de forma que queden más altos que las manos.
B) Enjuagarse insistiendo en los espacios interdigitales, pulgares y uñas durante un minuto.
C) Enjuagarse con las manos siempre en alto, de manera que el agua resbale desde las yemas de los dedos hacia los codos.
D) Ninguna es correcta.

1742- Señale la opción correcta en relación al acceso a la Historia Clínica electrónica por los trabajadores sanitarios:
A) El trabajador sanitario ha de ser consciente de que su usuario o login es propio e intransferible, que la clave no debe desvelarla.
B) Según la categoría profesional y del servicio al que pertenezca se le activará un perfil que le facilitará el acceso a las historias y los permisos para trabajar en el centro.
C) Las opciones A y B son verdaderas.
D) Las opciones A y B son falsas.

1743- Para la correcta realización de la oximetría de pulso o pulsioximetría, no es recomendable:
A) Evitar interferencias con otros aparatos eléctricos.
B) Evitar el movimiento, pues puede alterar la medición.
C) Colocar el pulsioxímetro en el mismo brazo que estemos utilizando para el manguito del esfingomanómetro.
D) Tener en cuenta que la anemia severa, la hipotermia o las arritmias pueden dar lecturas erróneas.

TEST 12 - PREGUNTAS

1744- ¿Cuál de las siguientes formas farmacéuticas se administra por vía tópica?
  A) Nebulizadores.
  B) Fármacos intraarticulares.
  C) Tabletas.
  D) Gotas oftálmicas.

1745- ¿Cómo se denomina la destrucción de todo tipo de microorganismos patógenos y saprofitos incluyendo las esporas?
  A) Desinfección.
  B) Esterilización.
  C) Desinsectación.
  D) Antisepsia.

1746- ¿Cuál de las siguientes pautas no está indicada para atender a los pacientes en estado terminal?
  A) Suspender todas las pruebas e intervenciones innecesarias.
  B) Mantener contacto físico y usar tono de voz calmado y cálido con el paciente y la familia.
  C) Asegurar que se cumplen sus necesidades espirituales.
  D) Cambios posturales con mayor frecuencia que con anterioridad.

1747- Según la clasificación de Spaulding, el instrumental quirúrgico que penetre en tejido estéril, se considera un artículo hospitalario:
  A) Crítico.
  B) Semicritico.
  C) No crítico.
  D) Ninguno de los anteriores.

1748- Señale la respuesta correcta:
  A) Según Lalonde, los determinantes de salud que más influyen en la salud de los países desarrollados son los relacionados con el medio ambiente.
  B) El control sobre los abastecimientos de agua y la eliminación de residuos es un ejemplo de prevención secundaria.
  C) El modelo pragmático de educación para la salud se basa en la susceptibilidad personal.
  D) Una de las estrategias de la OMS y recogida en la carta de Otawa es crear ambientes favorables para facilitar las elecciones sanas.

1749- ¿Cuál de las siguientes no es una medida preventiva para evitar las úlceras por presión?
  A) Evitar o disminuir la presión.
  B) Evitar o disminuir la fricción.
  C) Evitar la humedad.
  D) Desbridamiento de la herida.

1750- ¿Qué significado tiene el punteado en el símbolo de la radioactividad?
  A) Peligro de contaminación y radiación externa alta.
  B) No lleva asociado ningún riesgo salvo el normal de la radiación.
  C) Peligro de radiación externa.
  D) Peligro de contaminación y de radiación externa baja.

1751- Señale cuál es la bacteria que tiene forma helicoidal:
  A) Bacilos.
  B) Vibrio.
  C) Cocos.
  D) Espirilos.

1752- Señale la respuesta correcta en relación con los tipos de dieta:
  A) En la dieta hiposódica se suprime totalmente el contenido de sal y los alimentos que contienen sodio (embutidos, pan, alimentos precocinados, ...).
  B) En la dieta con objetivo quirúrgico o exploratorio se tiene en cuenta la composición alimenticia y la frecuencia y horario de la ingestión de los alimentos.
  C) En la dieta hipoglucémica se suprimen totalmente los hidratos de carbono.
  D) En la dieta astringente no se incluyen verduras, hortalizas, leche ni postres elaborados.

1753- ¿Qué teoria distingue tres factores, yo, ello y superyo dentro de la personalidad humana?
  A) La teoría del rasgo.
  B) El psicoanálisis.
  C) La teoría psicodinámica.

D) La teoría conductista.

1754- Según el Artículo 17 del Real Decreto 783/2001, de 6 de julio, por el que se aprueba el reglamento sobre protección sanitaria contra radiaciones ionizantes, una zona vigilada es:
A) Aquella en la que no existe posibilidad de recibir dosis efectivas superiores a 1 mSv por año oficial o una dosis equivalente superior a 1/10 de los límites de dosis equivalentes para el cristalino, la piel y las extremidades.
B) Aquella en la que no existe posibilidad de recibir dosis efectivas superiores a 6 mSv por año oficial o una dosis equivalente superior a 3/10 de los límites de dosis equivalentes para el cristalino, la piel y las extremidades.
C) Aquella en la que, no siendo zona controlada, exista la posibilidad de recibir dosis efectivas superiores a 1 mSv por año oficial o una dosis equivalente superior a 1/10 de los límites de dosis equivalentes para el cristalino, la piel y las extremidades.
D) Ninguna de las respuestas anteriores es correcta.

1755- La paracentesis es el procedimiento que se realiza para drenar:
A) Cavidad Pélvica.
B) Cavidad Peritoneal.
C) Cavidad Torácica.
D) Cavidad Craneal.

1756- El paciente de la habitación 373 oye voces que le incitan al suicidio. Sufre:
A) Trastorno conductual.
B) Alucinación.
C) Déficit cognitivo.
D) Desviación psicosexual.

1757- De fuera a dentro, las capas de la piel son:
A) Epidermis, dermis, hipodermis.
B) Dermis, epidermis, hipodermis.
C) Hipodermis, dermis, epidermis.
D) Epidermis, hipodermis, dermis.

1758- Para la instilación de gotas en los senos maxilares, la posición incorrecta del paciente es:
A) Posición de Parkinson.
B) Posición de Roser.
C) Posición de Proetz.
D) Ninguna respuesta es correcta.

1759- Señalar lo correcto sobre las condiciones de almacenamiento y conservación de los medicamentos:
A) Los medicamentos termolábiles se conservarán en frigorífico-congelador a una temperatura entre -2 ºC a +2 ºC.
B) Los estupefacientes se identifican por llevar un círculo negro en el envase.
C) Las especialidades fotosensibles se deben proteger de la luz natural pero no es necesario su protección de la luz artificial.
D) Todas las respuestas son correctas.

1760- ¿Qué caracteriza a los alimentos plásticos?
A) Son ricos en vitaminas y minerales.
B) Proporcionan los componentes necesarios para formar células, tejidos y órganos.
C) Suministran el combustible necesario al cuerpo.
D) Son ricos en hidratos de carbono.

1761- De conformidad con lo previsto en el Estatuto Marco del personal estatutario de los Servicios de Salud, las faltas graves prescriben:
A) A los seis meses de su comisión.
B) A los tres años de su comisión.
C) A los dos años de su comisión.
D) A los cuatro años de su comisión.

1762- Aunque el material quirúrgico se debe esterilizar siempre, si por algún motivo urgente no es posible, para conseguir una desinfección de alto nivel, el material se debe limpiar previamente con detergente enzimático y sumergirlo en una solución de:
A) Glutaraldehído al 2% durante 10 minutos.

B) Glutaraldehído al 5% durante 20 minutos.
C) Glutaraldehído al 3% durante 60 minutos.
D) Glutaraldehido al 10% durante 5 minutos.

1763- En la estabilidad de una muestra cuando se transporta, hay que tener en cuenta:
A) Que es importante agitarlas antes de su transporte.
B) Que tienen que transportarse tumbadas para evitar el derrame de las mismas.
C) Que todas las muestras tienen que congelarse para evitar su deterioro.
D) Que debe evitarse la exposición a la luz ya que hay propiedades que pueden alterarse.

1764- La carga biológica de microorganismos que contaminan el instrumental o materiales, se denomina:
A) Biodegradable.
B) Bioburdem.
C) Biotensor.
D) Biofilm.

1765- Cada uno de los pulmones presenta:
A) Tres vértices o porciones.
B) Una cara diafragmática con dos bases.
C) Una cara costal y una cara mediastínica.
D) Todas son correctas.

1766- Según el Artículo 35 de la Ley 14/1986, de 25 de abril, General de Sanidad se tipifican como infracciones sanitarias graves:
A) Las que se produzcan por falta de controles y precauciones exigibles en la actividad, servicio o instalación de que se trate.
B) Las que se realicen de forma consciente y deliberada, siempre que se produzca un daño grave.
C) Las que sean concurrentes con otras infracciones sanitarias graves, o hayan servido para facilitar o encubrir su comisión.
D) El incumplimiento reiterado de los requerimientos específicos que formulen las autoridades sanitarias.

1767- En la escala de Glasgow los valores oscilan entre:
A) De 0 a 21.
B) De 10 a 25.
C) De 3 a 15.
D) De 4 a 18.

1768- ¿Qué tipo de vacuna produce una inmunidad intensa y duradera?
A) Vacunas vivas.
B) Vacunas antitóxicas o toxoides.
C) Vacunas muertas.
D) Ninguna es correcta.

1769- ¿Cuál es el fármaco opioide considerado como primera elección para el dolor oncológico moderado o intenso según la O.M.S.?
A) Morfina.
B) Fentanilo.
C) Metadona.
D) Oxicodona.

1770- El pulmón izquierdo está dividido, por medio de:
A) Dos cisuras oblicuas en dos lóbulos.
B) Una cisura en un lóbulo.
C) Una cisura oblicua en dos lóbulos.
D) Dos cisuras en tres lóbulos.

1771- El medio ácido del estómago es un factor que influye, en términos de farmacocinética, en la:
A) Absorción.
B) Distribución.
C) Biotransformación biológica.
D) Tolerancia.

1772- ¿Qué mide la escala de Katz?
A) El grado de dolor que afecta al paciente de una enfermedad.

B) El índice de dependencia para llevar a cabo las actividades de la vida diaria.
C) El nivel de adaptación al cambio.
D) El grado de satisfacción de los pacientes que utilizan el sistema de salud.

1773- Respecto a la Artritis reumatoide señale la INCORRECTA:
A) Es una enfermedad crónica, sistemática, en la que se producen cambios inflamatorios en los tejidos conectivos del cuerpo.
B) Se trata de la enfermedad reumática más frecuente.
C) Afecta principalmente a las articulaciones periféricas, y músculos, tendones, ligamentos y vasos sanguíneos que la rodean.
D) La causa precisa de la artritis reumatoide es desconocida.

1774- Un círculo de color negro en el embalaje de los medicamentos significa:
A) Medicación que puede producir fotosensibilidad.
B) Dispensación sujeta a prescripción médica.
C) Dispensación con receta oficial de estupefacientes.
D) Medicamento que contiene sustancias psicotrópicas incluidas en el anexo II del real decreto 2829/1977, de 6 de Octubre.

1775- Se denomina Friedrich:
A) A una técnica para eliminar bordes mal vascularizados.
B) A un tipo de sutura.
C) A un tipo de drenaje.
D) A una posición anatómica quirúrgica.

1776- Según la Ley General de Sanidad, el Área de Salud extenderá su acción a una población:
A) No inferior a 100.000 habitantes ni superior a 150.000.
B) No inferior a 200.000 habitantes ni superior a 250.000.
C) No inferior a 250.000 habitantes ni superior a 300.000.
D) No inferior a 300.000 habitantes ni superior a 500.000.

1777- ¿Dónde situarías el punto de presión en la maniobra de Heimlich?
A) En la laringe.
B) En el medio de los omóplatos.
C) Entre el ombligo y el apéndice xifoides.
D) Sobre el esternón.

1778- Entre las infecciones víricas más frecuentes entre los profesionales sanitarios NO se encuentra:
A) Herpes.
B) Gripe.
C) Varicela.
D) Salmonelosis.

1779- La prevención secundaria en Salud Mental tiene por objeto:
A) Evitar la propagación y la transmisión de la enfermedad hacia otros.
B) Disminuir la probabilidad de ocurrencia de las afecciones y enfermedades.
C) Actuar cuando las lesiones patológicas son irreversibles y la enfermedad está establecida.
D) Procurar la reinserción laboral del paciente.

1780- ¿Qué efectos tiene el estrés sobre el individuo?
A) Fatiga, irritabilidad, falta de atención, depresión, pesimismo.
B) Vitalidad, entusiasmo, optimismo, vigor físico.
C) Lucidez mental y creatividad.
D) La segunda y tercera son correctas.

1781- Señale lo INCORRECTO:
A) La piel interviene en la termorregulación del cuerpo.
B) La escara es un tejido necrótico en forma de masa negra.
C) Dentro de las distintas funciones de la piel no se encuentra la excretora.
D) Las verrugas son tumores epiteliales causados por virus.

1782- El corte de uñas en los pacientes con problemas circulatorios se realiza:
A) Con tijera bien rectas.
B) Con cortaúñas.
C) No se cortan, se liman.
D) Con tijeras ligeramente curvas.

TEST 12 - PREGUNTAS

1783- En la valoración de riesgos de úlcera por presión de Doreen Norton se considera riesgo muy alto cuando:
- A) Tiene un índice de 5 a 11.
- B) Tiene un índice de 12 a 14.
- C) Tiene un índice mayor de 14.
- D) Tiene un índice mayor de 20.

1784- ¿Qué significa el acrónimo AMFE?
- A) Análisis modal de fallos y efectos.
- B) Análisis modal de flujos empíricos.
- C) Análisis medidos de factores externos.
- D) Análisis múltiples de fallos y enfoques.

1785- ¿Qué parámetros no se valoran en la escala de Norton?
- A) Fricción y roce.
- B) Estado mental y movilidad.
- C) Movilidad e incontinencia.
- D) Estado físico general y actividad.

1786- ¿Cuál de las siguientes enfermedades está producida por bacterias?
- A) Forúnculo.
- B) Candidiasis.
- C) Pediculosis.
- D) Escabiosis.

1787- Los envases vacíos de perfusiones endovenosas son:
- A) Residuos tipo I.
- B) Residuos tipo II.
- C) Residuos tipo III.
- D) Residuos tipo IV.

1788- ¿Cuál de las sondas de alimentación que se nombran se introduce por un procedimiento quirúrgico a través de la pared abdominal hasta el estómago?
- A) Sonda nasogástrica.
- B) Sonda de gastrostomía.
- C) Sonda de yeyunostomía.
- D) Sonda nasoentérica.

1789- Los hospitales en los que se atiende de urgencia todas las especialidades médicas, se consideran de:
- A) Nivel 1.
- B) Nivel 2.
- C) Nivel 3.
- D) Nivel 4.

1790- Señale cuáles son los cartílagos impares de la laringe:
- A) Cricoides, corniculados y cuneiformes.
- B) Epiglotis, tiroides y cricoides.
- C) Epiglotis, tiroides y corniculados.
- D) Todas son verdaderas.

1791- El índice de mortalidad infantil se calcula tomando los datos de un año y:
- A) Dividiendo los fallecidos menores de un año entre los fallecidos totales.
- B) Dividiendo los fallecidos totales entre los fallecidos menores de un año.
- C) Dividiendo los fallecidos menores de un año entre los nacidos vivos.
- D) Dividiendo los nacidos vivos entre los fallecidos menores de un año.

1792- ¿Para qué se utiliza el bacillus subtilis?
- A) Como control biológico de esterilización.
- B) Como control físico de esterilización.
- C) Como control de infección.
- D) Como un control químico estándar.

1793- La frecuencia respiratoria normal en el adulto es:
- A) 12 a 18 respiraciones por minuto.
- B) 20 a 40 respiraciones por minuto.

C) 60 a 80 respiraciones por minuto.
D) 7 a 9 respiraciones por minuto.

1794- ¿Cuál de las siguientes posiciones anatómicas puede utilizarse para la administración de un enema?
A) Sims.
B) Roser.
C) Decúbito prono.
D) Fowler.

1795- En el proceso quirúrgico del paciente, las/los técnicos de cuidados de enfermería se encargan de:
A) Recogida, limpieza y clasificación.
B) Recogida, limpieza, clasificación, reposición, desinfección y esterilización del material.
C) Recogida, limpieza, clasificación y reposición.
D) Atender las peticiones del personal sanitario.

1796- ¿Cómo se llama a la dificultad respiratoria que se produce al tumbarse?
A) Disnea de esfuerzo.
B) Ortopnea.
C) Apnea.
D) Disnea de reposo.

1797- El cuidado del ombligo debe hacerse:
A) 2 veces al día.
B) Cada 48 h.
C) Diariamente después del baño y cada vez que se moje o cambie el pañal.
D) Cada 24 h.

1798- En qué tipo de aislamiento, también llamado aislamiento protector, es el medio el que tiene riesgo de transmitir infecciones al paciente:
A) Inverso.
B) Retrógrado.
C) Cruzado.
D) Estricto.

1799- ¿Cuál de estos órganos no forma parte del aparato digestivo?
A) Boca.
B) Esófago.
C) Laringe.
D) Faringe.

1800- En la atención de enfermos mentales es importante:
A) No tener en cuenta los cambios repentinos de personalidad.
B) Mantener el principio de autoridad.
C) No discutir con el enfermo ni tratar de corregir sus rarezas.
D) Conseguir la automedicación del paciente sin vigilancia.

RESPUESTAS TEST 12

1651 C	1676 D	1701 A	1726 A	1751 D	1776 B
1652 A	1677 B	1702 D	1727 B	1752 B	1777 C
1653 C	1678 B	1703 A	1728 A	1753 B	1778 D
1654 C	1679 C	1704 B	1729 D	1754 C	1779 A
1655 C	1680 B	1705 C	1730 B	1755 B	1780 D
1656 D	1681 B	1706 A	1731 C	1756 B	1781 C
1657 C	1682 A	1707 C	1732 C	1757 A	1782 C
1658 B	1683 D	1708 D	1733 C	1758 A	1783 A
1659 C	1684 C	1709 C	1734 B	1759 B	1784 A
1660 B	1685 A	1710 A	1735 C	1760 B	1785 A
1661 B	1686 C	1711 D	1736 C	1761 C	1786 A
1662 B	1687 C	1712 C	1737 C	1762 A	1787 B
1663 D	1688 D	1713 B	1738 C	1763 D	1788 B
1664 B	1689 A	1714 A	1739 D	1764 B	1789 C
1665 C	1690 D	1715 C	1740 A	1765 C	1790 B
1666 B	1691 D	1716 C	1741 C	1766 A	1791 C
1667 B	1692 A	1717 D	1742 C	1767 C	1792 A
1668 A	1693 C	1718 B	1743 C	1768 B	1793 A
1669 B	1694 D	1719 A	1744 D	1769 A	1794 A
1670 B	1695 D	1720 B	1745 B	1770 C	1795 B
1671 D	1696 A	1721 B	1746 D	1771 A	1796 B
1672 C	1697 D	1722 C	1747 A	1772 B	1797 C
1673 C	1698 B	1723 B	1748 D	1773 B	1798 A
1674 B	1699 B	1724 D	1749 D	1774 C	1799 C
1675 B	1700 C	1725 A	1750 D	1775 A	1800 C

Fallos:					

Referencias

Ballano, F., & Esteban Arroyo, A. Promoción de salud y apoyo psicológico al paciente. Editorial Editex, S.A (Ciclo formativo grado medio). Edición 2017.

Decreto 147/2015, de 21 julio. Declaración sobre derechos y deberes de las personas en el sistema sanitario de Euskadi.

Decreto 38/2012, de 13 de marzo, sobre historia clínica y derechos y obligaciones de pacientes y profesionales de la salud en materia de documentación clínica. Disponible en: Enlace
Estrategia de Seguridad del Paciente en Osakidetza 2020.

García Gómez, M. L., Simón Saiz, M. J., & Landete López, E. Operaciones administrativas y documentación sanitaria. Editorial Mc Graw Hill (Ciclo formativo grado medio). Edición 2017.

Guía-manual para el uso adecuado de guantes sanitarios. Osakidetza 2017.

Ley Orgánica 3/2018, de 5 de diciembre, de Protección de Datos Personales y Garantía de los Derechos Digitales.

Ley 41/2002, de 14 de noviembre, básica reguladora de la autonomía del paciente y de derechos y obligaciones en materia de información y documentación clínica.

López San Miguel, Á., & Fernández Villacañas Martín, D. Higiene del medio hospitalario y limpieza del material. Editorial Mac Millán profesional (Ciclo formativo grado medio). Mc Graw Hill. Interamericana de España, S.L. Edición 2017.

Manual de normas para el control de la infección nosocomial. Anexo 1. Comisión Inoiz Osakidetza. 1997.
Pérez De La Plaza, E., & Fernández Espinosa, A. M.

Técnicas básicas de enfermería. Editorial Mc Graw Hill. Interamericana de España, S.L. (Ciclo formativo grado medio). Edición 2017.

Sánchez González M. Á. Bioética en Ciencias de la Salud. Editorial Elsevier Masson. 2.ª edición. 2021.
Servicio de Prevención-Salud Laboral de Osakidetza. Manual informativo. Riesgos generales para los trabajadores de Osakidetza. 2008.

Violencia de género. Guía de actuación para profesionales de la salud ante la violencia de género y las agresiones sexuales en Euskadi.

www.ingramcontent.com/pod-product-compliance
Lightning Source LLC
Chambersburg PA
CBHW052250220526
45471CB00001B/267